Therapieprogramm zur Steigerung von Organisationsfähigkeit, Konzentration und Impulskontrolle bei Kindern mit ADHS (THOKI-ADHS)

Sonja Braun
Manfred Döpfner

Therapieprogramm zur Steigerung von Organisationsfähigkeit, Konzentration und Impulskontrolle bei Kindern mit ADHS (THOKI-ADHS)

hogrefe

Dr. Dipl.-Psych. Sonja Braun, geb. 1986. 2005–2010 Studium der Psychologie in Bremen. 2011–2015 Ausbildung zur Kinder- und Jugendlichenpsychotherapeutin (VT) am AKiP Köln. 2011–2012 Wissenschaftliche Hilfskraft an der Uniklinik Köln. 2012–2014 Therapeutin am Institut Köln der Christoph-Dornier-Stiftung. 2018 Promotion an der Medizinischen Fakultät der Universität zu Köln. 2011–2024 Psychologin in der Ambulanz für Kinder- und Jugendpsychiatrie der St. Augustinus Gruppe in Neuss. Seit 2024 tätig in eigener Praxis.

Univ.-Prof. (em) Dr. Manfred Döpfner, Dipl.-Psych., geb. 1955. 1989–2021 leitender Psychologe an der Klinik für Psychiatrie, Psychosomatik und Psychotherapie des Kindes- und Jungendalters an der Uniklinik Köln. 1999–2021 Universitätsprofessor für Psychotherapie in der Kinder- und Jugendpsychiatrie an der medizinischen Fakultät der Universität zu Köln. 1999–2021 Leiter des Ausbildungsinstituts für Kinder- und Jungendpsychotherapie an der Uniklinik Köln (AKiP).

Bibliografische Information der Deutschen Nationalbibliothek
Die Deutsche Nationalbibliothek verzeichnet diese Publikation in der Deutschen Nationalbibliografie; detaillierte bibliografische Daten sind im Internet über http://dnb.dnb.de abrufbar.

Hogrefe Verlag GmbH & Co. KG
Merkelstraße 3
37085 Göttingen
Deutschland
Tel. +49 551 999 50 0
Fax +49 551 999 50 111
info@hogrefe.de
www.hogrefe.de

Icons: © stock.adobe.com / North
Satz: Sina-Franziska Mollenhauer, Hogrefe Verlag GmbH & Co. KG, Göttingen
Druck: mediaprint solutions GmbH, Paderborn
Printed in Germany
Auf säurefreiem Papier gedruckt

1. Auflage 2024

(E-Book-ISBN [PDF] 978-3-8409-2899-4; E-Book-ISBN [EPUB] 978-3-8444-2899-5)
ISBN 978-3-8017-2899-1
https://doi.org/10.1026/02899-000

Vorwort

Organisationsfähigkeit, Konzentration und Impulskontrolle sind wesentliche Voraussetzungen für die Entwicklung von Kindern und Jugendlichen, und Schwierigkeiten in diesem Bereich lassen sich regelmäßig bei Kindern mit Aufmerksamkeitsdefizit-/Hyperaktivitätsstörungen (ADHS) feststellen. Auffälligkeiten kommen jedoch auch bei Kindern vor, die nicht das Vollbild einer ADHS zeigen oder andere psychische Auffälligkeiten haben. In der Behandlung von Kindern mit ADHS haben sich elternzentrierte und schulzentrierte Interventionen besonders bewährt. Doch auch den kindzentrierten Interventionen kommt eine nicht zu vernachlässigende Bedeutung zu, vor allem bei älteren Kindern und auch bei Kindern, bei denen eltern- und schulzentrierte Interventionen nicht hinreichend hilfreich sind. Jahrzehntelang dominierten bei den kindzentrierten Interventionen Konzentrationstrainings oder Selbstinstruktionstrainings und in neuerer Zeit auch computerbasierte neuropsychologische Trainings oder Neurofeedback. All diese Verfahren haben sich in einer Vielzahl von Studien als nicht hinreichend wirkungsvoll erwiesen, vor allem, was die Veränderungen von Symptomen im Alltag angeht (Cortese et al., 2015; Fabiano et al., 2009, Faraone et al., 2021). Einer der wesentlichen Gründe für diese geringen Effekte liegt vermutlich darin, dass die trainierten Fähigkeiten in diesen Interventionen nicht mit den Anforderungen im Alltag übereinstimmen. Vor allem nach der Jahrhundertwende wurden im angloamerikanischen Sprachraum sogenannte Organizational Skills Trainings entwickelt, die stärker als die bisherigen Interventionen die Auffälligkeiten im Alltag fokussieren und an deren Verminderung arbeiten. Das vorliegende *Therapieprogramm zur Steigerung von Organisationsfähigkeit, Konzentration und Impulskontrolle bei Kindern mit ADHS* (THOKI-ADHS) knüpft an diese Tradition an und hat zum Ziel, die konkreten Probleme und Schwierigkeiten von Kindern hinsichtlich Organisationsfähigkeit, Konzentration und Impulskontrolle im Alltag in der Familie, der Schule und im Freizeitbereich zu identifizieren und in Therapiesitzungen anhand von simulierten Situationen zu modifizieren und danach den Transfer in den Alltag zu unterstützen. Obwohl diese Interventionen die Arbeit mit dem Kind in den Mittelpunkt stellen, kommt auch beim THOKI-ADHS der Integration von Eltern und anderen Bezugspersonen eine wichtige Rolle zu.

Die Arbeit am THOKI-ADHS hat sich am Ausbildungsinstitut für Kinder- und Jugendlichenpsychotherapie (AKiP) über viele Jahre erstreckt. Die klinische Erfahrung mit diesem Therapieprogramm in der therapeutischen Arbeit mit den Kindern und ihren Familien sowie die empirische Untersuchung der Effekte des Programms in einer ersten Pilotstudie war uns sehr wichtig. Wir hoffen, mit THOKI-ADHS eine wichtige Komponente in der Behandlung von Kindern mit Problemen in der Organisationsfähigkeit, der Konzentration und der Impulskontrolle entwickelt zu haben und danken vor allem den Kindern und ihren Eltern, die uns dabei geholfen haben, sowie allen Kolleginnen und Kollegen, die uns in dieser Arbeit unterstützt haben

Minden und Köln,
im Juni 2024

Sonja Braun und
Manfred Döpfner

Inhaltsverzeichnis

Kapitel 1
Theoretischer Hintergrund

1.1 Störung der Organisationsfähigkeit

Vielfach treten bei Kindern und Jugendlichen Schwierigkeiten mit organisatorischen Anforderungen auf. Es gilt, Materialien, Handlungen und Zeit zu organisieren. Insbesondere Kinder mit Aufmerksamkeitsdefizit-/Hyperaktivitätsstörungen (ADHS) weisen vermehrt Defizite in diesen organisatorischen Fähigkeiten auf (Abikoff & Gallagher, 2009; Döpfner, Frölich & Lehmkuhl, 2013). Wahrscheinlich tragen die Kernsymptome der ADHS zur Ausprägung solcher Organisationsdefizite bei. Jedoch sind auch Kinder und Jugendliche ohne ADHS oder Kinder mit subklinischen Ausprägungen von ADHS betroffen (Gallagher, Abikoff & Spira, 2014). Auch die Verbindung zu Defiziten der allgemeinen exekutiven Funktionen, wie der strategischen Handlungsplanung, der Entscheidung für Prioritäten, dem Koordinieren und Sequenzieren von Handlungen und dem Arbeitsgedächtnis, werden gezogen (Reck, Hund & Landau, 2010; Sonuga-Barke, Bitsakou & Thompson, 2010).

Organisatorische Fähigkeiten umfassen Zeitmanagement, Organisation und Planung. Diese Fähigkeiten werden unter anderem benötigt, um schulische Anforderungen und damit verbundene Aufgaben, die zu Hause erledigt werden müssen, zu erfüllen (Gallagher et al., 2014). Aber auch Freizeitaktivitäten und der Familienalltag stellen Anforderungen an organisatorische Fähigkeiten. Somit kann nicht nur das schulische, sondern auch das soziale Funktionsniveau durch Defizite der organisatorischen Fähigkeiten stark beeinträchtigt werden (Boyer, Geurts, Prins & Van der Oord, 2015).

Beispiele für schulische Organisationsschwierigkeiten sind:

- Verlegen, Vergessen, Verlieren von Schulmaterialien,
- unordentliche/unübersichtliche Schultasche und Schulmaterialien,
- fehlendes Aufschreiben und Nichtwissen von Hausaufgaben, Abgabeterminen und Klassenarbeitsterminen,
- verspätete Abgabe von Aufgaben und Projekten und die damit verbundene Fehlplanung von Lern- und Arbeitszeiten.

Beispiele für allgemeine und häusliche Organisationsschwierigkeiten sind:

- Vergessen von gemeinsamen Terminen,
- Schwierigkeiten bei der Koordination von Freizeitverabredungen,
- fehlender Wochenüberblick für häusliche Aufgaben und Freizeitmöglichkeiten.

Vielfach haben Studien gezeigt, dass Kinder mit ADHS schlechtere Schulnoten und eine höhere Schulabbrecherquote als ihre Klassenkamerad*innen aufweisen (DuPaul & Stoner, 2014; Frazier, Youngstrom, Glutting & Watkins, 2007). Da es vermehrt Hinweise gibt, dass die schlechteren Schulleistungen eng im Zusammenhang mit mangelnden Organisationsfähigkeiten stehen, führte dies zur gezielten Entwicklung von Trainings organisatorischer Fähigkeiten (Langberg, Epstein et al., 2011). Außerdem entwickeln Kinder mit ADHS und Organisationsdefiziten eine negative Leistungserwartung sowie mangelndes Schulengagement und ihnen droht infolge Schulversagen (Barkley, Fischer, Smallish & Fletcher, 2006; Bernardi et al., 2012). Zudem konnte gezeigt werden, dass Organisationsprobleme auch Auswirkungen auf die Leistungen von gut begabten Schüler*innen mit ADHS haben, da beispielsweise Aufgaben verlegt werden oder Arbeitsmaterialien im Unterricht erst verspätet hervorgeholt werden und dadurch wertvolle Arbeitszeit verlorengeht (Assouline & Whiteman, 2011; Clemons, 2008). Im häuslichen Umfeld führen Organisationsdefizite nicht nur bei der Bearbeitung der Hausaufgaben zu vermehrten Konflikten innerhalb der Familie (Abikoff & Gallagher, 2009; DuPaul, 2006). Auch Boyer et al. (2015) betonen, dass Kinder- und Jugendliche mit ADHS Planungsschwierigkeiten haben, die nicht nur ihr schulisches, sondern auch ihr soziales Funktionsniveau stark beeinträchtigen.

Auch wenn die Organisationsdefizite wahrscheinlich mit der Kernsymptomatik der ADHS zusammenhängen, konnte gezeigt werden, dass eine Normalisierung dieser Defizite unter einer medikamentösen Therapie der ADHS nicht erreicht werden kann. Zudem persistieren schlechtere Schulleistungen auch unter ADHS-Medikation (Abikoff et al., 2009; Langberg, Molina et al., 2011). Organisationsdefizite tendieren dazu, bis ins Jugendalter zu persistieren (Barkley & Fischer, 2011). Auch die Arbeitsproduktivität von Erwachsenen sowie deren Partnerschaften scheinen sie zu beeinflussen (Doshi et al., 2012; Solanto et al., 2010). Aufgrund der Vielfältigkeit, dem Hang zur Chronizität und der fehlenden Normalisierung unter bekannten Behandlungsmethoden bei ADHS scheinen die Erforschung und der Einsatz von gezielten Trainings organisatorischer Fähigkeiten sehr bedeutsam.

Interventionen zur Verbesserung der Organisation werden meist in Kombination mit anderen Interventionen durchgeführt und erforscht. In diesen multimodalen Programmen konnten bereits Hinweise auf eine Verbesserung der organisatorischen Fähigkeiten und den allgemeinen Schulleistungen gefunden werden (Abikoff et al., 2013; Evans, Langberg, Raggi, Allen & Buvinger, 2005). Das hier vorliegende Therapieprogramm zur Steigerung von Organisationsfähigkeit, Konzentration und Impulskontrolle bei Kindern mit ADHS (THOKI-ADHS) stellt das erste deutschsprachige Therapieprogramm da, welches die organisatorischen Fähigkeiten fokussiert und das auf seine Wirksamkeit hin untersucht wurde (Braun, 2018; vgl. Kap. 4).

1.2 Aufmerksamkeitsdefizit-/ Hyperaktivitätsstörungen

1.2.1 Symptomatik

Aufmerksamkeitsdefizit-/Hyperaktivitätsstörungen (ADHS) oder Hyperkinetische Störungen (HKS) beschreiben ein breites Spektrum an hyperaktiven, impulsiven und unaufmerksamen Verhaltensweisen, die häufig gemeinsam auftreten. *Hyperaktivität* ist durch eine nicht altersgerechte, desorganisierte, mangelhaft regulierte und überschießende motorische Aktivität oder ausgeprägte Ruhelosigkeit charakterisiert, die besonders in Situationen auftritt, die relative Ruhe und Ausdauer verlangen (z. B. Unterricht). *Impulsivität zeigt sich in* plötzlichem und unbedachtem Handeln oder auch in der vermeintlichen Unfähigkeit, abzuwarten und Bedürfnisse aufzuschieben. Der Begriff der kognitiven Impulsivität beschreibt die Tendenz, ersten Handlungsimpulsen zu folgen und eine Tätigkeit zu beginnen, bevor sie hinreichend durchdacht worden ist. *Unaufmerksamkeit* tritt vor allem bei Beschäftigungen auf, die eine geistige Anstrengung erfordern oder als besonders langweilig und ermüdend erlebt werden. Meist sind diese Störungen bei fremdbestimmten Tätigkeiten (z. B. Hausaufgaben) stärker ausgeprägt als bei selbstbestimmten Beschäftigungen (z. B. Spiel). In der Regel sind sowohl die selektive Aufmerksamkeit, d. h. die Fähigkeit, die Aufmerksamkeit auf aufgabenrelevante Reize zu fokussieren und irrelevante Reize zu ignorieren, als auch die Daueraufmerksamkeit beeinträchtigt (vgl. Döpfner & Banaschewski, 2022; Döpfner, Frölich & Lehmkuhl, 2013).

Hyperaktivität, Impulsivität und Unaufmerksamkeit können in den verschiedenen Lebensbereichen unterschiedlich stark ausgeprägt sein. Die Symptome treten typischerweise stärker in solchen Situationen auf, in denen von den Kindern oder Jugendlichen eine längere Aufmerksamkeitsspanne und Ausdauer verlangt wird, wie im Unterricht, bei den Hausaufgaben oder auch beim Essen. Wenn sich das Kind oder der*die Jugendliche in einer neuen Umgebung befindet, wenn es nur mit einem Gegenüber konfrontiert ist oder wenn es sich einer Lieblingsaktivität widmet, dann können Anzeichen der Symptomatik in sehr geringem Maße oder gar nicht auftreten, selbst dann, wenn diese Tätigkeit in vermehrtem Maße Aufmerksamkeit erfordert (z. B. beim Computerspiel; Döpfner, Frölich & Lehmkuhl, 2013). Für eine Diagnose müssen sich Beeinträchtigungen durch diese Symptome in zwei oder mehreren Lebensbereichen (z. B. Schule, Familie) manifestieren, und es müssen deutliche Hinweise auf klinisch bedeutsame Beeinträchtigungen in sozialen, schulischen oder beruflichen Funktionsbereichen vorhanden sein. Die ICD-10 (World Health Organization, 2015, 2016) unterscheidet im Wesentlichen zwischen einer Störung von Aktivität und Aufmerksamkeit (F90.0), bei der Hyperaktivität, Impulsivität und Unaufmerksamkeit vorliegen, und der Hyperkinetischen Störung des Sozialverhaltens (F90.1), bei der zusätzlich die Diagnosekriterien für eine Störung des Sozialverhaltens erfüllt sind. Das DSM-5 (American Psychiatric Association/Falkai et al., 2018) unterscheidet dagegen drei Erscheinungsbilder. Beim *ge-*

mischten Erscheinungsbild sind sowohl die Symptome von Unaufmerksamkeit, also auch von Hyperaktivität/Impulsivität, ausgeprägt; beim *vorwiegend unaufmerksamen Erscheinungsbild* imponiert vor allem die Unaufmerksamkeit, während Hyperaktivität/Impulsivität nicht oder nicht hinreichend stark ausgeprägt ist; beim *vorwiegend hyperaktiv-impulsiven Erscheinungsbild* liegen dagegen vor allem Symptome von Hyperaktivität/Impulsivität vor, während die Unaufmerksamkeit nicht oder nicht hinreichend stark ausgeprägt ist. Die ICD-11 (World Health Organization, 2023) übernimmt sowohl die Bezeichnung der ADHS als auch die Binnendifferenzierung von DSM-5 weitgehend.

ADHS geht mit vielfältigen psychosozialen Funktionsbeeinträchtigungen und einer deutlich reduzierten gesundheitsbezogenen subjektiven Lebensqualität einher (Danckaerts et al., 2010). Betroffene erreichen durchschnittlich schlechtere Schulleistungen, niedrigere Bildungsabschlüsse und einen geringeren sozioökonomischen Status (Wirth et al., 2022). Die Beziehungen zu Eltern, Geschwistern und Gleichaltrigen und Partner*innen sind häufig belastet; das Risiko für delinquentes Verhalten ist erhöht und das Selbstwerterleben häufig beeinträchtigt (Faraone et al., 2021).

1.2.2 Pathogenese und Verlauf

Die pathogenetischen Mechanismen der ADHS sind bislang noch unzureichend geklärt. Allerdings stützen Studienergebnisse die Vermutung, dass ADHS in den meisten Fällen multifaktoriell bedingt ist. Genetische Faktoren und frühe Umweltrisiken, die komplex interagieren und die strukturelle und funktionelle Hirnentwicklung beeinflussen, spielen jedoch eine wesentliche Rolle und bedingen eine hohe ätiologische Heterogenität. Sehr wahrscheinlich ist kein einzelner Faktor notwendig oder hinreichend, um ADHS zu verursachen; vielmehr wird die Vulnerabilität für ADHS in der Regel multifaktoriell durch das Zusammenwirken multipler Risikofaktoren bedingt. Bei einigen Patient*innen scheinen allerdings seltene genetische Varianten oder extreme Umweltrisiken einen besonders starken Einfluss zu haben (Döpfner & Banaschewski, 2022; Faraone et al., 2021).

Längsschnittstudien zeigen eine kontinuierliche Abnahme der Kernsymptomatik über die Lebensspanne, auch in Deutschland (Döpfner, Ise et al., 2014; Döpfner et al., 2020; Döpfner, Mandler et al., 2021). Ab dem Jugendalter vermindert sich in vielen Fällen die motorische Unruhe und kann sich oft auf ein unangenehm wahrgenommenes inneres Gefühl von Ruhelosigkeit beschränken, während Schwierigkeiten in Form von Unaufmerksamkeit, mangelndem Planungsvermögen und Impulsivität dagegen häufig persistieren. Allerdings persistiert die Symptomatik bei etwa 3 % über das Kindes- und Jugendalter hinweg auf hohem Niveau (Döpfner et al., 2015). Im Erwachsenenalter erfüllen noch etwa 40 % der im Kindesalter Auffälligen die diagnostischen Kriterien, ca. 65 % zeigen weiterhin beeinträchtigende Symptome und bis zu 90 % haben funktionelle Einschränkungen (Faraone et al., 2021).

1.2.3 Diagnostik

Die diagnostischen Maßnahmen bei ADHS folgen dem Konzept der multiaxialen Diagnostik und umfassen eine multimodale Verhaltens- und Psychodiagnostik, eine Diagnostik familiärer und somatischer Bedingungen (einschließlich körperlicher Untersuchung) sowie bei Bedarf auch eine Entwicklungs-, Intelligenz-, Leistungs- und neuropsychologische Diagnostik (Döpfner, Frölich & Lehmkuhl, 2013; Deutsche Gesellschaft für Kinder- und Jugendpsychiatrie, Psychosomatik und Psychotherapie [DGKJP] et al., 2018).

Die klinische Exploration von Patient*in, Eltern und bei Bedarf auch anderer Bezugspersonen (z. B. Erziehende, Lehrkräfte, Ausbildende) ist die Grundlage der Diagnostik. Sie umfasst die Exploration der ADHS-Symptomatik des Kindes oder des*der Jugendlichen, der komorbiden Störungen, der störungsspezifischen und der allgemeinen Entwicklungsgeschichte des Kindes oder des*der Jugendlichen, einschließlich der medizinischen Anamnese. Für die klinische Exploration und die klinische Beurteilung stehen verschiedene Verfahren zur Verfügung, wie das *Explorationsschema für Hyperkinetische und Oppositionelle Verhaltensstörungen* (ES-HOV; Döpfner, Schürmann & Frölich, 2019) und die *Diagnose-Checkliste Aufmerksamkeitsdefizit-/Hyperaktivitätsstörungen* (DCL-ADHS), die Bestandteil des *Diagnostik-Systems für Psychische Störungen nach ICD-10 und DSM-5 für Kinder- und Jugendliche – III* (DISYPS-III; Döpfner & Görtz-Dorten, 2019) ist. Alternativ kann der *Interview-Leitfaden für Externale Störungen* (ILF-EXTERNAL), der Bestandteil einer Sammlung von Interview-Leitfäden zum DISYPS-III ist (Görtz-Dorten et al., 2022), für ein strukturiertes Interview zur Erfassung der Diagnosekriterien für ADHS nach DSM-5 genutzt werden.

Im Rahmen der multimodalen Verhaltens- und Psychodiagnostik sollten auch Fragebogen-Verfahren eingesetzt werden, die das Urteil der Eltern und Lehrkraft sowie das Selbsturteil des*der Patient*in erheben können (DGKJP et al., 2018). Dazu zählen der *Fremdbeurteilungsbogen* und der *Selbstbeurteilungsbogen für Aufmerksamkeitsdefizit-/Hyperaktivitätsstörungen* (FBB-ADHS und SBB-ADHS) aus dem Diagnostik-System DISYPS-III (Döpfner & Görtz-Dorten, 2019). Da ein erheblicher Anteil der Kinder und Jugendlichen mit diesem Störungsbild weitere Auffälligkeiten zeigt, empfiehlt es sich im Rahmen einer multimodalen Diagnostik auch Fragebogenverfahren anzuwenden, die ein breites Spektrum psychischer Störungen erheben, beispielsweise den DCL-Screeningbogen aus dem DISYPS-III oder die von Achenbach entwickelten Fragebogenverfahren (Döpfner, Plück & Kinnen, 2014). Eine ausführliche Darstellung der einzelnen diagnostischen Verfahren sind dem Band *Aufmerksamkeitsdefizit-/Hyperaktivitätsstörung (ADHS)* (Döpfner, Frölich & Lehmkuhl, 2013), dem *Therapieprogramm für Kinder mit hyperkinetischem und oppositionellem Problemverhalten* (THOP; Döpfner, Schürmann & Frölich, 2019) und dem Band zu Aufmerksamkeitsdefizit-/Hyperaktivitätsstörungen aus dem *Kinder-Diagnostik-System* (KIDS) zu entnehmen (Döpfner, Lehmkuhl & Steinhausen, 2006; Döpfner, Görtz-Dorten & Steinhausen, in Vorb.).

1.3 Behandlungsansätze und ihre Wirksamkeit

In der Regel ist eine multimodale Therapie indiziert, die eine Verminderung der ADHS-Symptomatik, der komorbiden Symptomatik und der resultierenden Einschränkungen des psychosozialen Funktionsniveaus zum Ziel hat. Diese Therapie wird in individualisierter Form im Einzel- oder im Gruppensetting auf der Grundlage einer ausführlichen Psychoedukation des Kindes und der Bezugspersonen durchgeführt. Je nach Indikation kann die Therapie hauptsächlich familienzentrierte behaviorale Therapie, psychosoziale behaviorale Interventionen im weiteren Umfeld (z. B. Kindertagesstätte, Schule), kognitiv-behaviorale Therapie des Kindes und Pharmakotherapie umfassen (Döpfner & Banaschewski, 2022). Entsprechend der S3-Leitlinie „Aufmerksamkeitsdefizit-/Hyperaktivitätsstörung (ADHS) im Kindes- Jugend und Erwachsenenalter“ (DGKJP et al., 2018) sollen dabei folgende Indikationen beachtet werden:

- Grundsätzlich soll eine umfassende Psychoedukation angeboten werden, bei der sowohl Patient*in als auch die relevanten Bezugspersonen (z. B. Eltern, Lehrkraft) über ADHS aufgeklärt werden, ein individuelles Störungskonzept mit den Beteiligten entwickelt wird und Behandlungsmöglichkeiten dargestellt werden mit dem Ziel, eine partizipative Entscheidungsfindung zu ermöglichen.
- Bei Kindern vor dem Alter von 6 Jahren soll primär psychosozial mit psychotherapeutischen Methoden interveniert werden.
- Bei ADHS von einem leichten Schweregrad soll primär psychosozial (einschließlich psychotherapeutisch) interveniert werden. In Einzelfällen kann bei behandlungsbedürftiger residualer ADHS-Symptomatik ergänzend eine Pharmakotherapie angeboten werden.
- Bei mittelgradiger ADHS-Symptomatik soll in Abhängigkeit von den konkreten Bedingungen des Kindes, seines Umfelds, seiner Präferenzen und seiner relevanten Bezugspersonen sowie den Behandlungsressourcen nach einer umfassenden Psychoedukation entweder eine intensivierte psychosoziale (einschließlich intensivierter psychotherapeutischer) Intervention oder eine pharmakologische Behandlung oder eine Kombination angeboten werden.
- Bei stark ausgeprägter ADHS-Symptomatik soll primär eine Pharmakotherapie nach einer intensiven Psychoedukation angeboten werden. In die Pharmakotherapie kann eine parallele intensive psychosoziale (einschließlich psychotherapeutische) Intervention integriert werden. In Abhängigkeit von dem Verlauf der Pharmakotherapie sollen bei residualer behandlungsbedürftiger ADHS-Symptomatik psychosoziale (einschließlich psychotherapeutische) Interventionen angeboten werden.
- Zusätzlich können psychotherapeutische oder pharmakotherapeutische Interventionen zur Behandlung komorbider Störungen (z. B. aggressiver Verhaltensstörungen oder depressiver Störungen) notwendig sein.

Nach der Leitlinie sind also familien- und umfeldzentrierte verhaltenstherapeutische Interventionen bei Kindern bis zum Alter von 6 Jahren und bei Kindern und Jugendlichen ab dem Alter von 6 Jahren mit einer minder schweren ADHS-Symptomatik die Methode der Wahl. Bei moderater ADHS-Symptomatik werden diese Interventionen als Behandlungsoption zu Pharmakotherapie und bei starker Symptomatik als Ergänzung zu Pharmakotherapie empfohlen. Da die ADHS-Symptomatik in der Regel sowohl in der Familie als auch im Kindergarten bzw. in der Schule auftritt, werden sowohl Elterntrainings und familienzentrierte Interventionen als auch Trainings für Erziehende und Lehrkräfte sowie kindergarten-/schulzentrierte Interventionen empfohlen.

1.3.1 Verhaltensorientierte Elterntrainings

Verhaltensorientierte Elterntrainings wurden international meist im Gruppenformat evaluiert (Döpfner & Banaschewski, 2022). Sie erfüllen aufgrund der empirischen Studien die Kriterien für eine gut etablierte Behandlung (Evans et al., 2016). Metaanalysen konnten positive Effekte mit kleinen bis moderaten Effektstärken bezüglich der Reduktion von ADHS-Symptomen belegen (z. B. Charach et al., 2013; Fabiano et al., 2009; Daley et al., 2018). Hinsichtlich der Reduktion von komorbiden Symptomen konnten Effekte auf oppositionelles und aggressives Verhalten sowie auf emotionale Probleme in mehreren Analysen belegt werden (Charach et al., 2013; Fabiano et al., 2009; Corcoran & Dattalo, 2006). Mehrere Metaanalysen weisen auch Veränderungen im Erziehungsverhalten der Eltern nach, welche die vermuteten Hauptwirkmechanismen von Elterntrainings darstellen – meist eine Reduktion von übermäßiger Strenge und inkonsequentem Erziehungsverhalten sowie eine Zunahme von positivem Erziehungsverhalten (z. B. Charach et al., 2013; Hanisch et al., 2014). Obwohl Elterntrainings überwiegend im Gruppenformat evaluiert wurden, haben sie sich auch im Einzelformat als wirkungsvoll erwiesen (Van den Hoofdakker et al., 2007; Döpfner et al., 2014), und Effekte konnten bei der Durchführung im häuslichen Umfeld (Thompson et al., 2009) oder auf einer Eltern-Kind-Station (Ise et al., 2015) belegt werden. Außerdem haben sich auch angeleitete Selbsthilfe-Interventionen für Eltern als wirkungsvoll erwiesen (z. B. Dose et al., 2017; Döpfner, Liebermann-Jordanidis et al., 2021), die über Selbsthilfebücher (z. B. Döpfner, Dose et al., 2021; Döpfner, Plück et al., 2021; Döpfner, Eichelberger et al., 2021; Döpfner, Wolff Metternich-Kaizman et al., 2022) oder über das Internet (ADHS-Elterntrainer; Döpfner & Schürmann, 2017) durchgeführt wurden. Die Stabilität der Effekte von Elterntrainings über den Zeitraum von mehreren Monaten bis zu mehreren Jahren teilweise in Kombination mit anderen verhaltenstherapeutischen Interventionen wurde in der Mehrzahl der Studien belegt (Molina et al., 2009; Döpfner et al., 2015, 2020; Döpfner, Mandler et al., 2021; Sibley et al., 2016), wobei Metaanalysen auch eine gewisse Verminderung der Therapieeffekte über die Zeit belegen (Lee et al., 2012).

1.3.2 Interventionen in Kindertagesstätten und in der Schule

Die Interventionen in Kindertagesstätten und in der Schule sind hinsichtlich ihrer Hauptkomponenten weitgehend vergleichbar mit denen von Elterntrainings. Zusätzlich zu den Interventionen, die auf das einzelne Kind oder Jugendlichen zielen, können jedoch auch Interventionen auf Klassen- oder Schulebene (z. B. Sitzordnung, Regeln für die gesamte Klasse oder Schule) durchgeführt werden. Übersichtsarbeiten und Metaanalysen belegen die Wirksamkeit von Interventionen im Klassenzimmer (DuPaul et al., 2012; Evans et al., 2016). Die Mehrzahl der Studien kann Effekte sowohl auf das Verhalten im Klassenzimmer als auch hinsichtlich der sozialen Anpassung belegen. Effekte auf die schulischen Leistungen sind jedoch weniger eindeutig. Im deutschen Sprachraum konnten Döpfner, Plück und Mitarbeitende (2021) für das Erziehertraining im Rahmen des Präventionsprogramms für Expansives Problemverhalten (PEP) Effekte auf das externale Problemverhalten, einschließlich der ADHS-Symptome im Kindergarten, nachweisen. Mikami et al. (2012) belegen Effekte von Interventionen zur Verbesserung der Integration der Kinder mit ADHS in der Schulklasse. Häufig wurden schulbasierte Interventionen auch im Rahmen von multimodalen kognitiv-behavioralen Interventionen eingesetzt, die patienten-, eltern- und schulzentrierte Verfahren kombinieren (s. u.).

1.3.3 Patientenzentrierte kognitiv-verhaltenstherapeutische Interventionen

Die S3-Leitlinie (DGKJP et al., 2018) empfiehlt patientenzentrierte kognitiv-verhaltenstherapeutische Interventionen sehr zurückhaltend als Ergänzung zu den familien- und umfeldzentrierten Verfahren, weil die Evidenzbasis dieser Methoden insgesamt noch relativ gering ist (Döpfner & Banaschewski, 2022). Die Wirksamkeit von klassischen Konzentrations- und Selbstinstruktionstrainings konnte in internationalen Studien nicht überzeugend nachgewiesen werden (vgl. Pelham & Fabiano, 2008). Computergestützte neuropsychologische Trainings zur Verbesserung einzelner neuropsychologscher Fähigkeiten, wie z. B. des Kurzzeitgedächtnisses, können zwar die entsprechende neuropsychologische Funktion verbessern, sie haben sich jedoch zur Verminderung von

ADHS-Symptomen im Alltag nicht bewährt (Cortese et al., 2015). Für das Vorschulalter empfiehlt die S3-Leitlinie (DGKJP et al., 2018) kindzentrierte Interventionen zur Verbesserung von Spiel- und Beschäftigungsintensität und -ausdauer oder zur Einübung von Handlungsabläufen im Alltag als ergänzende Maßnahme; sie werden jedoch als in der Regel nicht allein ausreichend eingeschätzt. Ein evidenzbasierter Ansatz ist das Spieltraining im Rahmen des Therapieprogramms THOP (Döpfner, Schürmann & Frölich, 2019).

Mehrere Untersuchungen zur Wirksamkeit von Selbstmanagementmethoden, einschließlich der Verfahren zur Verbesserung der Organisationsfähigkeit, belegen die Wirksamkeit solcher Methoden (Übersicht: Chan et al., 2016) bei Kindern (Abikoff et al., 2013) und bei Jugendlichen mit ADHS – teilweise in Verbindung mit umfassenderen Interventionen (z. B. Langberg et al., 2012, 2016). So konnten Abikoff et al. (2013) die Wirksamkeit des *Organizational Skills Training for Children with ADHD* (OST), ein primär kindzentriertes, alltagsnahes Training (20 Sitzungen) der organisatorischer Fähigkeiten für Kinder mit ADHS, belegen. Die Kinder übten dabei Strategien ein und nutzen Hilfsmittel zur Organisation von Schulmaterialien und zur Planung von schulischen Aufgaben. Auch Langberg und Kolleg*innen konnten durch ihre *Homework, Organization, and Planning Skills Intervention* (HOPS) signifikante Verbesserungen der Organisation von Aktivitäten und der Anfertigung der Hausaufgaben sowie im Vergleich zur Kontrollgruppe signifikant bessere Schulnoten erzielen (Langberg, Epstein, Becker, Girio-Herrera & Vaughn, 2012). Insgesamt zeigen sich somit vielversprechende Ergebnisse, insbesondere auf die Verbesserung der Organisationsfähigkeit (vgl. Kap. 1.1).

1.3.4 Multimodale (Verhaltens-)Therapie

Aufgrund der vielfältigen Lebens- und Funktionsbereiche, die bei Kindern und Jugendlichen mit ADHS beeinträchtigt sind, verwundert es nicht, dass mit einem isolierten Behandlungsansatz häufig nicht die gewünschten Effekte erzielt werden können, sondern dass für die Behandlung oft mehrere Therapieformen miteinander kombiniert werden müssen. So lassen sich patienten-, familien- sowie kindergarten- und schulzentrierte kognitiv-behaviorale Interventionen in Form einer *multimodalen Verhaltenstherapie* miteinander kombinieren, die bei einer Kombination mit Pharmakotherapie als *multimodale Therapie* bezeichnet wird (Döpfner & Banaschewski, 2022). Die deutsche Leitlinie (DGKJP et al., 2018) und auch die europäische Leitlinien (Taylor et al., 2004) empfehlen generell eine multimodale Verhaltenstherapie (zumindest Psychoedukation und familien- und umfeldzentrierte Interventionen, ggf. ergänzt durch patientenzentrierte Interventionen) und auch die Kombination mit Pharmakotherapie – zumindest in der Kombination von Psychoedukation und Pharmakotherapie, ggf. ergänzt durch familien- sowie umfeld- und patientenzentrierte kognitiv-behaviorale Interventionen.

Zusätzliche Effekte der Kombination von Verhaltens- und Pharmakotherapie über die medikamentöse Therapie hinaus wurden in einigen, jedoch nicht in allen Studien nachgewiesen (Pelham et al., 2016; Van den Hoofdakker et al., 2007; Dose et al., 2017; MTA-Cooperative-Group, 1999). Die Langzeitverläufe nach adaptiver multimodaler Therapie aus der Kölner Adaptiven Multimodalen Therapiestudie (KAMT; Döpfner et al., 2004) zeigen ebenfalls 1½ Jahre nach Therapieende (Döpfner et al., 2021) eine weitgehende Stabilisierung der Therapieeffekte im Urteil der Eltern und Lehrkraft sowohl bei Kindern, die pharmakologisch weiterbehandelt wurden, als auch bei Kindern, die ausschließlich Verhaltenstherapie erhalten hatten. In einer weiteren Nachuntersuchung, 8 und 18 Jahre nach Behandlungsende, zeichnete sich sowohl hinsichtlich der weiteren Verminderung der Verhaltensauffälligkeiten als auch hinsichtlich globaler Maße der schulischen und der beruflichen Karriere und der Delinquenzrate ein überwiegend positives Bild ab (Döpfner et al., 2020; Döpfner, Mandler et al., 2021). In einem weiteren multimodalen Verhaltenstherapieprogramm (Challenging Horizons) wurden schulbasierte Interventionen für Kinder und Jugendliche der weiterführenden Schulen mit patienten- und elternzentrierten Interventionen kombiniert. Dabei wurden bedeutsame Verbesserungen auf dem sozialen, schulischen und familiären Funktionsniveau nachgewiesen (z. B. Evans et al., 2011, 2016).

Im deutschen Sprachraum liegen vor allem von der Kölner Arbeitsgruppe entwickelte und evaluierte multimodale Therapieprogramme vor. Nach den Kriterien der deutschen S3-Leitlinie (DGKJP et al., 2018) werden das für Vorschulkinder entwickelte Präventionsprogramm für Expansives Problemverhalten (PEP; Plück et al., 2006) und das für Vorschul- und Schulkinder entwickelte Therapieprogramm für Kinder mit hyperkinetischem und oppositionellem Problemverhalten (THOP; Döpfner, Schürmann & Frölich, 2019; Döpfner, Kinnen & Halder, 2016) als wirkungsvoll beurteilt. Das Therapieprogramm THOP kombiniert familien- und umfeldzentrierte verhaltenstherapeutische Interventionen und integriert auch kindzentrierte Therapieansätze. Es wurde im deutschen Sprachraum in mehreren Studien auch von unabhängigen Forschergruppen intensiv untersucht (vgl. Döpfner, Schürmann & Frölich, 2019). Im Rahmen einer Studie zur adaptiven multimodalen Therapie von Kindern mit hyperkinetischen Störungen konnten im Verlauf der verhaltenstherapeutischen Interventionen Verhaltensauffälligkeiten in der Familie und in der Schule deutlich reduziert werden (Döpfner et al., 2004). Diese Effekte stabilisieren sich weitgehend in den folgenden Jahren (Döpfner et al., 2015, 2020; Döpfner, Mandler et al., 2021). Auch bei Kindern mit ADHS, deren Mütter ebenfalls an ADHS leiden, ließen sich im Verlauf des THOP deutliche Verminderungen der ADHS-Symptome in einer multizentrischen Studie nachweisen (Jans et al., 2015; Hautmann et al., 2018). Das modular aufgebaute schulbasierte Coaching bei Kindern mit expansivem Problemverhalten (SCEP; Hanisch et al., 2018) umfasst eine Gruppenschulung und ein Einzelcoaching von Lehrpersonal mit dem Ziel, expansives Problemverhalten (einschließlich ADHS-Symptomen) von Schulkindern zu vermindern. Eine Eigenkontrollgruppenstudie belegt die Wirksamkeit bei der Verminderung von Unaufmerksamkeit und oppositionellem Verhalten im Unterricht (Hanisch et al., 2020).

Von den im deutschen Sprachraum vorliegenden *Therapieprogrammen mit primär patientenzentrierten Interventionen* erreichen nach den Kriterien der deutschen Leitlinie (DGKJP et al., 2018) drei Therapieprogramme eine moderate empirische Evidenz: das Training mit aufmerksamkeitsgestörten Kindern (Lauth & Schlottke, 2009), das Lerntraining LeJA für Jugendliche (Linderkamp et al., 2011) und das Modul *Leistungsprobleme* (SELBST-Leistungsprobleme; Walter & Döpfner, 2009) aus dem Therapieprogramm für Jugendliche mit Selbstwert-, Leistungs- und Beziehungsstörungen (SELBST; Walter et al., 2007). Das vorliegende THOKI-Programm lag bei Publikation der S3-Leitlinie noch nicht vor. Es würde jedoch auch die Kriterien für eine moderate empirische Evidenz erfüllen (vgl. Kap. 4).

1.4 Kombination von THOKI-ADHS mit anderen Therapieprogrammen

THOKI-ADHS lässt sich auch gut in Kombination mit anderen Interventionen, z. B. mit primär elternzentrierten oder schulzentrierten Interventionen für Kinder mit ADHS, anwenden:

Das *Therapieprogramm für Kinder mit hyperkinetischem und oppositionellem Problemverhalten* (THOP; Döpfner, Schürmann & Frölich, 2019) integriert elternzentrierte, kindzentrierte und pädagogenzentrierte Interventionen zur Behandlung von Kindern mit ADHS und mit oppositionellen Verhaltensstörungen. Der Schwerpunkt des THOP liegt auf elternzentrierten Interventionen, und kindzentrierte Verfahren stehen nur in einzelnen Modulen im Zentrum. Das THOKI-ADHS basiert auf dem THOP und entwickelt vor allem die kindzentrierten Verfahren weiter. Daher lassen sich beide Therapieprogramme auch gut miteinander verbinden. THOP ist primär für die Einzeltherapie von Kindern mit ADHS einschließlich deren Eltern und anderer Bezugspersonen entwickelt worden. Das Programm kann aber auch im Gruppenformat eingesetzt werden. Dafür wurde ein eigenes Manual für Gruppenleiter entwickelt, das durch eine PowerPoint-Präsentation unterstützt wird (Döpfner, Kinnen & Halder, 2016), sowie ein Arbeitsbuch für Eltern (Kinnen et al., 2016). Zudem wurden mehrere Selbsthilfeinterventionen entwickelt.

Das Elternbuch *Wackelpeter & Trotzkopf* (Döpfner & Schürmann, 2023) informiert Eltern über das Störungsbild und die Behandlungsansätze, gibt konkrete Hilfen in einem Elternleitfaden und zeigt deren Umsetzung in Anwendungsbeispielen. Für Eltern und pädagogische Fachkräfte von Kindern im Alter von 3 bis 6 Jahren und von Schulkindern im Alter von 6 bis 12 Jahren sind Arbeitsbücher *(Den Alltag meistern mit ADHS)* entwickelt worden, die den entsprechenden Bezugspersonen in konkreten Schritten helfen, den Alltag mit diesen Kindern und Jugendlichen besser zu meistern (Döpfner, Dose et al., 2021; Döpfner, Plück et al., 2021; Döpfner, Eichelberger et al., 2021; Döpfner, Wolff Metternich-Kaizman et al., 2022). Die Bezugspersonen können mithilfe dieser Bücher eigenständig Interventionen erarbeiten, die zur Verminderung der Verhaltensprobleme im jeweiligen Lebensumfeld beitragen können.

Das *Schulbasierte Coaching bei Kindern mit expansivem Problemverhalten* (SCEP; Hanisch et al., 2018) ist ein Programm für Lehrkräfte von Schulkindern im Alter von 6 bis 12 Jahren, die ADHS oder oppositionelle Verhaltensauffälligkeiten zeigen. THOKI-ADHS versucht ebenfalls, problematisches Verhalten in der Schule primär über kindzentrierte Interventionen zu modifizieren und lässt sich daher gut mit SCEP kombinieren. Außerdem können die vom THOP abgeleiteten Selbsthilfebücher für Pädagogen (Döpfner, Plück et al., 2021; Döpfner, Eichelberger et al., 2021) eingesetzt werden.

Zudem ist THOKI-ADHS auch mit Interventionen für Kinder mit aggressiven Verhaltensproblemen anwendbar, die ebenfalls häufig durch Schwierigkeiten in der Organisation, Konzentration und Impulskontrolle auffallen.

Das *Therapieprogramm für Kinder mit aggressivem Verhalten* (THAV; Görtz-Dorten & Döpfner, 2019) ist vor allem zur Behandlung von Kindern mit gleichaltrigenbezogener Aggression entwickelt worden und konzentriert sich auf kindzentrierte Interventionen, wobei auch elternzentrierte Interventionen in dem Programm enthalten sind. Mangelnde Impulskontrolle, die sich auch auf die emotionale Ebene beziehen kann, wird sowohl im THOKI-ADHS als auch im THAV angesprochen. Ergänzend zum THAV kann auch eine Kombination mit dem *Sozialen computerunterstützten Training für Kinder mit aggressivem Verhalten* (ScouT; Görtz-Dorten & Döpfner, 2016) erwogen werden, das mittels Computerunterstützung die Bearbeitung von gleichaltrigenbezogenen Konflikten erleichtert.

Zusätzlich lassen sich digitale Technologien mit THOKI-ADHS kombinieren, wie sie in der *App-unterstützten Therapiearbeit für Kinder* (AUTHARK; Görtz-Dorten & Döpfner, 2020) oder auch im kostenlos nutzbaren ADHS-Elterntrainer (Döpfner & Schürmann, 2017) eingesetzt werden (vgl. Kap. 2.5.3).

Kapitel 2
Das Therapieprogramm THOKI-ADHS

2.1 Kurzbeschreibung des Programms

Dem Therapieprogramm zur Steigerung von Organisationsfähigkeit, Konzentration und Impulskontrolle bei Kindern mit ADHS (THOKI-ADHS) liegen zwei zentrale Behandlungsprinzipien zugrunde. THOKI-ADHS soll primär kindzentriert sowie alltagsnah und situationsspezifisch in unterschiedlichen Bereichen Schwierigkeiten und Funktionseinschränkungen behandeln. Es ist auch mit nur minimaler Unterstützung des Umfelds durchführbar, bezieht Bezugspersonen jedoch in verschiedenen Bausteinen soweit wie möglich ein. Das THOKI-ADHS ist als Baustein einer multimodalen Therapie anwendbar (vgl. Kap. 2.4). Zur Entwicklung des THOKI-ADHS wurden die kindzentrierten Behandlungsbausteine aus dem THOP (Döpfner, Schürmann & Frölich, 2019) und weitere Interventionen auf verhaltenstherapeutischer, ergotherapeutischer und neuropsychologischer Grundlage herangezogen. Die Merkmale des THOKI-ADHS sind in folgendem Kasten zusammengefasst.

Merkmale des THOKI-ADHS

- Zwei zentrale Behandlungsprinzipien:
  - primär kindzentriert
  - alltagsnah und situationsspezifisch
- Einsatzbereich: Kinder (6 bis 12 Jahre) mit ADHS sowie Kinder mit Störungen der Organisationsfähigkeit, Konzentration und Impulskontrolle
- Modulsystem: 1 Einstiegsmodul, 12 Module für konkrete Problemsituationen
- Setting: ambulante Einzeltherapie, einzelne Module im Gruppensetting möglich
- Ansatz: kindzentriert mit Anleitung von Bezugspersonen
- Generalisierung: Simulation realer und relevanter Alltagssituationen, Therapieaufgaben

2.1.1 Zielgruppe

Das THOKI-ADHS wurde für den Einsatz bei Kindern mit ADHS sowie für Kinder mit Störungen der Organisationsfähigkeit, Konzentration und Impulskontrolle entwickelt, bei denen die Kriterien für eine ADHS-Diagnose nicht voll erfüllt sind. Es ist für alle Subtypen der ADHS anwendbar und berücksichtigt unterschiedliche Symptome und Funktionsdefizite. Zudem berücksichtigt es die Möglichkeit einer bestehenden komorbiden Diagnose einer Störung des Sozialverhaltens. Das THOKI-ADHS ist für den Altersbereich von 6 bis 12 Jahren konzipiert. Es ist somit im Grundschulalter einsetzbar und schließt den Übergang zur weiterführenden Schule ein.

2.1.2 Setting

Das THOKI-ADHS wurde als Einzeltherapieprogramm für das ambulante Setting entwickelt. Die Sitzungen können aber ebenso im teilstationären und stationären Setting durchgeführt werden. Die Durchführung ist mit ca. 24 Sitzungen, mit einer Sitzungsfrequenz von mindestens einer 50-minütigen Therapiesitzung pro Woche, geplant. Der Einsatz einzelner Module ist ebenfalls im Gruppensetting möglich. Bezugspersonen werden in unterschiedlichen Bausteinen innerhalb der kindzentrierten Sitzungen angeleitet. THOKI-ADHS lässt sich auch gut in Kombination mit anderen Interventionen, z. B. mit primär elternzentrierten oder schulzentrierten Interventionen für Kinder mit ADHS, wie dem THOP (Döpfner, Schürmann & Frölich, 2019) oder dem Schulbasierten Coaching bei Kindern mit expansivem Problemverhalten (SCEP; Hanisch et al., 2018), und auch mit Interventionen für Kinder mit aggressiven Verhaltensproblemen, wie dem Therapieprogramm für Kinder mit aggressivem Verhalten (THAV, Görtz-Dorten & Döpfner, 2019) oder dem Sozialen computerunterstützten Training für Kinder mit aggressivem Verhalten (ScouT; Görtz-Dorten & Döpfner, 2016) kombinieren (vgl. Kap. 1.4). Zudem ist bei Kindern mit ADHS eine Kombination mit Pharmakotherapie möglich.

2.1.3 Inhalte

Das THOKI-ADHS ist ein Modulsystem mit einem Einstiegsmodul und 12 weiteren Modulen zur Behandlung von Problemverhaltensweisen in konkreten alltäglichen Situationen. Es umfasst Problembereiche aus dem häuslichen sowie schulischen Umfeld und nimmt die organisatorischen Fähigkeiten als wichtigen Behandlungsaspekt auf. Es beinhaltet kindgerechte Formen des Selbstmanagements, der Selbstinstruktion und anderer kognitiver Interventionen sowie der körperlichen und kognitiven Fokussierung. Es kann flexibel und individuell auf die konkreten Probleme des Kindes angepasst werden, wobei die Generalisierung von Bewältigungsverhalten, das in der Therapiesituation erarbeitet und eingeübt wurde, besonders fokussiert wird. Tabelle 1 gibt einen Überblick über die Module. Das Einstiegsmodul (Modul 1) wird immer durchgeführt. Die spezifischen Module können gezielt ausgewählt werden entsprechend den Problemsituationen, die im Rahmen der THOKI-Diagnostik (vgl. Kap. 2.2) identifiziert wurden.

2.1.4 Voraussetzungen für die Anwendung

Entwickelt wurde das THOKI-ADHS zur Anwendung im Rahmen von psychotherapeutischen Sitzungen. Eine Vielzahl der Module ist jedoch auch im Rahmen von Ergotherapie mit Fachkräften denkbar, die sich auf den Bereich ADHS spezialisiert haben. Diese müssen jedoch eine fundierte Ausbildung in der Verhaltenstherapie von Kindern mit ADHS haben. Ein spezifisches Training in der Anwendung von THOKI-ADHS ist für diese Gruppe besonders empfehlenswert.

2.2 Diagnostik

Die für das THOKI-ADHS spezifische Diagnostik erfolgt auf der Grundlage einer umfassenden diagnostischen Abklärung der ADHS-Symptomatik und komorbider Störungen auf der Basis der klinischen Exploration einschließlich Überprüfung der diagnostischen Kriterien mit dem *Explorationsschema für Hyperkinetische und Oppositionelle Verhaltensstörungen* (ES-HOV; Döpfner, Schürmann & Frölich, 2019) und der *Diagnose-Checkliste Aufmerksamkeitsdefizit-/Hyperaktivitätsstörungen* (DCL-ADHS; Döpfner &

Tabelle 1: Module des THOKI-ADHS

Modul	Problembereich
1: Einstiegsmodul	–
2: Morgenroutine	familiäre Routinen
3: Esstisch	
4: Abendroutine	
5: Schultasche	Schule
6: Hausaufgaben	
7: Arbeiten im Klassenraum	
8: Klassenarbeiten	
9: Ärger in Spielsituationen	spezielle Situationen
10: Aufräumen (Zimmeraufräumen, Ordnung halten)	
11: Freizeit (Gruppenaktivitäten, Medien, Alleinspielzeit)	
12: Warten und Übergänge	
13: Individuelle Situation	

Görtz-Dorten, 2019) oder dem *Interview-Leitfaden für Externale Störungen* (ILF-EXTERNAL; Görtz-Dorten et al., 2022). Zusätzlich beantworten Eltern den störungsübergreifenden *Elternfragebogen über das Verhalten von Kindern und Jugendlichen* (CBCL/6–18R; Döpfner, Plück & Kinnen, 2014) und als störungsspezifischen Fragebogen den *Fremdbeurteilungsbogen für Aufmerksamkeitsdefizit-/Hyperaktivitätsstörungen* (FBB-ADHS) aus dem Diagnostik-System DISYPS-III (Döpfner & Görtz-Dorten, 2019). Mit Zustimmung der Eltern beurteilen Lehrkräfte den *Lehrerfragebogen über das Verhalten von Kindern und Jugendlichen* (TRF/6–18R; Döpfner, Plück & Kinnen, 2014) und ebenfalls den FBB-ADHS. Ab dem Alter von 11 Jahren können Kinder und Jugendliche den störungsübergreifenden *Fragebogen für Jugendliche* (YSR/11–18R; Döpfner, Plück & Kinnen, 2014) und den *Selbstbeurteilungsbogen für Aufmerksamkeitsdefizit-/Hyperaktivitätsstörungen* (SBB-ADHS) aus dem DISYPS-III (Döpfner & Görtz-Dorten, 2019) bearbeiten. Durch die Selbsturteilsverfahren kann beurteilt werden, in welchem Umfang das Kind oder der*die Jugendliche die ADHS-Symptome selbst wahrnimmt und welche anderen Probleme aus seiner Sicht vorhanden sind. Eine ausführliche Darstellung der einzelnen diagnostischen Verfahren sind der Publikation *Aufmerksamkeitsdefizit-/Hyperaktivitätsstörungen (ADHS)* (Döpfner, Frölich & Lehmkuhl, 2013), dem Therapieprogramm THOP (Döpfner, Schürmann & Frölich, 2019) und dem Band zu Aufmerksamkeitsdefizit-/Hyperaktivitätsstörungen aus dem *Kinder-Diagnostik-System* (KIDS) zu entnehmen (Döpfner, Lehmkuhl & Steinhausen, 2006; Döpfner, Görtz-Dorten & Steinhausen, in Vorb.).

Spezifisch für die Durchführung des THOKI-ADHS ist die Identifikation der individuellen Probleme, die Gegenstand der Intervention sein sollen. Dabei werden der *Situationsfragebogen SIT-ADHS* (vgl. Kap. 2.2.1) und die *individuelle Problemliste* (vgl. Kap. 2.2.2) eingesetzt. Anhand dieser Informationen und einer ausführlichen Exploration der spezifischen Probleme werden anschließend die für den Patienten relevanten Interventionsmodule ausgewählt. Diese beiden Instrumente werden im Folgenden ausführlicher dargestellt.

2.2.1 Situationsfragebogen ADHS (SIT-ADHS)

Der *Situationsfragebogen SIT-ADHS* dient der Therapieplanung und konkreten Auswahl der Interventionsmodule sowie der Verlaufsmessung. Er wurde im Rahmen des THOKI-ADHS entwickelt. Ausgewählte Alltagssituationen werden detailliert abgebildet, um Schwierigkeiten zu identifizieren und Veränderungen genau darzustellen. Durch den Einsatz als Verlaufsmessinstrument lässt sich eine Veränderung des Funktionsniveaus als wichtiges Erfolgsmaß der ADHS-Therapie bestimmen (siehe auch Fabiano, Schatz & Pelham, 2014).

Der SIT-ADHS fokussiert die konkreten Funktionseinschränkungen in relevanten Alltagssituationen für Schulkinder. Die abgefragten Situationen wurden dabei spezifisch für Kinder mit ADHS ausgewählt, und es werden unterschiedliche mögliche Schwierigkeiten, die in der jeweiligen Situation auftreten können, erfragt. Es geht im SIT darum, unabhängig von übergeordneten Störungen der exekutiven Funktionen oder der Organisationsfähigkeiten, die konkreten Funktionseinschränkungen in alltagsrelevanten Situationen zu erfassen, um damit insbesondere die Therapieplanung zu verbessern und die Module des THOKI-ADHS zielgenau einsetzen zu können. Zudem soll eine Veränderungsmessung vor und nach der Durchführung des THOKI-ADHS ermöglicht werden. Der SIT-ADHS liegt in einer Version für Eltern und in einer Version für Lehrkräfte vor. Die Eltern sowie die Lehrkraft beurteilen auf einer vierstufigen Skala (1=trifft nicht zu, 2=trifft teilweise zu, 3=trifft oft zu, 4=trifft immer zu), wie zutreffend die jeweilige Aussage ist. Die Elternversion des SIT-ADHS (SIT-ADHS-Eltern) umfasst 67 Items, und es werden zehn Situationsbereiche erfasst, aus denen ein *Gesamtwert* (67 Items) gebildet werden kann. Es werden die Situationsbereiche *Morgenritual* (6 Items), *Essen* (10 Items), *Warten und Übergänge* (8 Items), *Hausaufgaben* (11 Items), *Schultasche* (4 Items), *Ordnung* (6 Items), *Freizeitaktivitäten zu Hause* (8 Items), *Abendritual* (5 Items), *Öffentlichkeit* (7 Items) und *Autofahrt* (2 Items) abgefragt. In ersten Analysen zeigt der SIT-ADHS-Eltern in der Gesamtskala mit Cronbachs-Alpha= 0.94 eine exzellente interne Konsistenz. Die einzelnen Skalen zeigen akzeptable bis exzellente interne Konsistenzen. Die meisten Items weisen eine Trennschärfe $r_{it}>0.30$ auf und sind somit ausreichend trennscharf (Braun, 2018).

Die Version des SIT-ADHS für Lehrkräfte (SIT-ADHS-Lehrkraft) umfasst 24 Items und es werden vier Situationsbereiche erfasst, aus denen ebenfalls ein *Gesamtwert* (24 Items) gebildet werden kann. Im SIT-ADHS-Lehrkraft werden die Situationsbereiche *Arbeiten im Klassenzimmer* (12 Items) *Warten und Übergänge* (6 Items), *Hausaufgaben* (3 Items) und *Schultasche* (3 Items) erhoben. In ersten Analysen zeigt der SIT-ADHS-Lehrkraft in der Gesamtskala mit Cronbachs-Alpha=0.88 eine sehr gute interne Konsistenz. Die Skalen *Arbeiten im Klassenzimmer* sowie *Warten und*

Übergänge zeigen ebenfalls sehr gute interne Konsistenzen. Die Skalen *Hausaufgaben* und *Schultasche* zeigten hingegen schwache interne Konsistenzen und müssen weiter überprüft werden (Braun, 2018).

Den SIT-ADHS-Eltern sowie den SIT-ADHS-Lehrkraft finden Sie im Anhang sowie bei den Online-Materialien zu diesem Band.

2.2.2 Individuelle Problemliste

Die *individuelle Problemliste* basiert auf der *Problemliste: Verhaltensprobleme des Kindes,* welche in ursprünglicher Version von Döpfner und Mitarbeitenden aus dem Jahr 1997 aus dem THOP (Döpfner, Schürmann & Frölich, 1997) stammt, und in weiteren Auflagen leicht modifiziert wurde (Döpfner, Schürmann & Frölich, 2007, 2019). Die Problemliste ermöglicht die Überprüfung individueller Problemsituationen des Kindes und stellt ein ökonomisches Instrument dar, welches variabel einsetzbar ist. Sie eignet sich nicht nur zum Einsatz in der Forschung, sondern auch in der klinischen Routineversorgung. Inhalte therapierelevanter Problembereiche werden deutlich (Frölich & Döpfner, 1997). Gemeinsam mit den Eltern werden bis zu vier Verhaltensprobleme möglichst konkret und voneinander abgrenzbar formuliert und in die Problemliste eingetragen. Anschließend beurteilen die Eltern auf einer Skala von 0 bis 5, wie häufig jedes Problemverhalten in der vergangenen Woche aufgetreten ist (0=nie, 1=einmal, 2=zwei- bis dreimal, 3=täglich, 4=mehrmals täglich, 5=ständig). Nachfolgend beurteilen sie auf einer neunstufigen Skala (0=kein Problem, 9=es hätte nicht schlimmer sein können), wie belastend jedes einzelne Problem in der vergangenen Woche war (Döpfner et al., 2019). Zusammenfassend können die Häufigkeit der einzelnen Probleme und deren Summe und die Problemstärke der einzelnen Probleme und ihre Summe ermittelt werden (Döpfner et al., 2019). Im Rahmen des THOKI-ADHS wird die individuelle Problemliste zur Therapieplanung und zur Überprüfung des Therapieverlaufs eingesetzt. Die Individuelle Problemliste finden Sie bei den Online-Materialien zu diesem Band. Abbildung 1 zeigt ein Beispiel einer individuellen Problemliste.

Individuelle Problemliste (in Anlehnung an Döpfner et al., 2019)

Problemverhalten	Wie häufig trat es in der vergangenen Woche auf?						Wie belastend war es?									
	nie	einmal	zwei- bis dreimal	täglich	mehrmals täglich	ständig	kein Problem									es hätte nicht schlimmer sein können
1. Braucht sehr lange für seine Hausaufgaben	0	1	2	(3)	4	5	0	1	2	3	4	5	(6)	7	8	9
2. Macht bei Matheaufgaben Fehler, da er die Aufgabenstellung nicht vollständig berücksichtigt hat	0	1	(2)	3	4	5	0	1	2	3	4	5	(6)	7	8	9
3. Steht beim Essen vom Tisch auf	0	1	2	3	(4)	5	0	1	2	3	4	5	6	(7)	8	9
4. Kann sich schlecht alleine beschäftigen	0	1	2	3	(4)	5	0	1	2	3	4	5	6	(7)	8	9

Abbildung 1: Beispiel für eine individuelle Problemliste

2.3 Therapieansatz

2.3.1 Therapieprinzipien und -methoden

Das THOKI-ADHS folgt den beiden zentralen Behandlungsprinzipien

1. primär kindzentriert, wobei Eltern und andere Bezugspersonen, wenn nötig, eingebunden werden, sowie
2. alltagsnah und situationsspezifisch zu arbeiten.

Weiterhin liegt ein besonderer Fokus auf der Generalisierung von Bewältigungsverhalten, welches im THOKI-ADHS erworben wird. Hierzu werden innerhalb der Therapiesitzungen reale und relevante Alltagssituationen simuliert und ihre Bewältigung eingeübt sowie diese durch wöchentliche Therapieaufgaben, häufig unter Einbeziehung der Eltern und anderer Bezugspersonen, in realen Alltagssituationen trainiert. Mit den Kindern wird in der Therapie daran gearbeitet, konkrete problematische Alltagssituationen zu identifizieren und ihr Verhalten in diesen zu modifizieren. Sie werden unter anderem dazu angeleitet, die eigene Körperwahrnehmung zu verbessern, Selbstregulationsstrategien anzuwenden, Selbstinstruktionsstrategien einzusetzen, eigene Handlungen besser zu planen, Materialien und Zeit besser zu organisieren, sich unter Ablenkung zu konzentrieren, Bedürfnisse aufzuschieben und mit Belohnungssystemen umzugehen.

Im *Einstiegsmodul* (Modul 1) werden die Rahmenbedingungen eingeführt, vor allem die Struktur einer Therapiesitzung, und es werden ein Verstärkersystem in der Sitzung und die grundlegenden THOKI-Techniken eingeführt sowie Hilfsmittel zur Körperwahrnehmung, Selbstregulation und Selbstinstruktion (vgl. Kap. 3.1).

In den *Modulen zu den konkreten Problemsituationen* (Kap. 3.2 bis 3.12) werden aufeinander aufbauend unterschiedliche Therapiemethoden in den individuell für das Kind ausgewählten Alltagssituation angewendet. Abbildung 2 gibt einen Überblick über den Aufbau der Therapiemethoden.

Beim *Stimulusmanagement* werden die ausgewählte Situation und das Verhalten in dieser Situation gemeinsam mit dem Kind und ggf. der Bezugsperson genau erfasst und analysiert. Dazu werden die Ergebnisse der diagnostischen Sitzungen verwendet und weiter vertieft. Tabelle 2 zeigt beispielsweise, wie diese einzelnen Situationen und das Verhalten in diesen Situationen konkret beschrieben werden. Auf Grundlage dessen versucht der*die Therapeut*in, äußere Einflüsse in Form von Stimulusmanagement zu optimieren und die Situation ggf. neu zu strukturieren. In diesen Schritt werden soweit möglich auch die Bezugspersonen eingebunden.

Beim *Selbstmanagement* werden die THOKI-Techniken zur verbesserten Körperwahrnehmung, der Selbstregulation und Selbstinstruktion in der jeweiligen Situation angewendet. Tabelle 3 gibt einen Überblick über die Hilfsmittel, die zum Selbstmanagement verwendet werden.

Unter möglichst alltagsnahen Bedingungen (Simulationen) wird dann im *Fertigkeitentraining* die Situation im Therapiesetting durchgeführt. Für jedes Modul wurden Vorschläge entwickelt, wie diese möglichst

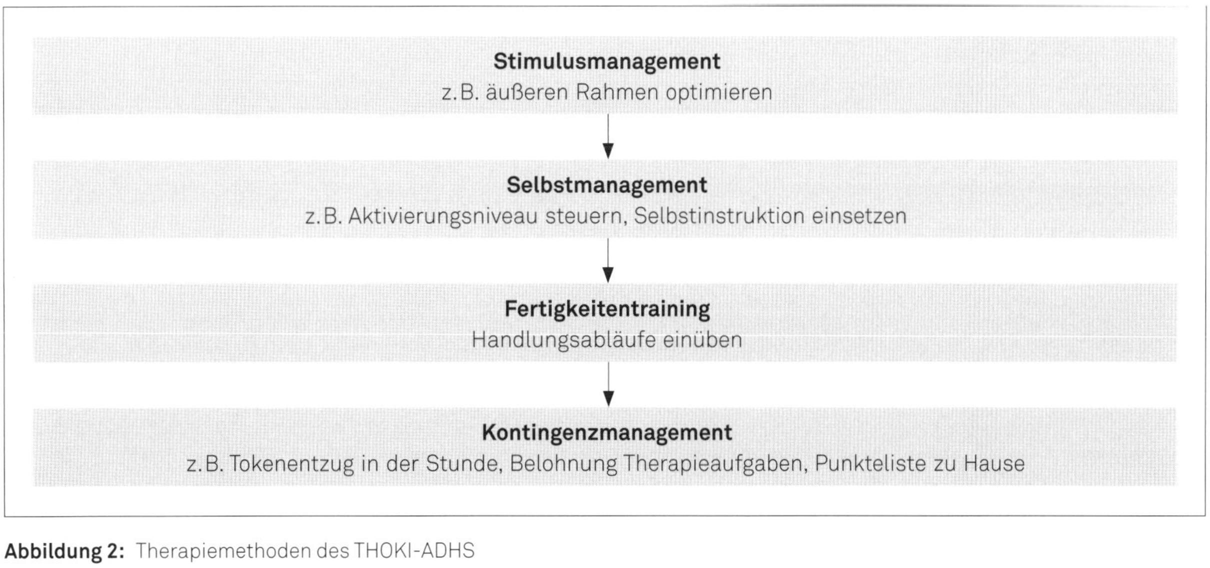
Stimulusmanagement
z. B. äußeren Rahmen optimieren
Selbstmanagement
z. B. Aktivierungsniveau steuern, Selbstinstruktion einsetzen
Fertigkeitentraining
Handlungsabläufe einüben
Kontingenzmanagement
z. B. Tokenentzug in der Stunde, Belohnung Therapieaufgaben, Punkteliste zu Hause

Abbildung 2: Therapiemethoden des THOKI-ADHS

alltagsnah in die Therapiesituation transportiert werden können und wie der Schwierigkeitsgrad zum Trainieren variiert werden kann. Tabelle 4 zeigt einige Beispiele. Zudem stehen für die einzelnen Module weitere Arbeitsmaterialien und Vorschläge zur Verbesserung der Strukturierung und Organisation zur Verfügung.

Kontingenzmanagement wird sowohl in der Therapiestunde, bei den Therapieaufgaben sowie zum besseren Alltagstransfer im Training zu Hause eingesetzt. Hierfür stehen mit den Token-Sammelsystemen und dem Token-Entzug verschiedene Verstärkersysteme zur Verfügung (vgl. Kap. 2.5.2), die für die jeweilige Situation passend eingesetzt werden können.

2.3.2 Simulation von Situationen

In der Simulation von Situationen sollen problematische Situationen möglichst alltagsnah in der Therapiesitzung simuliert werden, um unter Anleitung Fertigkeiten für die Bewältigung der Situation aufzubauen. Der Weg geht in der Simulation weg vom theoretischen Erarbeiten hin zum gemeinsamen Einüben des Verhaltens in der simulierten Situation. So wird beispielsweise in der Sitzung gemeinsam gegessen, Hausaufgaben werden bearbeitet, die Schultasche wird gepackt oder es wird sich für das Zubettgehen fertig gemacht. Für jedes Modul wurden konkrete Ideen ausgearbeitet, wie und mit welchen Hilfsmit-

Tabelle 2: Beispiele für die konkrete Beschreibung von Problemsituationen

Situation	Beschreibung
Morgenroutine	Kind benötigt sehr viel Zeit zum Aufstehen, Kind muss beim Anziehen oft zum Weitermachen animiert werden, Kind putzt sich nicht ausreichend die Zähne, Kleidung liegt für das Kind schwer zugänglich, Zahnbürste hat keinen festen Platz im Bad
Hausaufgaben	Ort, an dem Hausaufgaben gemacht werden wechselt, Zeitpunkt für die Hausaufgaben ist nicht fest, Kind braucht sehr lange für die Hausaufgaben, es gibt keine Informationen, welche Aufgaben zu erledigen sind
Esstisch	Kind sitzt zwischen seinen Geschwistern, Kind steht beim Abendessen mehrfach auf, Kind ist auch im Sitzen sehr unruhig und impulsiv, häufig fällt etwas auf dem Tisch um oder auf den Boden, es gibt kein gemeinsames Anfangsritual

Tabelle 3: Überblick über Hilfsmittel zum Selbstmanagement

Bereich	Hilfsmittel
Körperwahrnehmung	Autometapher, Drehzahlmesser
Selbstregulation	körperliche Übungen, Drehzahl mental anpassen
Selbstinstruktion	Wenn-Dann-Pläne, Selbstinstruktionskarten

Tabelle 4: Beispiele für Simulationen für das Fertigkeitentraining

Situation	Simulationen
Esstisch (Modul 3)	gemeinsames Essen im Therapieraum, Therapeut*in stellt Geschirr, Essen wird mitgebracht
Ärger in Spielsituationen (Modul 9)	Therapeut*in begibt sich in typische Spielsituation mit dem Kind, Geschwister und Freund*innen werden eingebunden, Spielsituation mit Mitpatient*innen wird hergestellt
Aufräumen (Modul 10)	Bereiche im Therapieraum strukturiert aufräumen, mithilfe von Fotos vom Kinderzimmer Ideen zur Organisation entwickeln, Chaos-Kiste von zu Hause mitbringen lassen

teln sich die Situationen gut in eine Therapiesitzung transportieren lassen.

In der Simulation übernimmt der*die Therapeut*in zunächst mithilfe der THOKI-Materialien eine strukturierende und anleitende Funktion. Zunehmend wird jedoch das Kind angeleitet, die THOKI-Techniken eigenständig in der Situation anzuwenden. Die Bewältigung der Situation wird dann unter verschiedenen Schwierigkeitsstufen in der Sitzung sowie auch zu Hause eingeübt. Bezugspersonen können zunächst als Beobachtende, später als aktive Teilnehmende in der Situation eingebunden werden. Das tatsächliche Ausführen von verhaltenstherapeutisch orientierten Erziehungsstrategien durch die Bezugsperson in der Sitzung soll die Übertragung in den Alltag unterstützen.

2.3.3 Einbindung von Bezugspersonen

Auch wenn das THOKI-ADHS primär kindzentriert arbeitet und in großen Teilen auch ohne Unterstützung des Umfelds umsetzbar ist, ist die Einbindung von Bezugspersonen an vielen Stellen wünschenswert. Insbesondere die Identifikation von problematischen Alltagssituationen und das Stimulusmanagement profitieren stark von der Einbindung der Bezugspersonen. Es ist jedoch auch zu bedenken, dass die Einbeziehung von Bezugspersonen neben einer Unterstützung auch gesteigerte Anforderungen für die Bewältigung einer Situation bedeuten kann. Im THOKI-ADHS werden Bezugspersonen, wenn möglich, in folgenden Bereichen einbezogen:

- problematische Alltagssituationen identifizieren,
- Umsetzung von Anregungen aus dem Stimulusmanagement,
- Begleitung des Fertigkeitentrainings,
- Unterstützung bei der Umsetzung von Therapieaufgaben im Alltag,
- Einsatz des Kontingenzmanagements.

2.4 Voraussetzungen für eine erfolgreiche Therapie

An dieser Stelle werden wichtige generelle Voraussetzungen für eine erfolgreiche Therapie behandelt. Spezifische Durchführungsprobleme und schwierige Therapiesituationen werden spezifisch im jeweiligen THOKI-ADHS-Modul behandelt.

2.4.1 Tragfähige therapeutische Beziehung

Der Aufbau einer vertrauensvollen und positiven Beziehung, insbesondere zum Kind, aber auch zu Bezugspersonen, ist die Grundlage einer Intervention mit dem THOKI-ADHS. Nehmen Sie sich schon in der Kennenlern- und Diagnostikphase intensiv Zeit für den Kontaktaufbau zum Kind und seinen Bezugspersonen. Meist gelingt der Beziehungsaufbau zum Kind über das Medium Spiel, aber auch ein Kennenlernposter oder andere Kennenlernspiele können hilfreich sein. Machen Sie sich zu einem*einer attraktiven Beziehungspartner*in, denn insbesondere in einer kindzentrierten Therapie ist dies entscheidend, um die Mitarbeit des Kindes zu gewinnen. Thematisieren Sie aber auch früh gegenüber dem Kind, dass es in der Therapie darum geht, dem Kind zu helfen, Probleme im Alltag zu lösen. Auch ein vertrauensvoller und von Offenheit geprägter Kontakt zu den Bezugspersonen ist entscheidend für den Therapieerfolg. Geben Sie insbesondere zu Beginn der Intervention den Bezugspersonen genügend Zeit, ihre Sorgen und Probleme zu formulieren. Erklären Sie, dass Sie im kindzentrierten Ansatz vorwiegend mit dem Kind arbeiten werden, dass jedoch die Unterstützung der Therapie durch Bezugspersonen sehr wichtig für den Behandlungserfolg ist.

2.4.2 Ziele und Motivation

Es ist wichtig, zu einem möglichst frühen Zeitpunkt bei allen Beteiligten Klarheit über Erwartungen zu schaffen und konkrete Ziele der Therapie zu definieren. Im THOKI-ADHS ist die Zieldefinition durch den situationsspezifischen Ansatz in den Modulen geleitet. Meist fällt es so leichter, alltagsnah konkrete Ziele mit dem Kind und den Bezugspersonen zu formulieren. Nutzen Sie die Informationen aus dem SIT-ADHS und der Exploration und erstellen dann eine individuelle Problemliste, um die Arbeitsschwerpunkte festzulegen. Nachdem Sie durch die Zielfestlegung eine Veränderungsmotivation aufgebaut haben, gilt es im THOKI-ADHS, besonders das Kind über die Intervention hinweg zu motivieren. Bedenken Sie: Wichtigster Motivator in dieser Therapieform sind Sie. Werden Sie in den Sitzungen selbst aktiv, führen Sie beispielsweise Übungen gemeinsam mit dem Kind aus, statt nur verbal anzuleiten. Nutzen Sie auch die im Durchführungsmanual beschriebenen Möglichkeiten von Verstärkersystemen für die Sitzung und die Therapieaufgaben. Achten Sie darauf, dass die Sitzung auch Spaß macht. Insbesondere die Spielzeit am Ende der Sitzung sollte nach den Wünschen des Kindes gestaltet sein.

2.4.3 Ruhe und Struktur in der Therapiesitzung

Achten Sie bei der Durchführung des THOKI-ADHS auf ein hohes Maß an eigener Selbststrukturierung und ein ruhiges Therapiesetting. Nutzen Sie die im Durchführungsmanual beschriebene Sitzungsroutine und verwenden Sie das Verstärkersystem für die Sitzungen. Zudem sollten Sie alle benötigten Materialien für die Sitzung vorbereiten und griffbereit haben. Verdeutlichen Sie sich auch noch einmal die Anleitung, um wirkungsvolle Aufforderungen zu stellen (vgl. Kap. 2.5.1). Insbesondere bei Kindern mit einer hohen Symptomausprägung ist es besonders wichtig, die Therapiesitzung gut zu strukturieren und vorzubereiten.

2.4.4 Familieninteraktion im Blick behalten

Im THOKI-ADHS steht die Arbeit mit dem Kind im Vordergrund, jedoch können gravierende Probleme in der Familie auch hier den Behandlungserfolg schmälern. Tiefgreifende Störungen der Eltern-Kind-Beziehung, Belastungen, wie Partnerschaftskonflikte, psychische Störungen oder Selbststrukturierungsprobleme und Impulsivität der Eltern, sind dabei zu berücksichtigen. Überlegen Sie, an welcher Stelle die Therapie von einer Einbeziehung von Bezugspersonen profitiert und an welcher Stelle Sie sich besser auf ihre eigenen Ressourcen und die des Kindes oder ggf. Dritter verlassen. Behalten Sie insbesondere bei einer primär kindzentrierten Intervention dennoch die Beziehung zwischen Ihnen und den Bezugspersonen im Blick. Widerstandsphänomene des Kindes können auch durch mangelndes Vertrauen der Bezugspersonen gegenüber dem*der Therapeut*in begründet sein.

2.4.5 Hilfestellungen und Anforderungen modulieren

Achten Sie im Verlauf der Sitzungen darauf, Hilfestellungen und Anforderungen zu modulieren, um möglichst gute Trainingseffekte zu erzielen. Führen Sie also zunächst mehr Hilfestellung ein, vermindern Sie diese jedoch mit der Zeit und mit erfolgreicher Bewältigung der Situation. Steigern Sie dann die Anforderungen zusätzlich, um weitere Fortschritte zu erzielen. Behalten Sie unbedingt die individuelle Frustrationstoleranz und Belastbarkeit des Kindes im Blick. Bei einigen Kindern ist diese sehr niedrig und muss ggf. erst aufgebaut werden. Führen sie notfalls viele Zwischenschritte durch und achten immer auf ausreichend Erfolgserlebnisse.

Befürchten Kinder oder Bezugspersonen durch neue Hilfestellungen zusätzlichen Aufwand, dann vermitteln Sie, dass Sie die Interventionen in einer problematischen Situation ansetzen und, um diese zu verändern, es manchmal nötig ist, zunächst intensivere Hilfestellungen zu geben, bevor eine Veränderung eintreten kann. Betonen Sie auch, dass die Hilfestellungen nicht dauerhaft bleiben sollen, sondern auch wieder abgebaut werden, und zeigen Sie dies in den Sitzungen.

2.4.6 Regelmäßige Durchführung

Führen Sie die Sitzungen mit dem THOKI-ADHS regelmäßig durch. Möglichst sollte wöchentlich mindestens eine Sitzung stattfinden. Insbesondere innerhalb der Bearbeitung eines Moduls sollten keine längeren Interventionspausen entstehen. Durch das Modulsystem lassen sich jedoch vorhersehbare Therapiepausen, beispielsweise durch Ferien, gut einplanen.

2.5 Ergänzende therapeutische Methoden

2.5.1 Wirkungsvolle Aufforderungen stellen

Das Stellen von wirkungsvollen Aufforderungen hat sich besonders im Umgang mit Kindern mit ADHS und Schwierigkeiten der Organisationsfähigkeit, Konzentration und Impulskontrolle als sehr wichtig erwiesen. Dies gilt sowohl in der Therapiesitzung als auch bei Aufforderungen, die Bezugspersonen an die Kinder stellen. Im Folgenden werden die wichtigsten Regeln zum Stellen von wirkungsvollen Aufforderungen kurz dargestellt (vgl. Döpfner, Schürmann & Frölich, 2019). Nutzen Sie diese Zusammenstellung, um sich die Regeln präsent zu machen und um Bezugspersonen anzuleiten, ihre Art, Aufforderungen zu stellen, zu verbessern. Nutzen Sie auch die Erinnerungskarte *Wirkungsvolle Aufforderungen stellen* (M10) in der Arbeit mit Bezugspersonen.

Wirkungsvolle Aufforderungen stellen

1. Stellen Sie nur Aufforderungen, die Sie bereit sind durchzusetzen.
2. Sorgen Sie dafür, dass das Kind aufmerksam ist, während die Aufforderung gestellt wird.
3. Äußern Sie Aufforderungen einfach und klar und nicht als Bitte.
4. Geben Sie immer nur eine Aufforderung gleichzeitig.
5. Überprüfen Sie, ob die Aufforderung umgesetzt wird.

2.5.2 Verstärkersysteme

Verstärkersysteme haben sich als sehr wirkungsvolles Therapieinstrument zur Veränderung von Verhalten erwiesen. Im THOKI-ADHS werden dabei sowohl Token-Sammelsysteme (Token-Vergabe-System) als auch Token-Entzugssysteme eingesetzt. Verstärkersysteme können maßgeblich dazu beitragen eine Situation von vornherein zu strukturieren und Regeln besser einhalten zu können. Insbesondere, wenn Verhaltensänderungen nicht durch natürliche negative Konsequenzen oder soziale Verstärkung erreicht werden konnten, sollte ein Verstärkersystem eingesetzt werden. Dies hilft dem Kind, den Rahmen einer Situation besser zu erkennen, und erleichtert es Ihnen und Bezugspersonen, konsistent auf angemessenes Verhalten und konstant und vorhersehbar auf unangemessenes Verhalten zu reagieren.

Einige Bezugspersonen stehen Verstärkersystemen zunächst kritisch gegenüber. Häufige Einwände sind:

- das Verhalten des Kindes wird „erkauft“,
- das Kind müsste die Anforderung eigentlich selbstverständlich und ohne Hilfe schaffen,
- es wurde bereits ein Punktesystem ausprobiert und dieses hat nicht funktioniert.

Vermitteln Sie den Bezugspersonen, dass viele Alltagsanforderungen für Kinder mit Schwierigkeiten in der Organisationsfähigkeit, Konzentration und Impulskontrolle schwer zu bewältigen sind und deshalb von ihm eine hohe Anstrengung erfordern, die auch eine besondere Anerkennung verdienen. Zeigen Sie auch auf, dass es uns allen schwerfällt Verhaltensweisen, die sich gefestigt haben, zu verändern. Zudem soll ein Verstärkersystem Veränderungen ja nur einführen und es soll nicht dauerhaft bestehen bleiben. Weiter gilt, dass Verstärkersystem nicht gleich Verstärkersystem ist und bei der Wirksamkeit der Teufel im Detail stecken kann. Im THOKI-ADHS werden Bezugspersonen deshalb häufig direkt über Sie als Therapeutenmodell zur Umsetzung der verschiedenen Systeme angeleitet und auch bei der Umsetzung im Alltag eng unterstützt.

Die beiden Verstärkersysteme, die im THOKI-ADHS zum Einsatz kommen können, eignen sich für unterschiedliche Verhaltensweisen und Situationen. Entscheidend für beide Systeme ist jedoch, dass das Problemverhalten und die Situation, in der das Verhalten auftritt, möglichst genau beschrieben werden. Zudem müssen individuelle Faktoren, wie die Frustrationstoleranz des Kindes oder die Kooperationsfähigkeit der Bezugspersonen, berücksichtigt werden, um das geeignete System auszuwählen. In den einzelnen Modulen im THOKI-ADHS werden Hinweise gegeben, welche Art des Verstärkersystems sich für verschiedene Situationen gut eignen könnte. Weitere Hinweise zu diesen Verstärkersystemen können den Therapieprogramm THOP (Döpfner, Schürmann & Frölich, 2019) entnommen werden.

2.5.2.1 Token-Entzugssysteme

Ein Token-Entzugssystem eignet sich insbesondere, um kurze und häufig auftretende unerwünschte Verhaltensweisen, wie beispielsweise das häufige Aufstehen vom Stuhl beim Abendessen, zu verändern. Es ist auch dann hilfreich, wenn das Kind das Auftreten des Problemverhaltens kaum wahrnimmt. Dabei wirkt das System über einen konstanten und vorhersehbaren Entzug von Token, die zu Beginn eines festgelegten Intervalls in Aussicht gestellt werden, und die Möglichkeit, die verbleibenden Token (Punkte, Steine, lachende Gesichter) in Belohnungen einzutauschen.

Vorgehen:

1. Für die Umsetzung ist es zunächst erforderlich, das Trainingsintervall oder die „Spielzeit“, in der das System gültig ist, genau festzulegen. Beispielsweise könnte das Intervall das Abendessen, eine Therapiesitzung, eine Autofahrt oder eine Unterrichtsstunde sein.
2. Im zweiten Schritt müssen das unerwünschte Verhalten genau definiert und die Konsequenz, also der Entzug eines Tokens (Spielsteine, Wäscheklammern, Spielchips, Murmeln), festgelegt werden. Legen Sie dabei maximal zwei unerwünschte Verhaltensweisen, die verändert werden sollen, für ein Trainingsintervall fest. Beispiele sind: vom Stuhl aufstehen, Kippeln, Unterbrechen, Gedanken äußern, die nicht zum Thema passen, das Zimmer

betreten, in dem die Mutter ein Telefonat führt, oder Schimpfwörter sagen.
3. Legen Sie jetzt fest, um wie viele Token in dem Trainingsintervall gespielt werden kann. Die Anzahl ist dabei abhängig von der Dauer des Intervalls und wie oft das unerwünschte Verhalten in der Regel auftritt.
4. Überlegen Sie gemeinsam mit dem Kind, welche Belohnung sich für den Eintausch der verbliebenen Token eignet. Dabei bietet sich meist ein sofortiger Eintausch direkt im Anschluss an das Trainingsintervall an. Zum Beispiel: Ein Spielstein bedeutet eine Spielminute am Ende der Therapiesitzung oder eine Wäscheklammer bedeutet eine Minute Spielzeit mit Mama im Anschluss an das Abendessen. Auch kleine materielle Verstärker, wie Sammelkarten oder Gummibärchen, dürfen genutzt werden. Es können auch Varianten aus diesem System genutzt werden, bei denen Sonderregeln eingeführt werden, beispielsweise indem man festlegt, dass es eine zusätzliche Gute-Nacht-Geschichte oder ein Eis bei der Ankunft nach der Autofahrt gibt, wenn es dem Kind gelingt, mindestens die Hälfte der Punkte bei Spielende zu behalten. Es kann auch eine Sammelliste installiert und – wie es beim Punkte-Plan (s. u.) erläutert ist – auf größere Eintauschverstärker hin gesammelt werden.

Ein Token-Entzugssystem bietet also eine spielerische Möglichkeit, unerwünschtes Verhalten zu verändern. In den Sitzungen des THOKI-ADHS wird in den meisten Fällen ein solches Token-Entzugssystem mittels eines Spielsteinglases umgesetzt. Die genaue Umsetzung in der Sitzung wird in Kapitel 3.1 (Einstiegsmodul) detailliert beschrieben.

2.5.2.2 Token-Sammelsysteme

Ein Token-Sammelsystem, oft auch als Punkteplan bezeichnet, eignet sich, wenn Sie angemessenes Verhalten verstärken wollen, welches Sie genau beschreiben können und welches nur wenige Male innerhalb des Beobachtungszeitraums auftritt. Das Kind kann sich bei einem Token-Sammelsystem Token für die Einhaltung von klar festgelegten Regeln „verdienen". Diese Token kann es dann sammeln und zu einem gewünschten Zeitpunkt in Belohnungen unterschiedlicher Wertigkeit eintauschen.

Vorgehen:
1. Im ersten Schritt legen Sie die Situation fest, in der das Verhalten verändert werden soll. Dies erfolgt im THOKI-ADHS meist bereits über die Bearbeitung eines bestimmten Moduls und muss ggf. nur noch weiter begrenzt werden.
2. Wählen Sie mit dem Kind aus, welche Art von Token Sie beide für das Sammelsystem verwenden wollen. Als Token eignen sich dabei beispielsweise bunte Punkte oder Kreuze auf einer Sammelliste, kleine Aufkleber oder einfache Striche auf einer Strichliste. Bei den Online-Materialien finden Sie zwei Punktelisten (A1: Punkteliste für die Sitzung, A9: Punkteliste für zu Hause; vgl. Abb. 3), die im THOKI-ADHS verwendet werden können. Insbesondere bei jüngeren Kindern sollten die Token auf jeden Fall gut visualisiert sein, und es können auch haptische Varianten wie Murmeln in einem Glas, Münzen oder Spielchips gewählt werden.
3. Für die konkrete Situation, beispielsweise die Hausaufgabenzeit oder die Morgenroutine, muss nun das angemessene Verhalten genau beschrieben werden und Verhaltensregeln müssen formuliert werden. Die klare Formulierung von Verhaltensregeln ist dabei sehr wichtig für die spätere Token-Vergabe. Erarbeiten Sie gemeinsam mit dem Kind und ggf. einer Bezugsperson, für welches angemessene Verhalten es einen Token erhalten kann. In vielen Situationen ist es sinnvoll, mehrere Token für Teilschritte oder einzelne Verhaltensweisen zu vergeben. Ein Beispiel für Verhaltensregeln bei der Morgenroutine ist:
   a) Ich putze meine Zähne ohne Streit.
   b) Ich ziehe mich vollständig an, bevor die Eieruhr klingelt.
   c) Ich komme nach einmaliger Aufforderung zum Frühstück.

   Es könnten somit drei Punkte in dieser Situation gesammelt werden. Besonders bei der Einführung des Systems ist es sinnvoll, die Token direkt nach der Einhaltung einer Regel zu vergeben, um so direkt eine positive Rückmeldung für das erwünschte Verhalten geben zu können und somit auch den weiteren Verlauf der Situation positiv zu beeinflussen. In vielen Fällen können Sie die Vergabe von Token auch direkt an die im Modul erstellten Ablaufpläne koppeln.
4. Erstellen Sie anschließend gemeinsam mit dem Kind eine Wunschliste für Belohnungen. Überlegen Sie gemeinsam mit dem Kind und der Bezugsperson, die in die Umsetzung involviert ist, was es sich wünschen könnte und welche Wünsche realisierbar sind. Auf jeder Liste sollten mindestens fünf Wünsche mit unterschiedlichem Belohnungswert zu finden sein. Als Belohnungen kommen neben materiellen Dingen insbesondere gemeinsame Aktivitäten und Vergünstigungen infrage. Einige Beispiele: Eine zusätzliche Geschichte am Abend; eine Runde Uno spielen mit Mama; mit Papa Torwarttraining machen, Mama oder Papa mein Lieblingsspiel am Nintendo zeigen; Eis essen gehen;

Lieblingsessen gekocht bekommen; Hausaufgaben-frei-Gutschein; Pause am Lerncomputer verbringen dürfen; Haarspangen, Sammelkarten oder andere materielle Belohnungen, die schrittweise gegeben werden können wie z. B. Teile eines Bausatzes, eines Legoraumschiffes usw. Achten Sie darauf, sowohl sehr kleine, kleine als auch mittelgroße Belohnungen auf die Liste zu setzen. Ganz große Wünsche eignen sich weniger und kommen nur für einige ältere Kinder infrage, die sehr motiviert sind, für eine große Belohnung über einen langen Zeitraum Token zu sammeln. Hierfür lässt sich das Arbeitsblatt Wunschliste (A3) nutzen (vgl. Online-Materialien).

5. Abschließend müssen noch die „Preise", d.h. die Anzahl der Token, für die Belohnungen festgelegt werden. Der Preis richtet sich dabei nach der Anzahl der Token, die das Kind an einem Tag erhalten kann. Es sollte mindestens eine kleine Belohnung schon nach dem ersten Tag der Intervention erreicht werden können. Im oben genannten Beispiel der Morgenroutine sollte es also auf der Wunschliste eine Belohnung mit dem Wert von drei Token geben. Insbesondere bei nicht materiellen Belohnungen kommt es auf die Wertigkeit an, die das Kind für die Belohnungen empfindet. Erarbeiten Sie also gemeinsam, was wohl die wertvollste Belohnung auf der Liste ist und welche Belohnun-

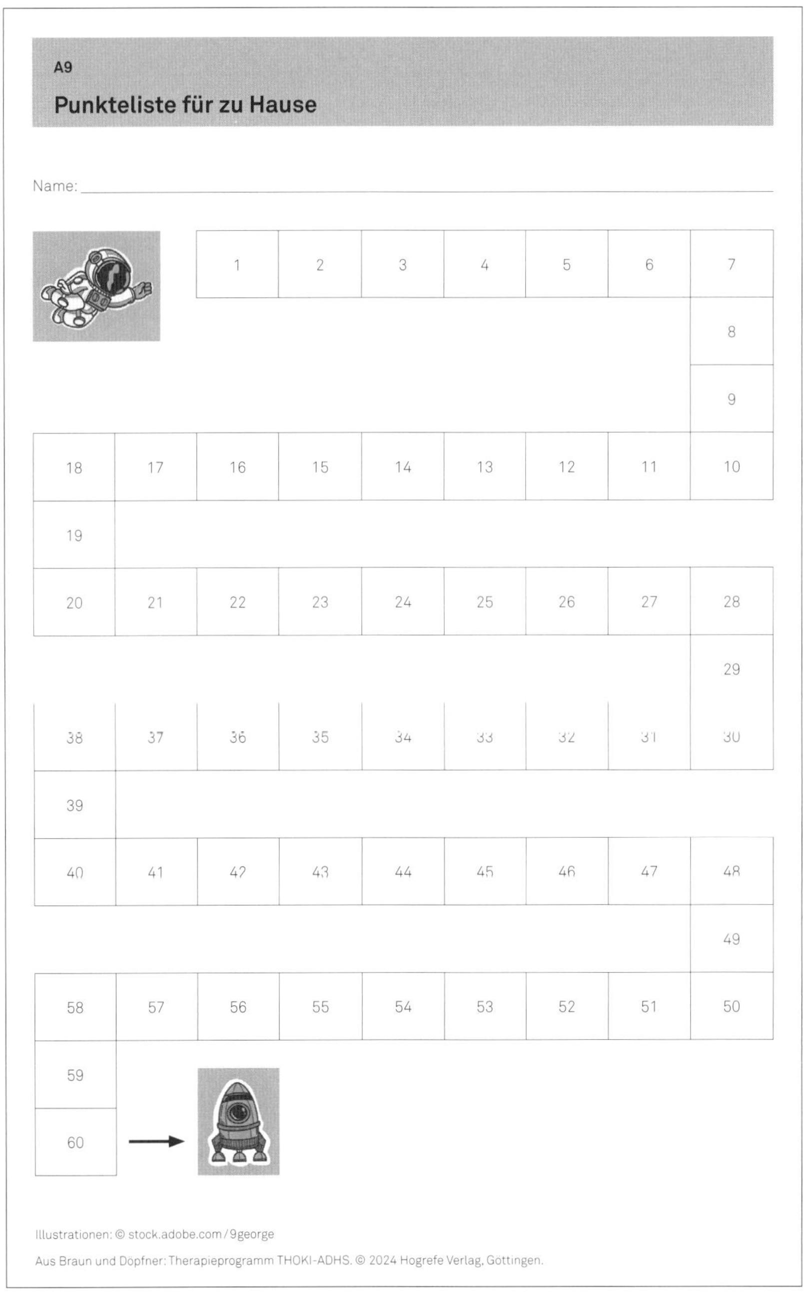
A9

Punkteliste für zu Hause

Name: ______________________

		1	2	3	4	5	6	7
								8
								9
18	17	16	15	14	13	12	11	10
19								
20	21	22	23	24	25	26	27	28
								29
38	37	36	35	34	33	32	31	30
39								
40	41	42	43	44	45	46	47	48
								49
58	57	56	55	54	53	52	51	50
59								
60	→							

Illustrationen: © stock.adobe.com/9george

Aus Braun und Döpfner: Therapieprogramm THOKI-ADHS. © 2024 Hogrefe Verlag, Göttingen.

Abbildung 3:
Punkteliste für zu Hause

gen kleiner sind. Tragen Sie die Preise zunächst mit Bleistift in die Wunschliste ein.

Tipps zur Durchführung

- Lassen Sie eine Probewoche durchführen und überprüfen Sie nach der Woche, wie viele Token gesammelt wurden und ob die vereinbarten Eintauschregeln angemessen sind.
- Bestimmen Sie gemeinsam einen zentralen und gut sichtbaren Ort, an dem die Token gesammelt werden und die Wunschliste aufgehängt wird.
- Halten Sie die Wunschliste aktuell und erweitern Sie diese nach einer gewissen Laufzeit.
- Halten Sie Bezugspersonen dazu an, Token immer möglichst zeitnah zu vergeben.
- Fragen Sie in den Therapiesitzungen nach, wofür das Kind gerade sammelt, und lassen Sie sich die Sammelliste zeigen. Leiten Sie auch Bezugspersonen an, das Sammeln aktiv zu unterstützen und das Kind zur Umsetzung zu motivieren.

2.5.3 Einsatz digitaler Technologien

Das primäre Ziel des THOKI-ADHS ist die Verminderung von problematischem Verhalten des Kindes im Alltag. Die Generalisierung von Verhaltensänderungen, die durch THOKI-ADHS in den simulierten Situationen erarbeitet worden ist, auf den Alltag des Kindes ist aber auch die Hauptschwierigkeit dieser Intervention. Um diesen Transfer zu befördern, wird die Simulation so weit wie möglich an die reale Alltagssituation angepasst. Konkrete Therapieaufgaben, Unterstützungen durch Bezugspersonen sowie Verstärkertechniken im Alltag des Kindes erhöhen dabei die Wahrscheinlichkeit des Transfers in den Alltag.

Im THOKI-ADHS können digitale Technologien eingesetzt werden, um die Präsenztherapie zu unterstützen und zu erweitern und insbesondere, um die Generalisierung auf Alltagssituationen zu verbessern. Smartphone-Applikationen können zudem für viele Aspekte der Organisation eine große Unterstützung darstellen. Zudem steigert der Einsatz digitaler Technologien oft die Motivation des Kindes maßgeblich.

Beispiele für einen Medieneinsatz im THOKI-ADHS sind:

- Regelliste und Ablaufpläne gemeinsam am Computer oder Tablet erstellen.
- Nutzung des Internets, um ansprechendes Bildmaterial für Visualisierungen zu finden.
- Fotos mit dem Smartphone machen lassen, um die Umgebung besser kennenzulernen, um dann in der Sitzung Ansatzpunkte für das Stimulusmanagement zu erarbeiten.
- Fotos mit dem Smartphone machen lassen, um die Umsetzung von Therapieaufgaben zu dokumentieren.
- Kurze Videos von Situationen erstellen lassen, um diese in der Sitzung zu reflektieren.
- Kalender- oder Erinnerungsfunktionen auf dem Smartphone nutzen, um beispielsweise Klassenarbeitstermine im Blick zu behalten und die Motivation für die Durchführung von Lernzeiten zu steigern; dies ist für Kinder ab der weiterführenden Schule sinnvoll.

Eine weitere gute Möglichkeit besteht darin, dass der*die Therapeut*in über ein Videokonferenzsystem einen direkten Einblick in den familiären Alltag des Kindes erhält, die Umsetzung der Therapieaufgaben direkt beobachten kann und durch Online-Coaching das Kind oder die Bezugsperson anleiten kann, die Therapieaufgaben noch besser umzusetzen. Dazu sind Videokonferenzsysteme notwendig, die von der Kassenärztlichen Bundesvereinigung für die Durchführung von Videosprechstunden zugelassen sind. In der Familie muss ein Smartphone oder ein anderes mobiles Endgerät vorhanden sein, das mit einer Kamera ausgestattet und an ein mobiles Netzwerk angeschlossen ist. Der*die Therapeut*in kann dann das Kind oder auch andere Bezugspersonen per E-Mail in eine Videokonferenz einladen und die Verbindung freischalten. Über eine solche Videosprechstunde können dann auch einzelne THOKI-Interventionen per Ferntherapie durchgeführt werden. Der größte Vorteil dieser Technologie besteht jedoch im Online-Coaching. Dabei wird das Kind und/oder die Bezugsperson von dem*der Therapeut*in angeleitet, die in der THOKI-Sitzung vereinbarte Intervention in der realen häuslichen Situation durchzuführen. Wenn Bezugspersonen und Kind in der Situation gemeinsam anwesend sind (z.B. beim Abendessen), dann ist ein Ohrkopfhörer zusätzlich hilfreich, um ein Coaching bei der entsprechenden Person, z.B. dem Kind, durchzuführen. Ist nur das Kind in der Situation anwesend (z.B. bei den Hausaufgaben), dann sind Ohrkopfhörer nicht notwendig. Das Mobiltelefon muss so positioniert werden, dass der*die Therapeut*in über die Kamera die entsprechende Situation gut beobachten kann. Zu Beginn der Online-Sitzung können die Regeln, die in der Präsenzsitzung erarbeitet und in der Simulation eingeübt worden sind, noch einmal rekapituliert werden. Der*die Therapeut*in kann dann durch kurze verbale Rückmeldungen das Kind oder die Bezugsperson positiv verstärken, wenn Regeln eingehalten wurden; sie kann auf Regelverstöße hinweisen, wenn diese nicht wahrgenommen werden (z. B.: „Jetzt hast du dich ablenken lassen ...“), oder auch neue Regeln einführen.

Die *App-unterstützte Therapie-Arbeit für Kinder* (AUTHARK; Görtz-Dorten & Döpfner, 2020) ist eine Smartphone-App, die speziell für die therapeutische Arbeit mit Kindern entwickelt wurde und über die gängigen App-Stores kostenlos zur Verfügung steht. AUTHARK dient neben der Förderung des Transfers von Bewältigungsstrategien, die im Rahmen einer Psychotherapie mit dem Kind erarbeitet wurden, auch der Unterstützung einer spezifischen Problemerfassung und Verlaufskontrolle. AUTHARK kann spezifische Informationen über vom Kind erlebte Problemsituationen im Alltag liefern und den Transfer von erarbeiteten Bewältigungsstrategien in den Alltag des Kindes erleichtern und überprüfen. AUTHARK ist für den Altersbereich von 6 bis 12 Jahren konzipiert. Die Funktionen der App und ihre Anwendung werden in einem zugehörigen Manual (kostenfreier Download über www.authark-app.de) erläutert. Die App ist für die Therapie von Kindern mit verschiedenen Störungen entwickelt worden, unter anderem für ADHS und Störungen des Sozialverhaltens, und lässt sich gut bei Kindern mit Schwierigkeiten in der Organisation, Konzentration und Impulskontrolle einsetzen. Sie verfügt über mehrere Funktionen. Vor allem folgende Funktionen lassen sich gut bei THOKI einsetzen:

- *Momentary-Assessment-Funktion:* Zu bestimmten von dem*der Therapeut*in zu definierenden Uhrzeiten wird das Kind per Push-Nachricht aufgefordert, über seine aktuellen Gefühle (wie z. B. Angst, Ekel, Freude, Trauer, Wut) und Befindlichkeiten (z. B. Aufmerksamkeit, Unruhe, Unsicherheit, Lustlosigkeit etc.) durch kurze Eingaben in das Smartphone Auskunft zu geben. Anhand eines Gefühlsthermometers kann zudem die Intensität der Gefühle angegeben werden. Welche Gefühle oder Stimmungen beurteilt werden sollen, kann von dem*der Therapeut*in definiert werden. Zusätzlich können individuell formulierte Items zur Erfassung von aktuellen Kognitionen, Emotionen und Verhaltensweisen sowie das Antwortformat von dem*der Therapeut*in frei definiert werden. Damit lassen sich auch individuelle Probleme oder Zielerreichungsskalierungen im Rahmen einer individualisierten Diagnostik erheben.
- *Video-Tagebuchfunktion:* Das Kind wird von Till oder Tilla, der Identifikationsfigur, begrüßt und zu einem Problembereich befragt, und es wird aufgefordert, ein Video aufzunehmen, in dem es von den Vorkommnissen erzählt. Deren Ablauf wird nach einem bestimmten Muster, orientiert an Verhaltensanalysen, abgefragt (Was ist passiert? Was hast du gedacht? Wie hast du dich gefühlt? Was hast du gemacht? Was hast du danach gedacht? Wie hast du dich danach gefühlt? Was glaubst du, hat dein Gegenüber danach gedacht? Was glaubst du, hat dein Gegenüber danach gefühlt? Was ist danach passiert? Würdest du beim nächsten Mal etwas anders machen wollen? usw.). Abhängig vom Alter oder Coachingfortschritt kann ein kürzerer oder längerer Fragenkanon ausgewählt oder individuell zusammengestellt werden.
- *Erinnerungsfunktion:* Das Kind wird zu einem gewünschten Zeitpunkt an eine Therapieaufgabe erinnert (beispielsweise Hausaufgaben zu erledigen), welche der*die Therapeut*in der Therapiesitzung gemeinsam mit dem Kind definiert hat. Die Ergebnisse der Therapieaufgabe kann das Kind über einzelne Items dokumentieren (z. B.: „Hast du an deine Aufgabe gedacht und sie versucht zu erledigen?“) und es kann auch per Video-Tagebuch davon berichten, wie es die Therapieaufgabe bewältigt hat

Kapitel 3

Durchführung der Module des THOKI-ADHS

Bei den folgenden Beschreibungen zur Durchführung der einzelnen Module des THOKI-ADHS werden folgende Symbole verwendet:

Dieser Bestandteil des THOKI-ADHS wird mit dem Kind allein durchgeführt

Dieser Bestandteil des THOKI-ADHS wird mit dem Kind und einer oder mehreren seiner Bezugspersonen durchgeführt

Für diesen Bestandteil des THOKI-ADHS ist es wünschenswert, die Lehrkraft mit einzubeziehen

Gegebenenfalls ist es sinnvoll oder hilfreich, weitere Personen mit einzubeziehen

Bei diesem Bestandteil des THOKI-ADHS kann es hilfreich sein, kurze Videos der häuslichen Situation vom Kind oder den Bezugspersonen anfertigen zu lassen oder eine Videokonferenz durchzuführen

Formulierungsvorschlag

Tipp

Schwierige Therapiesituation

Kennzeichnung der Materialien
A = Arbeitsblatt, in das erarbeitete Inhalte schriftlich eingetragen werden (z. B. Punktelisten, Beobachtungsbögen, Vorlagen für Ablaufpläne etc.)
M = Material, das der Veranschaulichung und Erläuterung von Inhalten dient (z. B. Bildmaterial, beispielhafte Ablaufpläne, Drehzahlmesser etc.)

3.1 Modul 1: Einstiegsmodul

Indikation

Die Durchführung des Einstiegsmoduls steht immer am Anfang von THOKI.

Inhalt und Ziele

Im Einstiegsmodul werden die Grundtechniken der Intervention vermittelt. Die zum Selbstmanagement bestimmten THOKI-Techniken werden erlernt, und der gleichbleibende Ablauf der Sitzungen wird implementiert.

Bausteine

A. Psychoedukation
B. Sitzungsroutinen, Verstärkersystem und Drehzahlmesser
C. Regulierung der Drehzahl
D. Einführung der Selbstinstruktionskarten

Anzahl der Sitzungen

In der Regel zwischen 4 und 5 Sitzungen

Teilnehmende

- Kind
- wenn möglich, teilweise mit Bezugsperson

Material

Allgemein:
- Spielsteinglas mit Spielsteinen
- Schatzkiste mit kleinen Verstärkern
- Drehzahlmesser (M1; vorab vorbereitet, siehe Beschreibung unten; zusätzlich: Musterbeutelklammer, Laminiergerät)
- Selbstinstruktionskarten (M2; vorab ausgeschnitten, ggf. einlaminiert)

Diagnostik:
- SIT-ADHS-Eltern
- ggf. SIT-ADHS-Lehrkraft

Arbeitsblätter:
- A1: Punkteliste für die Sitzung
- A2: Drehzahl-Messung
- A3: Beobachtungsbogen Drehzahl
- A4: Trick-Bewertung
- A5: Mein Wenn-Dann-Trick
- A6: Einsatz der Selbstinstruktionskarten beim Spiel

Material:
- M1: Drehzahlmesser (für das Kind)
- M2: Selbstinstruktionskarten (für das Kind, ggf. vorab ausgeschnitten und einlaminiert)
- M3: Rahmen geben
- M4: Bildmaterial Autometapher
- M5: Übungen zum Hoch- und Runterfahren
- M6: Beispiele für Wenn-Dann-Tricks

Das Einstiegsmodul (Modul 1) besteht aus 4 aufeinander aufbauenden Bausteinen und wird immer am Anfang der Intervention mit dem THOKI durchgeführt. Das Einstiegsmodul kann in der Regel in 4 bis 5 Sitzungen durchgeführt werden. Dabei ist der Baustein „Psychoedukation“ besonders an den Vorkenntnissen der Familie auszurichten. In diesem Baustein sollte auch zwingend eine Bezugsperson einbezogen werden. Die anderen Bausteine können im alleinigen Kontakt mit dem Kind durchgeführt werden. Die Einbeziehung einer Bezugsperson ist zur Durchführung der Wochenaufgaben allerdings wünschenswert.

Bereiten Sie vorab den *Drehzahlmesser* (M1) und die *Selbstinstruktionskarten* (M2) vor. Für das Erstellen des Drehzahlmessers wird eine Musterbeutelklammer benötigt. Schneiden Sie die beiden Bestandteile von Material 1 (M1) aus. Es empfiehlt sich, beide Teile einzulaminieren. Anschließend wird der rote Pfeil mit der Musterbeutelklammer auf dem Drehzahlmesser befestigt, sodass er sich bewegen lässt. Auch das Einlaminieren der Selbstinstruktionskarten ist empfehlenswert.

Diese beiden Materialien werden im Einstiegsmodul eingeführt und i. d. R. in allen weiteren Sitzungen benötigt und verbleiben daher bei Ihnen. Im Laufe des Einstiegsmoduls erhält das Kind einen eigenen Drehzahlmesser und eigene Selbstinstruktionskarten.

3.1.1 Baustein A: Psychoedukation

Material	
Training in der Sitzung	• Inhalte von Kapitel 1.1, 1.2, 2.3 • ggf. weiterführende Literatur • SIT-ADHS-Eltern, ggf. SIT-ADHS-Lehrkraft • M3: Rahmen geben

Die Gestaltung des Bausteins *Psychoedukation* hängt stark davon ab, an welcher Stelle des Behandlungsprozesses Sie sich befinden und in welcher Funktion Sie das THOKI anwenden. Wurde beispielsweise eine ADHS-Diagnose noch nicht besprochen, muss zunächst eine grundlegende Psychoedukation zum Störungsbild und zu möglichen Behandlungsmethoden erfolgen. Ist diese grundlegende Psychoedukation bereits erfolgt oder – beispielsweise in subklinischen Fällen – nicht in dem Maße erforderlich, kann sich die Psychoedukation auf die Störung der Organisationsfähigkeit, Impulskontrolle und Konzentration und das Behandlungskonzept von THOKI begrenzen. Anschließend erfolgt eine Einführung in die Interventionsmethoden des THOKI. Die Anwesenheit einer Bezugsperson im Baustein Psychoedukation ist zwingend erforderlich. Die Durchführungsdauer variiert zwischen 1 und 2 Sitzungen.

Grundlegende Psychoedukation zu ADHS

Hilfestellung hierzu entnehmen Sie bitten dem Kapitel 1.2 dieses Manuals. Weiterführende Informationen bieten darüber hinaus die folgenden Publikationen:

Döpfner, M., Frölich, J. & Wolff Metternich, T. (2019). *Ratgeber ADHS. Informationen für Betroffene, Eltern, Lehrer und Erzieher zu Aufmerksamkeitsdefizit-/Hyperaktivitätsstörungen* (3., aktual. Aufl.). Göttingen: Hogrefe.

Döpfner, M. & Schürmann, S. (2023). *Wackelpeter und Trotzkopf. Hilfen für Eltern bei ADHS-Symptomen, hyperkinetischem und oppositionellem Verhalten* (6., überarb. Aufl.). Weinheim: Beltz.

Döpfner, M., Schürmann, S. & Frölich, J. (2019). *Therapieprogramm für Kinder mit hyperkinetischem und oppositionellem Problemverhalten THOP* (6., erweiterte Aufl.). Weinheim: Beltz.

Psychoedukation zu Störung der Organisationsfähigkeit, Impulskontrolle und Konzentration

Hilfestellung hierzu entnehmen Sie bitte den Kapiteln 1.1 und 1.2 dieses Manuals. Erarbeiten Sie gemeinsam mit dem Kind und der Bezugsperson anhand des SIT-ADHS-Eltern und ggf. des SIT-ADHS-Lehrkraft mögliche Schwierigkeiten der organisatorischen Fähigkeiten, der Impulskontrolle und der Konzentration. Besprechen Sie anhand der Items mögliche Beispiele und versuchen Sie, erste Gemeinsamkeiten mit den Problemen des Kindes zu erarbeiten. Greifen Sie dann auf Informationen aus der Diagnostik zurück und zeigen individuell auf, wo Sie Schwierigkeiten und deren Ursachen vermuten. Nutzen Sie hierfür die ausgefüllten Fragebögen SIT-ADHS-Eltern und die Individuelle Problemliste sowie ggf. den SIT-ADHS-Lehrkraft.

> „Ist dir so etwas auch schon mal passiert? „Erkennen Sie ähnliche Schwierigkeiten bei Ihrem Kind?“

Einführung in die Interventionsmethoden des THOKI

Führen Sie Kind und Bezugsperson gemeinsam in die Interventionsmethoden des THOKI ein. Nutzen Sie die Informationen aus dem Kapitel 2.3 aus diesem Manual und informieren Sie über den kindzentrierten Ansatz, die Art und Weise, auf die Bezugspersonen eingebunden werden, und die Simulation von alltäglichen Situationen in der Sitzung. Verdeutlichen Sie, dass ein Rahmen aus Regeln, festen Abläufen, Verstärkungen und Konsequenzen eine besonders große Unterstützung für Kinder mit Schwierigkeiten in der Organisationsfähigkeit, Konzentration und Impulskontrolle ist und dass das Kind im THOKI viele Elemente kennenlernen wird, die einen solchen Rahmen geben. Fordern Sie die Bezugsperson auf, Sie dabei zu unterstützen, diesen Rahmen auch für zu Hause und für Situationen in der Schule umzusetzen und das Kind zu ermuntern, die THOKI-Techniken anzuwenden. Nutzen Sie das Material M3 (Rahmen geben) als Visualisierung und geben Sie einige individuell für die Familie relevante Beispiele. Führen Sie das Kind altersentsprechend in das THOKI Vokabular ein. Sprechen Sie von *Tricks,* die es erlernen kann, und von Hilfsmitteln, die man verwenden kann, um bestimmte Situationen besser zu bewältigen und weniger Schwierigkeiten zu haben. Auch ein Blick auf den Drehzahlmesser, der im nächsten Baustein eingeführt wird, ist möglich.

„Es hat sich gezeigt, dass Kinder mit Schwierigkeiten der Organisationsfähigkeit, Konzentration und Impulskontrolle von einem festen Rahmen aus Regeln, Abläufen, Strukturen und Konsequenzen profitieren. Im THOKI lernen wir viele Elemente kennen, die einen solchen Rahmen geben können. Sie als Elternteil können die Therapie unterstützen, indem Sie helfen, den Rahmen aus der Therapie nach Hause zu transportieren.

Du wirst im THOKI viele Tricks kennenlernen, um Situationen, in denen es jetzt Probleme gibt, besser zu meistern. Wir werden gemeinsam üben und Tricks und Hilfsmittel ausprobieren. Hier habe ich dir schon mal ein wichtiges Hilfsmittel, den Drehzahlmesser, mitgebracht. Den lernst du in den nächsten Sitzungen genauer kennen."

3.1.2 Baustein B: Sitzungsroutine, Verstärkersysteme und Drehzahlmesser

Material	
Training in der Sitzung	• Inhalte von Kapitel 2.5.2 • Spielsteinglas mit Spielsteinen • Schatzkiste mit kleinen Verstärkern • ggf. A1: Punkteliste für die Sitzung • Drehzahlmesser der Therapeutin bzw. des Therapeuten (M1) • M1: Drehzahlmesser (für das Kind) • M4: Bildmaterial Autometapher • Schere • Musterbeutelklammer • Laminiergerät
Training zu Hause	• A2: Drehzahl-Messung • A3: Beobachtungsbogen Drehzahl

In diesem Baustein startet die primär kindzentrierte Therapiephase. Von Beginn an wird dabei daran gearbeitet, eine feste Struktur für die Therapiesitzung aufzubauen und einen gleichbleibenden Ablauf zu etablieren. Ein Verstärkersystem für die Sitzung und der Drehzahlmesser werden als wichtige Instrumente der THOKI-Intervention eingeführt. Der Baustein kann meist in einer Sitzung im alleinigen Kontakt mit dem Kind durchgeführt werden. Die Bezugsperson kann zur Umsetzung der Wochenaufgabe hinzugezogen werden.

Training in der Sitzung

Sitzungsroutine

Die *gleichbleibende Sitzungsroutine* soll eingeführt werden und für alle nachfolgenden Therapiesitzungen eingehalten werden. Die Elemente werden dabei schrittweise eingeführt und Fertigkeiten für die Umsetzung werden erlernt. Sind nach dem Einstiegsmodul alle Fertigkeiten für die Sitzungsroutine eingeführt, besteht diese aus 8 Elementen (vgl. folgender Kasten):

Sitzungsroutine

1. Begrüßung des Kindes (und der Bezugsperson)
2. Aktivierungsniveau mithilfe des Drehzahlmessers regulieren
3. Verhaltensaufgabe für Verstärkersystem in der Sitzung definieren
4. Rückmeldung zur Wochenaufgabe der letzten Sitzung
5. Durchführung der Trainingseinheit
6. Wochenaufgabe für die kommende Woche festlegen
7. Auswertung des Verstärkersystems der Sitzung
8. Eintausch des Verstärkersystems in Spielminuten

Die Begrüßung erfolgt meist im Wartebereich. Begrüßen Sie Kind und Bezugsperson und bitten Sie zu Beginn der Sitzung nur das Kind, mit in den Therapieraum zu kommen und sich an den Arbeitstisch zu setzen.

„Wenn wir z. B. als Regel für die Sitzung festlegen, auf dem Stuhl sitzen zu bleiben, dann darf ich dir einen Spielstein klauen, wenn du den Popo vom Stuhl nimmst."

„Oh, jetzt muss ich einen Spielstein herausnehmen. Du bist gerade aufgestanden."

Verstärkersystem Therapiesitzungen

Führen Sie als erstes das *Verstärkersystem für die Therapiesitzungen* ein. Es besteht aus einem Spielsteinglas mit Spielsteinen (Token; vgl. Abb. 4). Die Vergabe der Spielsteine erfolgt dabei nach einem *Token-Entzugssystem* (vgl. Kap. 2.5.2.1). Wählen Sie ein Problemverhalten aus, welches in der Sitzung bearbeitet werden soll, und füllen Sie dem Kind, angepasst an den Schwierigkeitsgrad, die Spielsteine sichtbar in das Spielsteinglas. Für jede Therapiesitzung kann ein anderes unerwünschtes Verhalten ausgewählt werden, oder es kann mehrere Sitzungen in Folge am gleichen Problemverhalten gearbeitet werden. Häufig kann so an Verhaltensproblemen gearbeitet werden, die auch in der Schule oder zu Hause auftreten. Beispiele für mögliches unerwünschtes Verhalten in der Therapiesitzung sind:

- Blick vom Arbeiten abwenden,
- vom Stuhl aufstehen,
- mit dem Stuhl kippeln,
- unterbrechen,
- Gedanken äußern, die nicht zum Thema passen.

Erklären Sie dabei, dass jeder dieser Spielsteine in eine Minute Spielzeit am Ende der Sitzung eingetauscht werden kann und dass sich das Kind dann das Spiel aussuchen darf. Nennen Sie an dieser Stelle einige Spiel- und Beschäftigungsoptionen, die für das Kind von Interesse sein könnten. Führen Sie dann das Spiel mit dem Spielsteinglas ein, das die ganze Sitzung andauern wird. Das Spiel geht so, dass es eine Regel gibt, die das Kind in dieser Sitzung einhalten muss, um alle Spielsteine zu behalten. Jedes Mal, wenn es ihm nicht gelingt, sich an diese Regel zu halten, werden Sie einen Stein aus dem Glas nehmen. Nennen Sie dem Kind die von Ihnen ausgewählte Regel für die Sitzung. Definieren Sie dabei sehr genau, wann Sie einen Stein aus dem Glas nehmen, und beginnen Sie sofort mit dem Spiel. Lassen Sie dabei das Spielsteinglas sichtbar und in Ihrer Reichweite am Rand des Tisches stehen. Unmittelbar, wenn das unerwünschte Verhalten auftritt, beispielsweise wenn das Kind vom Stuhl aufsteht, entfernen Sie einen Spielstein. Geben Sie bei den ersten Malen eine kurze verbale Rückmel-

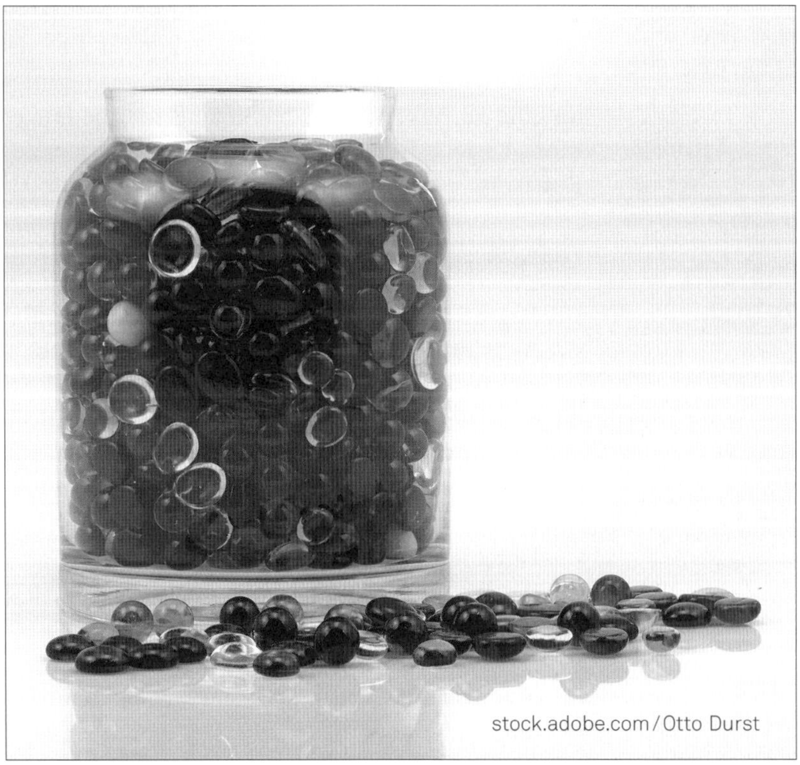
stock.adobe.com / Otto Durst

Abbildung 4:
Beispiel für ein Spielsteinglas und Spielsteine (Token)

dung und weisen Sie das Kind darauf hin, was es gerade getan hat. Im Verlauf können Sie diese verbale Rückmeldung abbauen. Sie stellen dann nur sicher, dass das Kind das Entfernen des Spielsteins aus dem Spielsteinglas registriert. Weisen Sie das Kind am Anfang auf die vielen noch vorhandenen Spielsteine im Glas hin, um die Frustration des Kindes zu begrenzen.

Der Einsatz des Token-Entzugs mit dem Spielsteinglas eignet sich insbesondere, um häufige und aktiv auftretende unerwünschte Verhaltensweisen, wie das Aufstehen vom Stuhl, zu verändern. Soll jedoch ein seltener auftretendes oder positives Verhalten, wie produktive Arbeitsphasen oder das Beantworten von zielgerichteten Fragen, aufgebaut werden, eignet sich die Verwendung eines *Token-Sammelsystems* mit einer Punkteliste (A1: Punkteliste für die Sitzung; vgl. Abb. 5). Bei der Punkteliste sammelt das Kind Punkte (Token) für definierte Verhaltensaufgaben und die erreichte Punktzahl wird am Ende der Sitzung in Spielminuten eingetauscht. Ein Abzug von Punkten findet hierbei nicht statt (vgl. Kap. 2.5.2.2).

Verstärkersystem Wochenaufgaben

Führen Sie anschließend das *Verstärkersystem für die Wochenaufgaben* ein. Erklären Sie dem Kind, dass es manchmal auch Aufgaben geben wird, die es zu Hause erledigen soll, und dass es sich als Belohnung etwas aus Ihrer Schatzkiste aussuchen darf. Deuten Sie mög-

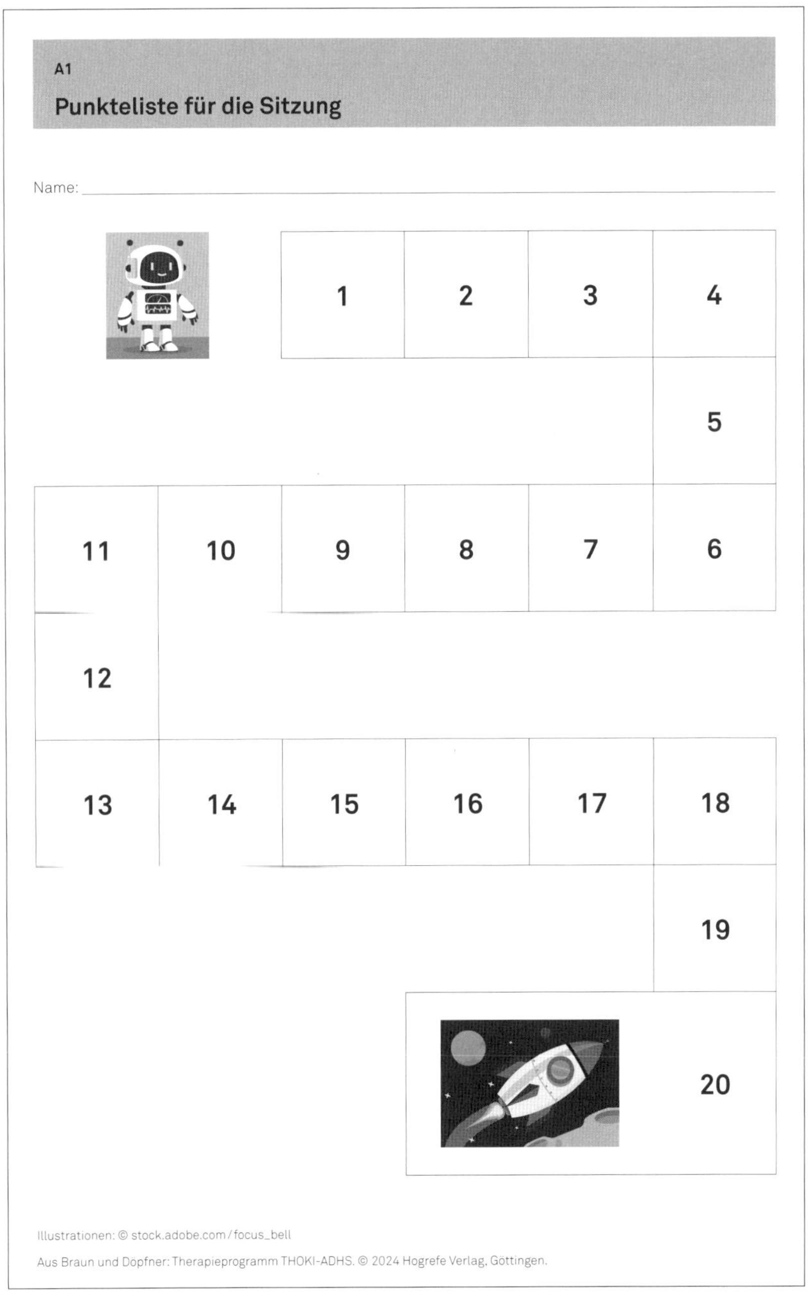
A1

Punkteliste für die Sitzung

Name:

1 2 3 4 5 6 7 8 9 10 11 12 13 14 15 16 17 18 19 20

Illustrationen: © stock.adobe.com/focus_bell

Aus Braun und Dopfner: Therapieprogramm THOKI-ADHS. © 2024 Hogrefe Verlag, Göttingen.

Abbildung 5:
Punkteliste für die Sitzung (A1)

lichst auf die Schatzkiste, zu diesem Zeitpunkt soll die Schatzkiste jedoch noch nicht genauer erkundet werden. Sie kann beispielsweise Aufkleber, Radiergummis, Flummis, aktuelle Sammelkarten aus Supermarktketten oder Süßigkeiten enthalten. Beachten Sie: Nur bei vollständig ausgeführten und vorgelegten Wochenaufgaben lösen Sie die Belohnung ein. Besprechen Sie deshalb bei der Festlegung der Wochenaufgabe jeweils genau, was zur Aufgabe gehört.

> „Jedes Mal, wenn du eine Wochenaufgabe erledigt hast und mir in der nächsten Woche mitbringst, darfst du dir etwas aus der Schatzkiste aussuchen."

Drehzahlmesser

In der Trainingseinheit wird der *Drehzahlmesser* als Instrument der Selbstbeobachtung eingeführt. Es wird die Metapher des Motors etabliert, in der der körperliche und geistige Aktivierungszustand eines Menschen mit der Drehzahl eines Motors verglichen wird. Es werden Beispiele für Fahrzeuge gegeben, die mit unterschiedlicher Drehzahl laufen, um bestimmte Aufgaben erfüllen zu können. Zunächst werden die unterschiedlichen Fahrzeuge und die geeigneten Fahrstrecken erklärt. Anschließend wird das Prinzip auf den Menschen und unterschiedliche Alltagsanforderungen übertragen. Nutzen Sie die Formulierungsvorschläge und das *Bildmaterial Autometapher* (M4; vgl. Abb. 6).

> „Es gibt Autos, die haben einen Motor, der auf hoher Drehzahl laufen kann, so wie ein Sportwagen. Es gibt Autos, die auf einer sehr niedrigen Drehzahl laufen, so wie ein Trecker, und es gibt Autos, die eine mittlere Drehzahl haben, so wie ein Personenwagen."
>
> „Es gibt aber nicht nur verschiedene Typen von Autos, sondern es gibt auch verschiedene Strecken. Für jede dieser Strecken eignet sich ein Auto mit einer unterschiedlichen Drehzahl, um gut voranzukommen. Welches Auto passt gut zu welcher Strecke?"

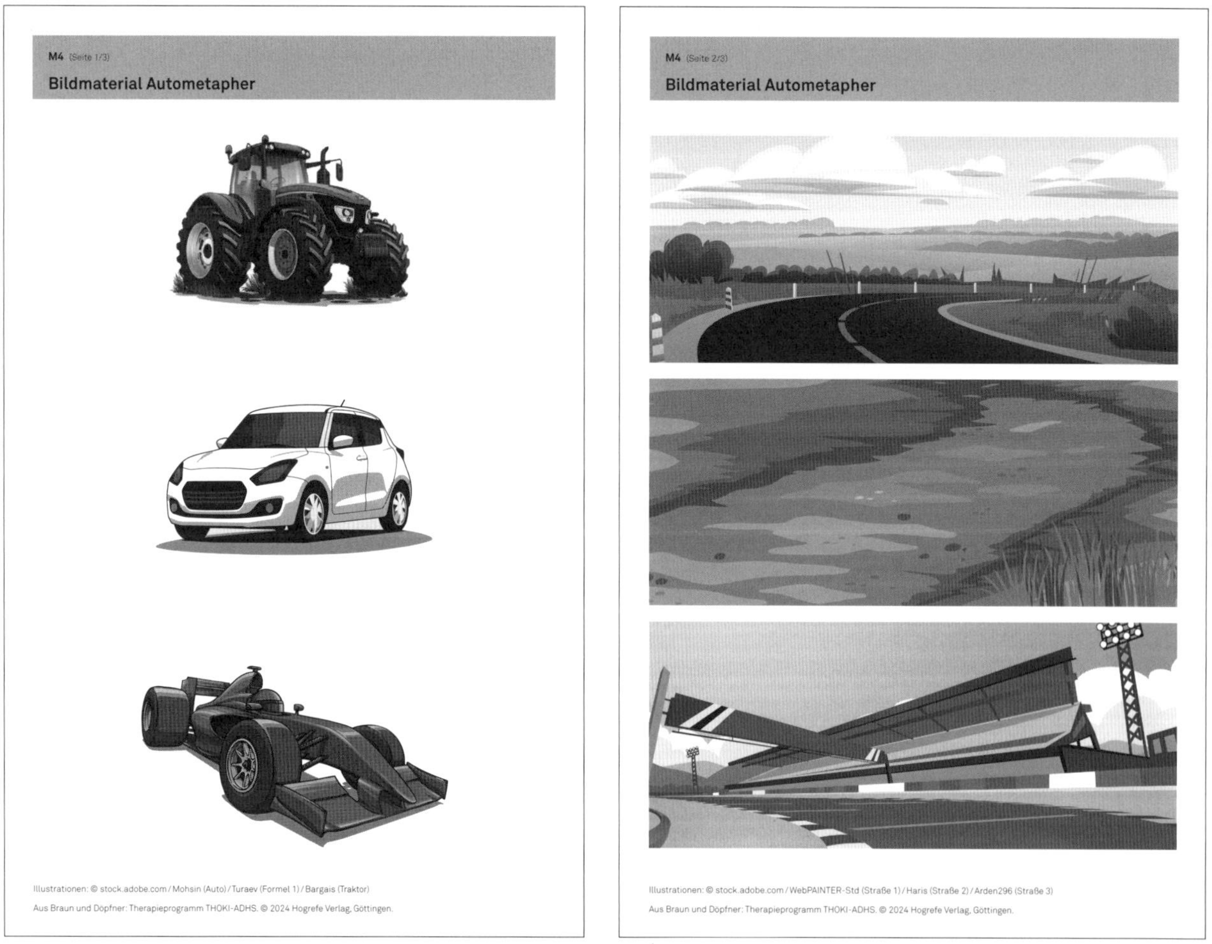

Abbildung 6: Bildmaterial zur Illustration der Autometapher (M4, Autos und Strecken)

„Nun kann man den Körper mit einem Motor vergleichen und stellt fest, dass der Motor bei manchen Menschen auch auf einer hohen Drehzahl läuft und bei anderen auf einer niedrigen. Wie ist das bei dir? Auf welcher Drehzahl läuft dein Motor oft?“

Anschließend wird wieder unter Nutzung der Autometapher erläutert, dass für unterschiedliche Anforderungen unterschiedliche Drehzahlen benötigt werden. Lassen Sie das Kind im ersten Schritt die passende Strecke und im zweiten Schritt die passende Aufgabe zu dem passenden Auto zuordnen. Nutzen Sie die Formulierungsvorschläge und das Bildmaterial M4 (vgl. Abb. 7).

„So wie mit den unterschiedlichen Strecken ist das auch mit unterschiedlichen Aufgaben und unserem Körper. Der Körper braucht für verschiedene Aufgaben eine unterschiedliche Drehzahl. Hier sind einige Beispiele für Aufgaben, für die man unterschiedliche Drehzahlen benötigt. Versuch einmal, die Aufgaben den Autos zuzuordnen.“

Legen Sie nun die Autos zu falschen Strecken und überlegen Sie gemeinsam, welche Probleme auftauchen können. Im zweiten Schritt legen Sie die Autos zu falschen Aufgaben, um zu verdeutlichen, was passiert, wenn man eine Aufgabe mit der falschen Dreh-

M4 (Seite 3/3)

Bildmaterial Autometapher

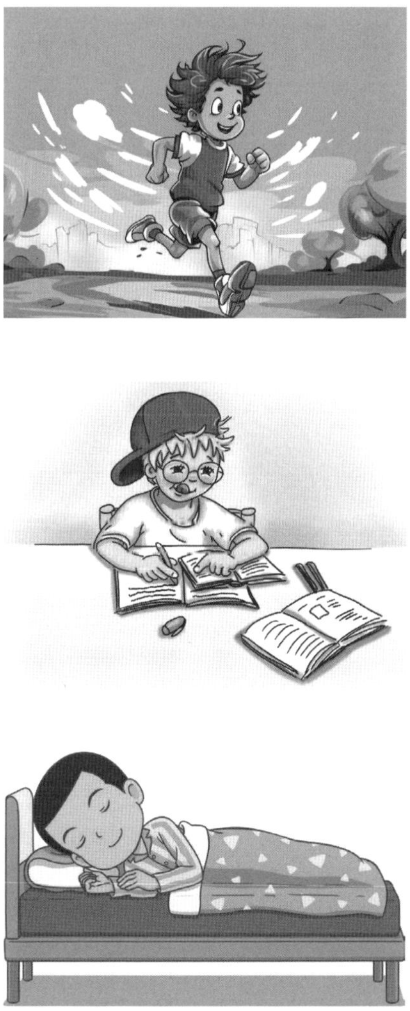

Illustrationen: © stock.adobe.com / Kei (Junge 1) / www.barfuss-junge.de (Junge 2) / Lek_Suwarin (Junge 3)

Abbildung 7:
Bildmaterial zur Illustration der Autometapher (M4, Aufgaben)

zahl ausführt. Nutzen Sie auch hier die folgenden Formulierungsvorschläge und das Bildmaterial M4.

„Was passiert, wenn ich mit dem Rennauto über den matschigen Feldweg fahre?“ Mögliche Antworten: steckenbleiben, kaputtgehen

„Was passiert, wenn ich mit dem Trecker auf der Rennstrecke fahre?“ Mögliche Antworten: alle anderen blockieren, nicht schnell genug vorwärtskommen

„Was passiert, wenn ich mit dem Rennauto auf der Straße fahre?“ Mögliche Antworten: aus der Kurve fliegen, ein Unfall, ist verboten

„Und so ist das auch mit den Aufgaben und der Drehzahl unseres Körpers.“

„Was passiert, wenn ich versuche, mit der Drehzahl eines Treckers Sport zu machen?“ Mögliche Antworten: werde Letzter, komme nicht an, habe keinen Spaß

„Was passiert, wenn ich versuche, mit der Drehzahl eines Rennautos einzuschlafen?“ Mögliche Antworten: kann nicht einschlafen, liege lange wach

„Was passiert, wenn ich versuche, mit der Drehzahl eines Treckers meine Hausaufgaben zu machen?“ Mögliche Antworten: dauert sehr lange, werde müde, werde nicht rechtzeitig fertig

„Was passiert, wenn ich versuche, mit der Drehzahl eines Rennautos meine Hausaufgaben zu machen?“ Mögliche Antworten: mache viele Fehler, schreibe unsauber, vergesse etwas

Führen Sie mithilfe des Formulierungsvorschlags den *Drehzahlmesser* (M1, vgl. Abb. 8; modifiziert nach Winter, 2010) als wichtiges Instrument zur Selbstbeobachtung und Selbststeuerung ein. Nutzen Sie zunächst Ihren vorab erstellten Drehzahlmesser. Erproben Sie den Drehzahlmesser mit dem Kind und schätzen Sie gemeinsam die Drehzahl in verschiedenen Situationen ein, beispielsweise beim Schlafen, Sport machen oder sich streiten.

„Welche Drehzahl man hat, kann man mithilfe eines Drehzahlmessers herausfinden. Ich habe dir heute mal so einen Drehzahlmesser mitgebracht. Welche Drehzahl braucht man denn zum Schlafen? Oder beim Sport? Welche Drehzahl hat man wohl, wenn man sich streitet?“

„Um herauszufinden, welcher Autotyp du bist und bei welcher Aufgabe du auf welcher Drehzahl läufst, bauen wir dir einen eigenen Drehzahlmesser.“

Erstellen Sie nun gemeinsam einen eigenen Drehzahlmesser für das Kind. Sie benötigen dazu das in Farbe ausgedruckte Material M1 (Drehzahlmesser), eine Musterbeutelklammer und ein Laminiergerät. Lassen Sie das Kind den Drehzahlmesser und den Pfeil ausschneiden. Laminieren Sie nun beide Teile ein und lassen Sie diese das Kind anschließend zuschneiden. Machen Sie nun im Scheitelpunkt des Drehzahlmessers und im Pfeil jeweils ein kleines Loch, durch das Sie die Musterbeutelklammer stecken, und befestigen Sie auf diese Weise den Pfeil auf dem Drehzahlmesser. Der Pfeil lässt sich so auf dem Drehzahlmesser bewegen und auf eine Drehzahl einstellen.

Tipp: Die Einführung des Drehzahlmessers ist auch im Gruppensetting gut umsetzbar.

Training zu Hause

Legen Sie immer eine *Wochenaufgabe* als Training für zu Hause fest. Dies erleichtert die Übertragung von Gelerntem in den Alltag und führt zu Generalisierung auf andere Situationen. Das Kind soll zu Hause mithilfe seines Drehzahlmessers und des Arbeitsblattes A2 (Drehzahl-Messung) sein Aktivierungsniveau in festgelegten Situationen beobachten und einschätzen. Erinnern Sie das Kind an die Schatzkiste für Wochenaufgaben.

„Zu Hause sollst du deine Drehzahl in verschiedenen Situationen einschätzen und hier auf dem Bogen notieren, so wie ein Autofahrer, der erst mal das Auto und die entsprechende Strecke unter die Lupe nimmt. Wenn du den Zettel nächste Woche ausgefüllt wieder mitbringst, darfst du dir etwas aus der Schatzkiste aussuchen.“

Falls es möglich ist, ist es sinnvoll, an dieser Stelle eine Bezugsperson mit einzubeziehen. Die Bezugsperson lernt das Konzept des Drehzahlmessers kennen und kann ebenfalls zu Hause mithilfe des Arbeitsblattes A3 (Beobachtungsbogen Drehzahl) die Drehzahl des Kindes in verschiedenen Situationen einschätzen. Insbesondere bei Kindern, bei denen Selbst- und Fremdwahrnehmung stark auseinander gehen, ist dies hilfreich. Lassen Sie das Kind die Bezugsperson aus dem Wartebereich holen, um ihm die Möglichkeit zu geben, sich etwas zu bewegen. Lassen Sie dann das Kind den Drehzahlmesser und seine Wo-

M1

Drehzahlmesser

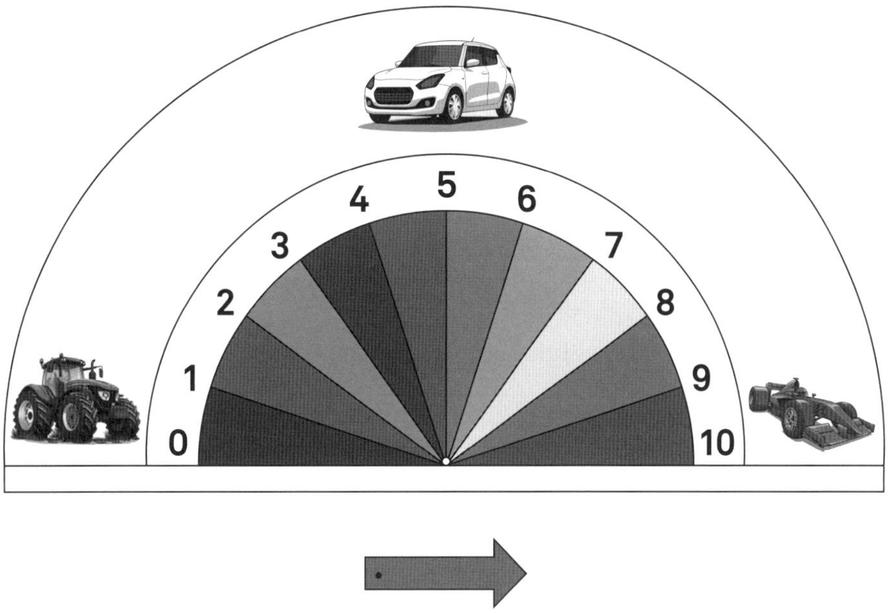

Abbildung 8: Drehzahlmesser (M1)

chenaufgabe der Bezugsperson erklären. Sie erhalten so eine Rückmeldung, ob das Kind die Aufgabe und das Konzept verstanden hat. Unterstützen Sie es, je nach Bedarf und fügen die Erläuterung für die Aufgabe der Bezugsperson an.

Abschluss der Sitzung

Die *Auswertung des Verstärkersystems* erfolgt immer zum Abschluss jeder Sitzung. Die im Spielsteinglas verbliebenen Spielsteine werden in Spielminuten eingetauscht, wobei jeder Spielstein einer Minute Spielzeit entspricht. Es ist dabei wichtig, dass Sie sich möglichst genau an die so ermittelte Spielzeit halten, um die Wirksamkeit des Verstärkersystems zu gewährleisten. Dies kann mit einem gemeinsamen Blick auf die Uhr geschehen. Bei einigen Kindern ist es auch sinnvoll, eine Eieruhr zu stellen, um Diskussionen über das Ende der Spielzeit zu vermeiden. Ist eine Bezugsperson anwesend, lassen Sie das Kind entscheiden, ob diese zur Spielphase im Zimmer bleibt und mitspielt oder wieder im Wartebereich Platz nimmt.

Es ist wichtig, auch die *Spielphase* nicht nur als Belohnungsphase und wichtige Zeit für den Beziehungsausbau zu nutzen, sondern auch ihr Potenzial als weitere Interventionszeit zu beachten. So können Sie beispielsweise die Auswahl des angebotenen Spielmaterials auf die Förderung von Ausdauer, Konzentration, strukturiertem Handeln oder Kooperation ausrichten. Wird der Therapieraum verlassen, bietet dies auch die Chance, das Kind in einer freieren Situation zu erleben und auch hier Hilfestellungen durch einen bestimmten Rahmen zu geben. Zudem sind bei nahezu jeder Art der Spielinteraktion auch Regeln und ein bestimmter Ablauf notwendig, an die man sich halten muss. Verdeutlichen Sie dies dem Kind und weisen Sie es auf diese Regeln hin. Insbesondere zu Beginn der Intervention ist dies ein wichtiger Schritt, um folgende Spielphasen für Sie und das Kind angenehm zu gestalten.

„Lass uns die Regeln des Spiels gemeinsam festlegen, denn manchmal kennt jeder andere Regeln."

„Wenn wir auf den Hof gehen, sind wir im Treppenhaus leise und rennen nicht."

3.1.3 Baustein C: Regulierung der Drehzahl

Material	
Training in der Sitzung	• M5: Übungen zum Hoch- und Runterfahren • Jonglierbälle/kleine Säckchen • kleiner Stein
Training zu Hause	• A4: Trick-Bewertung

In diesem Baustein wird das Kind an die Beeinflussung und Regulierung der Drehzahl herangeführt und seine Selbstbeobachtung wird weiter geschult. Der Baustein kann im alleinigen Kontakt mit dem Kind umgesetzt werden, die Einbeziehung einer Bezugsperson zur Umsetzung der Wochenaufgabe kann sinnvoll sein. Der Baustein kann meist in einer Sitzung durchgeführt werden.

Training in der Sitzung

Beginnen Sie die Sitzung mit den bereits eingeführten Elementen der Sitzungsroutine. Nach der Begrüßung setzen Sie sich mit dem Kind an den Arbeitsplatz und legen Sie die *Verhaltensaufgabe für die Sitzung* fest. Sie können dabei die gleiche Aufgabe wie in der Sitzung zuvor definieren oder eine neue auswählen. Befüllen Sie gemeinsam das Spielsteinglas und erinnern Sie das Kind an die Spielminuten. Versuchen Sie, eine Aufgabe zu finden, bei der Sie einen Trainingsbedarf bei dem Kind erkennen, welche es aber nicht überfordert. Beispielsweise ist für einige Kinder die Aufgabe, auf dem Stuhl sitzen zu bleiben, zu leicht, für andere ist es jedoch eine große Herausforderung.

Bei der *Rückmeldung der Wochenaufgabe* gehen Sie gemeinsam mit dem Kind seinen Beobachtungsbogen (A2) und ggf. den der Bezugsperson (A3) durch. Belohnen Sie das Kind mit der Schatzkiste für die Durchführung der Wochenaufgabe. Abbildung 9 zeigt zwei Beispiele für bearbeitete Beobachtungsbögen.

A2
Drehzahl-Messung

Situation/Tag	Donnerstag	Samstag	Sonntag
Beim Aufwachen	5	3	5
Im Matheunterricht	7	5	–
In der Schulpause	9	–	–
Beim Sport	9	–	–
Beim Fernsehen	3	–	–
Beim Abendessen	10	7	10
Bei den Hausaufgaben	7	7	10
Vor dem Einschlafen	5	8–10	10
Draußen beim Toben	9	9	9–10

A3
Beobachtungsbogen Drehzahl

Situation/Tag	Donnerstag	Freitag	Montag
Beim Aufwachen	2–3	1	2
Beim Sport	7	–	8
Beim Fernsehen	3	3	4
Beim Abendessen	4	2	4
Bei den Hausaufgaben	3	–	5
Vor dem Einschlafen	3	3	4
Draußen beim Toben	–	9	9

Abbildung 9: Beispielhaft ausgefüllter Beobachtungsbogen für Kind (A2, links) und Bezugsperson (A3, rechts)

„Wann hast du welche Drehzahl? Wie hat deine Mutter/dein Vater dich in dieser Situation eingeschätzt? War deine Drehzahl immer ähnlich in der Situation? Welche Drehzahl wäre passend für die Situation?“

In der Trainingseinheit führen Sie das Kind nun an die *Regulierung des Aktivitätsniveaus* heran. Zum einen wird die Selbstbeobachtung des Kindes durch die Rückmeldungen der therapierenden Person geschult und zum anderen werden Tricks ausprobiert, mit denen das Kind seine Drehzahl hochfahren oder runterfahren kann.

Die Tricks beinhalten kognitive sowie körperliche Übungen und dienen der Regulation des Aktivierungsniveaus und der inneren Fokussierung. Bewerten Sie, ob für das jeweilige Kind Übungen benötigt werden, welche die Drehzahl erhöhen, senken oder ob – je nach Situation – beide Strategien notwendig sind. Führen Sie gemeinsam mit dem Kind die Tricks durch. Bemerken Sie bereits bei der ersten Durchführung, dass eine Übung dem Kind überhaupt nicht liegt, lassen Sie diese aus und vermerken Sie dies entsprechend für die Wochenaufgabe. Die Anleitungen für die einzelnen Übungen (Tabelle 5) finden sich auch in Material M5 (Übungen zum Hoch- und Runterfahren).

„Durch deinen Beobachtungsbogen haben wir schon gesehen, dass du ganz unterschiedliche Drehzahlen hast und dass in vielen Situationen deine Drehzahl die passende für die jeweilige Aufgabe ist. Aber manchmal muss man für eine bestimmte Aufgabe seine Drehzahl etwas erhöhen oder diese senken. In welchen Situationen könnte es denn bei dir wichtig sein, deine Drehzahl zu erhöhen? Und in welchen Situationen, sie herabzusetzen?

Anscheinend bist du eher jemand, der öfters eine zu hohe/niedrige Drehzahl hat und manchmal eine andere Drehzahl einstellen muss, sonst fliegt man aus der Kurve/kommt nicht vorwärts.

Tabelle 5: Übungen zum Hoch- und Runterfahren

Hochfahren	Runterfahren
1. *Hampelmann:* Springend die Beine öffnen und schließen und dabei die Hände über dem Kopf zusammenklatschen. Ungefähr fünf Wiederholungen. 2. *Knieklatsch über Kreuz:* Im Sitzen die Hände gleichzeitig auf die Knie klatschen, dann in der Luft kreuzen und auf das jeweils andere Knie klatschen. Dies mehrfach wiederholen. 3. *Jonglieren/Säckchen werfen:* Je nach Geschick mit einem oder mehrere Säckchen oder Tüchern jonglieren üben. 4. *Handklatsch unten und oben:* Im Sitzen die Hände unter den Beinen zusammenklatschen, dann über den Beinen. Dies mehrfach wiederholen. 5. *Heiße Herdplatte:* Schnelles Aufspringen vom Stuhl, wie als wenn man vor einer heißen Platte zurückschreckt. 6. *Sprünge hin und her:* Mit beiden Händen an der Stuhllehne festhalten und rhythmisch mit geschlossenen Füßen hin und her springen. 7. *Strecken und Recken:* Auf dem Stuhl sitzend werden Arme und Beine gleichzeitig gestreckt und gereckt.	1. *Stehen wie eine Kerze:* Mit geschlossenen Beinen und eng am Körper liegenden Armen alle Muskeln anspannen und eine kurze Zeit die Anspannung halten. Bennen Sie bei der Einführung die Körperteile, die angespannt werden sollen. 2. *Stehen wie ein Baum:* Auf einem Bein stehen und die Arme wie eine Baumkrone über dem Kopf zusammenführen. 3. *Vogelnest im Baum:* Auf einem Bein stehen und die Arme wie eine Baumkrone über dem Kopf zusammenführen. Dabei ein Säckchen auf dem Kopf balancieren. 4. *Der stille ruhige Ort:* Kurze Imaginationsübung zu einem ruhigen, entspannten Ort. Lassen Sie das Kind die Augen schließen und beschreiben Sie beispielsweise eine Meeres- oder Waldszene. 5. *Seegras-Übung:* Im Schneidersitz auf dem Boden sitzen. Mit ausgestreckten Armen den Oberkörper wie Seegras im Wasser hin und her bewegen. Immer langsamer werden bis hin zu ganz ruhigen Bewegungen. 6. *Stein-Übung:* Ausgestreckt auf den Rücken legen und einen kleinen Stein auf dem Bauch platzieren. Die Aufmerksamkeit auf den Atem richten und beobachten, wie sich der Stein hebt und senkt. 7. *Atemübung:* Aufmerksame Sitzposition. Den Atem beobachten, wie er eingeatmet wird durch die Nase. Den Weg des Atems durch den Körper verfolgen und das Ausatmen beobachten.

Ich möchte dir jetzt einige Tricks zeigen, wie man seine Drehzahl erhöhen kann. Diese Tricks kannst du dann benutzen, wenn du bemerkst, dass du bei einer Aufgabe zu müde bist oder dich schlapp fühlst.

Ich habe dir auch Tricks mitgebracht, um deine Drehzahl zu senken. Diese kannst du anwenden, wenn du etwas langsamer werden willst, etwas sorgfältig und ganz genau machen willst."

Tipp: Die Einführung zur Regulierung des Aktivitätsniveaus ist auch im Gruppensetting gut umsetzbar.

Training zu Hause

Das Kind soll als *Wochenaufgabe*, mithilfe von Arbeitsblatt A4 (Trick-Bewertung), die Tricks zu Hause ausprobieren und bewerten. War Ihnen zuvor eine Übung aufgefallen, die dem Kind gar nicht lag oder hatten Sie eine Übung ausgelassen, streichen Sie diese auf dem Arbeitsblatt. Als Bewertungssystem eignen sich bei Kindern ab der 3. Klasse Noten. Bei jüngeren Kindern sollte auf ein einfacheres System, beispielsweise mit Smileys, zurückgegriffen werden. Um die Umsetzung zu Hause zu erleichtern und die Übertragung in den Alltag zu unterstützen, sollte eine Bezugsperson einbezogen werden. Lassen Sie das Kind seine Wochenaufgabe der Bezugsperson erklären und unterstützen Sie die Erklärung, soweit erforderlich.

„Zu Hause sollst du in der nächsten Woche die Tricks zum Regulieren der Drehzahl in verschiedenen Situationen ausprobieren und bewerten, wie gut sie dir gefallen haben, denn jedem gefällt ein anderer Trick besser. Deine Bewertung trägst du auf diesem Bewertungsbogen ein, und nächste Woche wählen wir zusammen die besten Tricks für dich aus."

Denken Sie an die Sitzungsroutine. Nach der Festlegung der Wochenaufgabe folgen die *Auswertung des Verstärkersystems* und die anschließende *Spielphase*.

A4 (Seite 1/2)

Trick-Bewertung

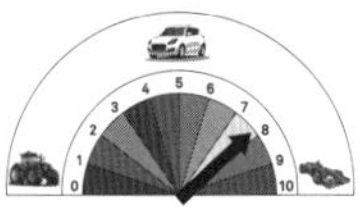

Hochfahren

Trick	Situation	Bewertung
Hampelmann	vor dem Frühstück	1
Knieklatsch über Kreuz	vor den Hausaufgaben	2
Jonglieren/Säckchen werfen	vor dem Einschlafen	2
Handklatsch unten und oben	in der Pause	1
Heiße Herdplatte	vor dem Essen	4
Sprünge hin und her	vor dem Frühstück	2
Strecken und Recken	vor den Hausaufgaben	1

Illustrationen: © stock.adobe.com / Mohsin (Auto) / Turaev (Formel 1) / Bargais (Traktor)

Aus Braun und Döpfner: Therapieprogramm THOKI-ADHS. © 2024 Hogrefe Verlag, Göttingen.

A4 (Seite 2/2)

Trick-Bewertung

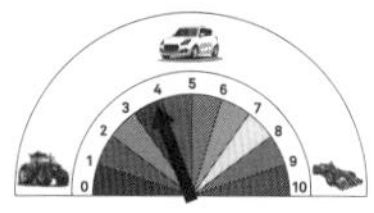

Runterfahren

Trick	Situation	Bewertung
Stehen wie eine Kerze	während der Hausaufgaben aus nichtigem Grund durchdrehen	☺
Stehen wie ein Baum	während der Hausaufgaben aus nichtigem Grund durchdrehen	☺
Vogelnest im Baum	während der Hausaufgaben aus nichtigem Grund durchdrehen	☺
Der stille ruhige Ort	–	–
Seegras-Übung	während der Hausaufgaben	☹
Stein-Übung	während der Hausaufgaben	☹
Atemübung	–	–

Illustrationen: © stock.adobe.com / Mohsin (Auto) / Turaev (Formel 1) / Bargais (Traktor)

Aus Braun und Döpfner: Therapieprogramm THOKI-ADHS. © 2024 Hogrefe Verlag, Göttingen.

Abbildung 10: Beispiel für die Bewertung der Übungen zum Hoch- und Runterfahren (A4)

3.1.4 Baustein D: Einführung der Selbstinstruktionskarten

Material	
Training in der Sitzung	• Selbstinstruktionskarten der Therapeutin bzw. des Therapeuten (M2) • A5: Mein Wenn-Dann-Trick • M6: Beispiele für Wenn-Dann-Tricks • Gesellschaftsspiel, z. B. *Vier Gewinnt* oder *Halli Galli* (Amigo Spieleverlag)
Training zu Hause	• A6: Einsatz der Selbstinstruktionskarten beim Spiel • M2: Selbstinstruktionskarten (für das Kind, ggf. können die Karten ggf. vorab ausgeschnitten und einlaminiert werden)

In diesem Baustein wird zunächst die kognitive Zentrierung eingeführt und anschließend werden die erlernten Elemente mithilfe von Selbstinstruktionskarten zu einem arbeitsstrukturierenden System zusammengefügt. Die Sitzungsroutine wird vollständig eingeführt. Der Baustein kann im alleinigen Kontakt mit dem Kind umgesetzt werden, die Einbeziehung einer Bezugsperson zur Umsetzung der Wochenaufgabe ist wünschenswert. Der Baustein kann meist in 1 bis 2 Sitzungen durchgeführt werden.

Training in der Sitzung

Nach der Begrüßung setzen Sie sich mit dem Kind an den Arbeitsplatz und führen das Element *Aktivitätsniveau regulieren* der Sitzungsroutine ein. Lassen Sie das Kind seine Drehzahl einschätzen und geben Sie ihm ggf. eine Rückmeldung, wie Sie seine Drehzahl einschätzen. Überlegen Sie dann, welche Drehzahl für die Arbeit in der Therapiesitzung benötigt wird. Stellen Sie dafür die Frage „Stopp, was ist meine Aufgabe?". Lassen Sie das Kind formulieren, welche Anforderungen es für die Situation erkennt, und unterstützen Sie es, diese zu definieren. Entscheiden Sie dann gemeinsam, ob eine Übung zum Hoch- oder Runterfahren eingesetzt werden muss, um die gewünschte Drehzahl zu erreichen. Legen Sie anschließend die *Verhaltensaufgabe für die Sitzung* fest.

„Stopp, was ist meine Aufgabe?

- Auf dem Stuhl sitzen bleiben.
- Mitarbeiten.
- Sorgfältig sein.
- Beim Thema bleiben."

Besprechen Sie bei der Rückmeldung der Wochenaufgabe gemeinsam, welche Tricks zum Regulieren der Drehzahl dem Kind gut gefallen haben. Abbildung 10 zeigt ein Beispiel aus der Praxis.

In der Trainingseinheit wird nun die *kognitive Zentrierung* mittels *Wenn-Dann-Trick* eingeführt. Wenn-Dann-Pläne sind eine Planungsstrategie aus der Motivationspsychologie, die von Gawrilow und Mitarbeitenden auch im ADHS-Bereich erforscht wurde (Gawrilow, Gollwitzer & Oettingen, 2011a, 2011b; Gawrilow & Gollwitzer, 2008). Um einen Wenn-Dann-Plan zu bilden, sollte man im Wenn-Teil die Situation möglichst spezifisch ausformulieren und diese muss eindeutig identifizierbar sein. Der Dann-Teil muss der eigenen Kontrolle unterliegen und es sollten nicht mehrere Handlungsanweisungen mit der gleichen Situation verknüpft werden. Ein solcher Plan kann verankert werden, indem man ihn aufschreibt, laut ausspricht oder innerlich wiederholt; dabei kann der Plan vorgegeben oder selbst ausgedacht werden (Faude-Koivisto & Gollwitzer, 2009). Zeigen Sie dem Kind die Beispiele der Wenn-Dann-Tricks (M6, vgl. Abb. 11). Am anschaulichsten ist es, wenn Sie das Material Karte für Karte präsentieren. Entwickeln Sie anschließend mithilfe des Arbeitsblattes A5 (Mein Wenn-Dann-Trick) eigene Wenn-Dann-Tricks.

„Mit deinem Bewertungsbogen haben wir ja nun rausgefunden, mit welchen Tricks es dir gut gelingt, deine Drehzahl zu regulieren. Mit diesen Tricks beeinflussen wir am meisten unseren Körper, nun fehlt aber noch etwas ganz Wichtiges! Wir müssen auch unseren Kopf für die nächste Übung bereit machen! Das heißt, auch unsere Gedanken müssen sich auf die nächste Aufgabe vorbereiten. Besonders gut geht dies mit dem Wenn-Dann-Trick. Dieser hilft uns, unsere Ziele besser einzuhalten, z. B. sich weniger ablenken zu lassen oder an alle wichtigen Schritte zu denken. Ich zeige dir jetzt mal einige Beispiele für Wenn-Dann-Tricks, und dann wollen wir versuchen, einen Wenn-Dann-Trick zu finden, der gut zu dir passt, und ich zeige dir, wie man ihn benutzt."

M6

Beispiele für Wenn-Dann-Tricks

Wenn ich mich auf den Schreibtischstuhl setze, **dann** beginne ich sofort mit meinen Hausaufgaben**!**	**Wenn** wir Abendbrot essen, **dann** bleibe ich ruhig auf meinem Stuhl sitzen, bis alle fertig sind**!**
Wenn der Wecker beim Gamen klingelt, **dann** mache ich den PC/die Spielekonsole aus**!**	**Wenn** ich bemerke, dass ich meine Aufgabe unterbrochen habe, **dann** mache ich sofort weiter**!**
Wenn andere im Unterricht laut sind, **dann** ignoriere ich das und arbeite weiter**!**	**Wenn** ich in die Sportumkleide komme, **dann** ziehe ich mir schnell meine Sportsachen an**!**
Wenn ich die Wut in mir aufsteigen spüre, **dann** ignoriere ich diese und sage erst mal nichts**!**	**Wenn** ich meine Schultasche fertig gepackt habe, **dann** kontrolliere ich noch einmal, ob ich alles habe**!**

Abbildung 11:
Beispiele für Wenn-Dann-Tricks (M6)

Üben Sie den Einsatz der Wenn-Dann-Tricks, indem Sie einen Trick für die Situation in der Therapiesitzung entwickeln und diesen gemeinsam mit dem Kind dreimal laut aussprechen. Beispiele:

- *Wenn* mir etwas einfällt, *dann* überlege ich erst, ob es zum Thema passt, bevor ich es ausspreche.
- *Wenn* ich auf dem Stuhl sitze, *dann* halte ich meine Beine ruhig.
- *Wenn* ich bemerke, dass ich aus dem Fenster schaue, *dann* gucke ich gleich wieder auf den Arbeitstisch.

Im Verlauf muss der Trick nicht mehr immer laut ausgesprochen werden, sondern kann auch als Gedanke durchgedacht werden.

Im nächsten Schritt wird mit den *Selbstinstruktionskarten* ein arbeitsstrukturierendes System eingeführt. Dabei werden die unterschiedlichen Elemente des Einstiegsmoduls – die THOKI-Tricks – mithilfe von Selbstinstruktionskarten (M2; vgl. Tab. 6) zusammengefügt. Nutzen Sie zunächst Ihre eigenen, vorab erstellten Selbstinstruktionskarten (vgl. einführende Erläuterungen zum Modul 1).

„Wir haben jetzt schon gelernt, dass verschiedene Aufgaben eine unterschiedliche Drehzahl benötigen. Dann haben wir geübt, unsere eigene Drehzahl einzuschätzen und sie für die jeweilige Aufgabe zu regulieren. Zum Schluss stellen wir dann noch unseren Kopf auf die nächste Aufgabe ein. Da das ganz schön viele Schritte sind, habe ich dir hier einige Kärtchen mitgebracht, die dich an die Schritte erinnern sollen."

Die Anwendung der Selbstinstruktionskarten wird anhand eines Spiels eingeübt. Besonders gut eignet sich das Spiel *Vier Gewinnt* oder alternativ das Spiel *Halli Galli* (Amigo Spieleverlag). Gehen Sie mit dem Kind die Selbstinstruktionskarten Karte für Karte durch und wenden Sie diese auf die Spielsituation an (vgl. Tab. 6).

Nach den ersten Runden wäre es wünschenswert, eine Bezugsperson einzubeziehen. Bitten Sie die Bezugsperson, Platz zu nehmen und den Ablauf und die Verwendung der Selbstinstruktionskarten zu beobachten. Das Kind kann die Kärtchen erklären und den Einsatz vormachen.

Tipp: Die Wenn-Dann-Tricks und Selbstinstruktionskarten sind auch im Gruppensetting gut umsetzbar.

Training zu Hause

Als *Wochenaufgabe* soll, als Fortführung der Sitzung, die Anwendung der Selbstinstruktionskarten anhand von Spielinteraktionen zu Hause eingeübt werden. Übergeben Sie dem Kind ein eigenes Set Selbstinstruktionskarten (M2; ggf. bereits vorab ausgeschnitten und einlaminiert). Das Arbeitsblatt A6 (Einsatz der

Tabelle 6: Einführung der Selbstinstruktionskarten

Selbstinstruktionskarte	Vorgehen
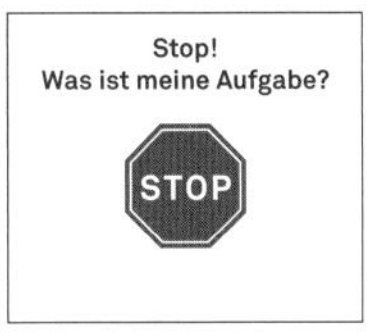	Lassen Sie das Kind die Aufgabe formulieren: „Ich muss versuchen, vier gelbe Steine in einer Reihe zu haben, bevor Sie das geschafft haben. Dabei zählen die Reihen so, so und so *(Kind zeigt dabei auf eine vertikale, horizontale und diagonale Reihe)*."
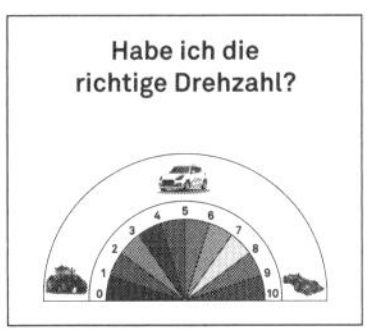	Lassen Sie das Kind seine Drehzahl einschätzen und geben Sie ihm Rückmeldung, wie Sie seine Drehzahl einschätzen. Besprechen Sie, welche Drehzahl für die Situation benötigt wird: „Wir müssen ruhig am Tisch sitzen und gut aufpassen, dann brauchen wir eine Drehzahl von 4 bis 6 bzw. eine Drehzahl im grünen Bereich."
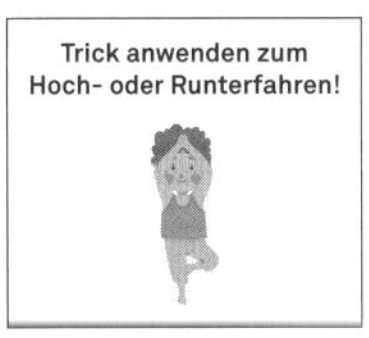	Machen Sie gemeinsam eine Übung zum Hoch- oder Runterfahren, um die Drehzahl wie gewünscht zu regulieren.
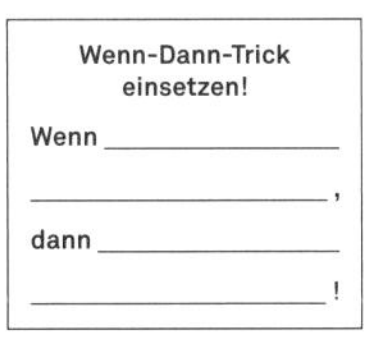	Entwickeln Sie einen Wenn-Dann-Trick für die Situation und sprechen Sie ihn gemeinsam dreimal laut vor: „Wenn ich meinen Stein einwerfen will, dann schaue ich erst nach, ob mein Gegner irgendwo drei Steine in einer Reihe hat." Spielen Sie einige Runden.
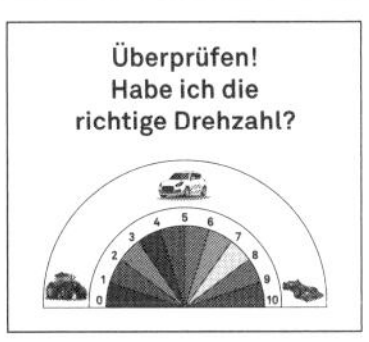	Lassen Sie das Kind seine Drehzahl erneut einschätzen und motivieren Sie es ggf., diese zu regulieren oder fahren Sie mit dem Spiel fort.
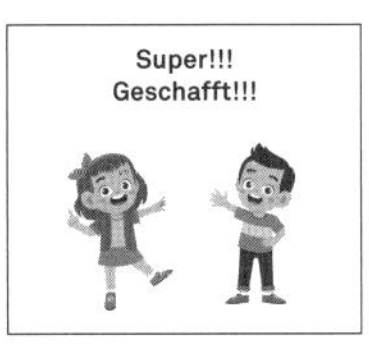	Schließen Sie die Spielrunde mit der Selbstbelohnungskarte ab.

Selbstinstruktionskarten beim Spiel) kann zur Kontrolle eingesetzt werden. Sollte in der Familie keines der genannten oder ähnliche Spiele vorhanden sein, denken Sie darüber nach, das Spiel für eine Woche zu verleihen.

Denken Sie an die Sitzungsroutine. Nach der Festlegung der Wochenaufgabe folgen die *Auswertung des Verstärkersystems* und die anschließende *Spielphase*.

Mögliche schwierige Therapiesituationen

1. *Probleme beim Einsatz des Verstärkersystems.* Beim Einsatz des Verstärkersystems für die Sitzung und des Verstärkersystems für die Wochenaufgaben kann es zu Schwierigkeiten kommen. Folgend werden mögliche Ursachen und Lösungsansätze vorgestellt:
   - *Zielverhalten nicht ausreichend definiert:* Es kann zu Problemen bei der Umsetzung des Verstärkersystems kommen, wenn das Zielverhalten des Kindes unklar definiert wurde. Wurde beispielsweise für die Verhaltensaufgabe in der Sitzung „Ruhig auf dem Stuhl sitzen" definiert, könnten es mit einigen Kindern die Diskussion geben, ob es mit den Beinen wackeln oder mit den Händen unruhig sein darf. Dies sollte mit dem Kind eindeutig festgelegt werden. Insbesondere bei der Formulierung der Wochenaufgabe muss die Aufgabe genau bestimmt sein.
   - *Verhaltenskriterien zu hoch angesetzt:* Zu Misserfolgen können auch zu schwierige Verhaltenskriterien führen. Das Kind verliert dann in der Sitzung zu viele Spielsteine und wird demotiviert. Reagieren Sie in dieser Situation sofort und passen Sie die Verhaltensaufgabe an. Kommt das Kind zu einer Sitzung, ohne die verabredete Wochenaufgabe erledigt zu haben, prüfen Sie, ob die Aufgabe für das Kind umsetzbar war und welche Hilfestellungen es ggf. für die nächste Aufgabe benötigt.
   - *Verstärkerwirkung zu gering:* In einigen Fällen kann es auch vorkommen, dass die Verstärkerwirkung durch die Spielzeit am Ende der Sitzung zu gering ist. Versuchen Sie zunächst, die Spielzeit für das jeweilige Kind attraktiver zu gestalten. Probieren Sie gemeinsam neues Spielmaterial aus und sammeln Sie gemeinsam Ideen, wie die Spielzeit verbracht werden kann. Lässt sich das Kind nur schwer über den Einsatz von Spielzeit motivieren, denken Sie auch über den Einsatz der Schatzkiste für das Verstärkersystem in der Sitzung nach. Bearbeitet ein Kind seine Wochenaufgaben nicht, sollten Sie auch den Inhalt der Schatzkiste auf Attraktivität für das Kind überprüfen. Wechseln Sie auch regelmäßig den Inhalt der Kiste, so bleibt es spannend für das Kind, was es vorfinden wird.
   - *Frustration beim Token-Entzug:* Einigen Kindern fällt der Umgang mit dem Token.-Entzug sehr schwer. Sie zeigen sich bei jedem Verlust eines Spielsteins sehr frustriert. Weisen Sie das Kind am Anfang immer auf die vielen noch vorhandenen Spielsteine im Glas hin, um die Frustration des Kindes zu begrenzen. Erklären Sie auch nochmal, dass Sie extra sehr viele Spielsteine in das Glas gefüllt haben. Kann das Kind die Frustration über den Verlust eines Spielsteins auch mit ihrer Hilfe und etwas Übung nicht aushalten, sollten Sie ein Sammelsystem ohne Token-Entzug als Verstärkersystem nutzen.
2. *Motivationsprobleme beim Hoch- und Runterfahren.* Die meisten Kinder führen die Übungen zum Hoch- und Runterfahren sehr gerne aus. Meist finden sie schnell einige Übungen, die sie mögen und die sie bereitwillig umsetzen. Einigen Kindern fällt es jedoch schwerer, sich für die körperlichen Übungen zu motivieren oder die Scheu abzulegen, diese auszuführen. Wichtigster Motivator sind Sie. Werden Sie selbst aktiv und führen Sie die Übungen parallel mit dem Kind aus. In einigen Fällen kann es auch sinnvoll sein, nur wenige Übungen anzubieten und die Auswahl dabei für das Kind anzupassen.

3.2 Modul 2: Morgenroutine

Indikation
Die Morgenroutine wird nach der Diagnostik und Exploration von Kind und Bezugsperson von therapeutischer Seite als problembehaftet eingeschätzt. Hilfsmittel: Individuelle Problemliste, SIT-ADHS-Eltern.
Inhalt und Ziele
Nach einer detaillierten Analyse der Probleme bei der Morgenroutine wird das Zielverhalten für diese Situation mit den Beteiligten erarbeitet. Unter Einsatz der THOKI-Techniken wird die Morgenroutine simuliert, und bei steigendem Schwierigkeitsgrad wird das Zielverhalten eingeübt.
Bausteine
A. Problemanalyse und Stimulusmanagement B. Erarbeitung von Selbstmanagementmethoden C. Fertigkeitentraining in der simulierten Situation D. Fertigkeitentraining in der simulierten Situation bei gesteigertem Schwierigkeitsgrad
Anzahl der Sitzungen
In der Regel zwischen 3 und 5 Sitzungen
Teilnehmende
• Kind • wenn möglich, teilweise mit Bezugsperson
Material
Allgemein: • Spielsteinglas mit Spielsteinen, Punkteliste für die Sitzung (A1) • Schatzkiste mit kleinen Verstärkern • Drehzahlmesser (M1) • Selbstinstruktionskarten (M2) *Simulation Morgenroutine:* • Kissen, Decke, Waschplatz *Arbeitsblätter:* • A5: Mein Wenn-Dann-Trick • A7: Ablaufplan Morgenroutine • A8: Erinnerungskarte • A9: Punkteliste für zu Hause • A10: Wunschliste *Material:* • M7: Ablaufplan Morgenroutine – Beispiel • M8: Ablaufplan Badezimmer – Beispiel • M9: Bildmaterial Morgenroutine

Das Modul 2 *Morgenroutine* besteht aus 4 Bausteinen und kann in der Regel in 3 bis 5 Sitzungen durchgeführt werden. Dabei ist es möglich, die einzelnen Bausteine je nach Bedarf auf mehrere Sitzungen aufzuteilen. Die im Kapitel 2.3 vorgestellten Therapiemethoden des Stimulusmanagements, des Selbstmanagements, des Fertigkeitentrainings in der simulierten Situation und des Kontingenzmanagements werden eingesetzt. Die im Einstiegsmodul erarbeiteten THOKI-Techniken bilden gemeinsam mit dem bereits erarbeiteten Ablauf einer Sitzung die Grundstruktur der Intervention. Tabelle 7 gibt einen Überblick, wie die vorgestellten Techniken und Therapiemethoden im Modul 2 *Morgenroutine* angewendet werden.

Wichtig: Beachten Sie für alle Sitzungen die im Einstiegsmodul erarbeitete Sitzungsroutine (vgl. Kap. 3.1.2).

3.2.1 Baustein A: Problemanalyse und Stimulusmanagement

Material	
Training in der Sitzung	• A7: Ablaufplan Morgenroutine • A8: Erinnerungskarte • M7: Ablaufplan Morgenroutine – Beispiel • M8: Ablaufplan Badezimmer – Beispiel
Training zu Hause	• in der Sitzung erarbeiteter Ablaufplan (A7) und ggf. weitere Ablaufpläne und/oder Erinnerungskarten (A8) • M9: Bildmaterial Morgenroutine

Dieser Baustein dient der detaillierten Betrachtung der problematischen Situation und der anschließenden Erarbeitung erster Veränderungsansätze. Vorwiegend erfolgt dies im Kontakt mit dem Kind; insbesondere in diesem Baustein ist jedoch die Mitarbeit einer Bezugsperson, im Rahmen eines gemeinsamen Therapiegesprächs mit Ihnen, dem Kind und der Bezugsperson, sinnvoll. Der Baustein kann meist in 1 bis 2 Sitzungen durchgeführt werden.

Training in der Sitzung

In den Trainingseinheiten des Bausteins wird gemeinsam mit dem Kind die *Morgensituation möglichst genau betrachtet*. Fragen, die bearbeiten werden sollen, sind beispielsweise:

- Wie sieht die Situation aus?
- Wo wird geschlafen?
- Wie und wann wird geweckt?
- Was passiert dann?
- Was muss alles im Bad gemacht werden?
- Wo ist die Kleidung?
- Was muss alles angezogen werden?
- Wann gibt es Frühstück?
- Muss morgens noch etwas in den Schulranzen gepackt werden?

Hilfreich ist es, mit dem Kind den Ablauf einmal genau durchzusprechen. Wenn dieser nicht erzählt werden kann, können Teile im Rollenspiel simuliert

Tabelle 7: Therapiemethoden für Modul 2 – Morgenroutine

Therapiemethode	Beispielhafte Anwendung in Modul 2
Problemsituation/Problemverhalten genau erfassen	• benötigt sehr viel Zeit zum Aufstehen • muss beim Anziehen oft zum Weitermachen animiert werden • putzt sich nicht ausreichend die Zähne
Stimulusmanagement	• Kleidungsstücke liegen in der richtigen Reihenfolge bereit • Ablaufpläne für die Morgenroutine/das Badezimmer erstellen
Selbstmanagement (mithilfe der Selbstinstruktionskarten)	• Aufgabe: mich waschen, Zähne putzen und auf Toilette gehen • Drehzahl: 3 bis 7 • Hochfahren: Hampelmänner • Wenn-Dann-Trick: Wenn ich morgens im Badezimmer bin, dann mache ich alles, was auf unserem Badplan steht! • Ablaufpläne und Erinnerungskarten nutzen
Fertigkeitentraining (mithilfe der Selbstinstruktionskarten)	• Morgenroutine in der Sitzung unter verschiedenen Bedingungen simulieren (mit Hilfsmittel, unter Zeitdruck, nur mit Therapeut*in, mit Therapeut*in und Mutter, mit Mutter und Geschwistern) • veränderte Morgenroutine zu Hause einüben
Kontingenzmanagement	• Sitzung: Spielsteinglas mit Verhaltensaufgabe „nicht trödeln/ablenken lassen" • Wochenaufgabe: Schatzkiste für „Ablaufplan Morgenroutine (ggf. weitere Ablaufpläne und/oder Erinnerungskarten) ausgestalten" • zu Hause: Punkte sammeln fürs Einhalten des Ablaufplans bzw. der Ablaufpläne und/oder Erinnerungskarten

werden, um in die Situation einzusteigen. Sie können an dieser Stelle auch den beispielhaften Ablaufplan der Morgenroutine (M7) einsetzen, um ein Beispiel zu geben und sich anhand dieser Struktur zu orientieren. Versuchen Sie einen Einblick zu gewinnen, wo das Kind Schwierigkeiten und Streitpunkte erlebt. Wo sehen Sie selbst potenzielle Schwierigkeiten? Fällt es dem Kind sehr schwer, den Ablauf zu beschreiben, ist dies ein Hinweis darauf, dass es die Situation schwer überschauen kann und wenig Regelmäßigkeiten und Strukturen erkennbar sind.

„Ich habe hier ein Beispiel mitgebracht, das zeigt, wie es morgens in manchen Familien abläuft. Vielleicht finden wir gemeinsam heraus, wie es bei euch morgens ist, und können eine solche Karte auch für euch basteln."

Wenn möglich, wird nun eine Bezugsperson zum Gespräch hinzugebeten.

Tipp: Dies ist eine gute Möglichkeit, dem Kind eine kurze Bewegungspause zu verschaffen und es die Bezugsperson aus dem Wartebereich holen zu lassen. Zudem ist es an dieser Stelle oft sinnvoll, die Drehzahl zu kontrollieren.

Gemeinsam mit Kind und Bezugsperson werden nun die gewonnenen Informationen über die Morgenroutine mit den Informationen und Einschätzungen der Bezugsperson abgeglichen. Mithilfe des Arbeitsblattes A7 (Ablaufplan Morgenroutine) wird gemeinsam der derzeitige Ablauf in der Familie festgehalten.

Anschließend werden mögliche Veränderungen im Sinne des Stimulusmanagements angeregt. Hierbei muss sehr individuell auf die bereits bestehende Ausgangssituation eingegangen werden. Nehmen Sie sich an dieser Stelle genügend Zeit, um über mögliche Veränderungen im Ablauf und sinnvolle Punkte für den Einsatz von Planungs- und Erinnerungskarten nachzudenken.

Es sollte dabei immer ein *Ablaufplan für die Morgenroutine* erstellt werden. Oft stellt sich schon dieser Teil sowohl für das Kind als auch für die Bezugsperson als sehr hilfreich heraus. Der Ablauf wird bewusster strukturiert und auch dem Kind wird verdeutlicht, welche einzelnen Punkte jeden Morgen zu erledigen sind. Es erfolgt somit eine Handlungsplanung. Mögliche Veränderungen der Reihenfolge können jetzt angeregt werden. Der Ablaufplan auf M7 dient als Beispiel. Halten Sie gemeinsam auf dem Arbeitsblatt A7 (Ablaufplan Morgenroutine) fest, wie der morgendliche Ablauf zukünftig sein soll. Der Ablaufplan sollte später an einem zentralen Ort, den das Kind in seiner Morgenroutine häufig im Blick hat, aufgehängt werden. Bedenken Sie, dass das Arbeitsblatt A7 nur als Vorlage für den späteren Plan gilt, der als Wochenaufgabe zu Hause ausgestaltet werden soll.

Weiter haben sich Pläne für den Ablauf im Badezimmer (ein Beispiel bietet M8) und beim Anziehen als hilfreich erwiesen. Hier werden die einzelnen Schritte, die im Badezimmer oder beim Anziehen ausgeführt werden müssen, in der entsprechenden Reihenfolge aufgelistet und nach der Ausgestaltung im Bad und am Ort, an dem sich das Kind anzieht, aufgehängt. Zudem können *Erinnerungskarten* (A8) in Form eines Stop-Schildes an verschiedensten Punkten eingesetzt werden. Vergisst das Kind beispielsweise regelmäßig vor dem Verlassen des Hauses, seine Brotdose in den Ranzen zu stecken, könnte an der Haustür eine Erinnerungskarte mit dem Bild der Brotdose installiert werden. Zudem kann über Hilfsmittel, wie einen *Wecker oder eine Eieruhr*, zur Begrenzung der Zeit im Badezimmer oder beim Anziehen nachgedacht werden. Vermitteln Sie, dass die Hilfsmittel nur als temporäre Unterstützung gedacht sind und nicht über eine lange Zeit dauerhaft angewendet werden müssen. Abbildung 12 zeigt ein Beispiel für eine Erinnerungskarte.

Beispiele

Beispiel 1: Das Kind trödelt vermehrt beim Anziehen im eigenen Zimmer. Kleidung könnte von einer Bezugsperson herausgelegt werden. Kleidung könnte gemeinsam mit dem Kind am Vorabend ausgesucht und herausgelegt werden. Es könnte eine Tafel mit den benötigten Kleidungsstücken erstellt werden, auf der die Reihenfolge des Anziehens abgebildet ist. Der Ort, an dem sich das Kind anzieht, könnte zu einem weniger interessanten oder von einer Bezugsperson besser einsehbarem Ort verändert werden. Es könnte eine Eieruhr benutzt werden, die die Zeit verdeutlicht, die zum Anziehen eingeplant ist.

Beispiel 2: Das Kind trödelt im Bad und vergisst immer wieder einzelne Schritte. Der Ablauf im Bad könnte anhand eines Ablaufplans dargestellt und im Bad aufgehängt werden. Eine Eieruhr könnte die eingeplante Zeit verdeutlichen. Alternativ könnte ein Wecker gestellt werden, der nach der Hälfte der Zeit klingelt. Eine Erinnerungskarte könnte an den Punkt erinnern, der häufig vergessen wird, z. B. „Zahnspange einsetzen".

Sollte es nicht möglich sein, eine Bezugsperson beim Stimulusmanagement einzubeziehen, ist dieser Teil nur eingeschränkt durchführbar. Jedoch sind auch einige Maßnahmen im Kontakt mit dem Kind allein umsetzbar. Ablaufpläne können nach den Angaben des Kindes bestmöglich erstellt werden. Sie können so dem Kind den Morgenablauf deutlich bewusster machen und sind somit auch ein Hilfsmittel zum Selbstmanagement. Ebenso können Erinnerungskarten beispielsweise für die Brotdose oder das Haare-Kämmen gebastelt werden. Das Kind kann diese mit nach Hause nehmen und an abgesprochenen Orten platzieren.

Training zu Hause

Die Wochenaufgabe besteht in der *Ausgestaltung des Ablaufplans für die Morgenroutine* und ggf. der Ausgestaltung weiterer Ablaufpläne oder Erinnerungskarten sowie ggf. der Einführung weiterer Hilfsmittel, wie Wecker oder Eieruhr. Bei Grundschulkindern sollten die Schritte mithilfe von bereitgestelltem Bildmaterial (M9: Bildmaterial Morgenroutine) verdeutlicht werden. Ältere Kinder könnten den Ablaufplan oder die Erinnerungskarten mit dem Computer erstellen und farbig ausdrucken oder die Abläufe bzw. Erinnerungen auf einem farbigen Blatt auflisten. Denken Sie daran, sich eine Kopie von den erstellten Arbeitsblättern zu machen, bevor Sie diese den Familien nach Hause mitgeben.

Tipp: Da Sie den Ablaufplan für die Arbeit in weiteren Sitzungen nutzen wollen, hat es sich als sinnvoll herausgestellt, ein Belohnungssystem an die Wochenaufgabe zu koppeln, wie z. B. eine Schatzkiste mit kleinen Verstärkern.

Wenn in der nächsten Sitzung mit dem nächsten Baustein gearbeitet werden soll, vereinbaren Sie, einige typische Gegenstände aus der Morgenroutine mitzubringen. Angepasst an die individuellen Problembereiche könnte beispielsweise ein Satz Kleidung mitgebracht werden oder eine Kulturtasche mit den Badutensilien, die das Kind verwendet.

A8

Erinnerungskarte

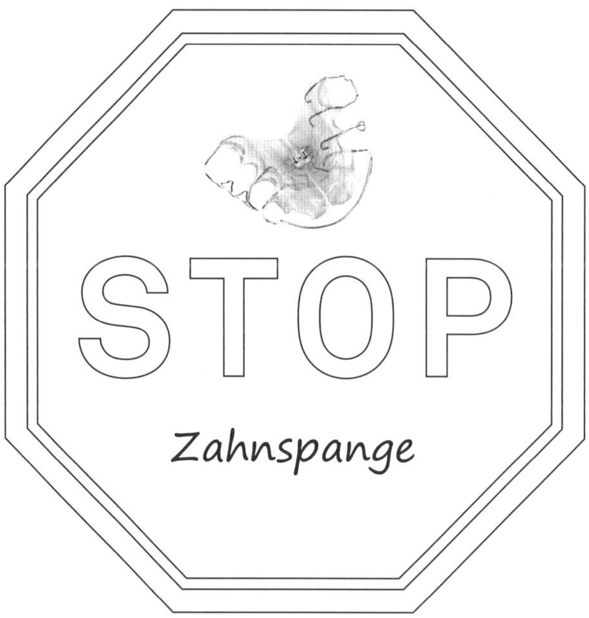

Abbildung 12: Erinnerungskarte – Beispiel Zahnspange

3.2.2 Baustein B: Erarbeitung von Selbstmanagementmethoden

Material	
Training in der Sitzung	• zu Hause ausgestalteter Ablaufplan der Morgenroutine und ggf. weitere Ablaufpläne und/oder Erinnerungskarten • A5: Mein Wenn-Dann-Trick • Gegenstände für die Morgenroutine
Training zu Hause	• Ablaufplan der Morgenroutine und ggf. weitere Ablaufpläne und/oder Erinnerungskarten • ggf. Videoaufnahmegerät (z. B. Smartphone)

In diesem Baustein werden die im Einstiegsmodul erarbeiteten und bereits in den Therapiesitzungen erprobten THOKI-Techniken auf die Morgensituation angewendet. Der Baustein kann vollständig im alleinigen Kontakt mit dem Kind umgesetzt werden. Die Einbeziehung einer Bezugsperson für die Ausführung der Wochenaufgabe ist förderlich, jedoch nicht zwingend. Der Baustein kann meist in einer Sitzung durchgeführt werden.

Training in der Sitzung

Bei der Rückmeldung der Wochenaufgabe zeigt das Kind den zu Hause angefertigten Ablaufplan der Morgenroutine und ggf. weitere Ablaufpläne oder Erinnerungskarten. Sprechen Sie mit dem Kind darüber, welche Schritte ihm leichtgefallen sind und gut klappen und wo es in der vergangenen Woche Schwierigkeiten gab. Fragen Sie ggf. auch nach der Einführung und Verwendung von Hilfsmitteln, wie Eieruhr, Wecker oder Erinnerungskarten. Ist ein Verstärkersystem an die Ausführung der Wochenaufgabe gekoppelt, darf sich das Kind nun als Belohnung etwas aus der Schatzkiste aussuchen.

Denken Sie daran, sich die Pläne und Erinnerungskarten für die weitere Arbeit in den Therapiesitzungen zu kopieren.

In der Trainingseinheit erarbeiten Sie mit dem Kind, im Sinne des Selbstmanagements, welche *Aufgaben* das Kind am Morgen hat, welche *Drehzahl* für die Situation gebraucht wird und welche *Tricks zur Regulation der Drehzahl* das Kind in der Situation anwenden könnte. Hierfür können die Selbstinstruktionskarten (vgl. Kap. 3.1.4) genutzt werden. Beispielsweise könnte ein Kind, das morgens viel trödelt und müde wirkt, eine körperliche Übung zum Hochfahren ausführen. Weiter entwickeln Sie mit dem Kind passende *Wenn-Dann-Tricks* für die Morgensituation und halten diese schriftlich fest. Das Arbeitsblatt A5 (Mein Wenn-Dann-Trick) kann als Hilfsmittel verwendet werden. Tabelle 8 zeigt beispielhaft die Umsetzung.

> „Als nächstes wollen wir uns überlegen, welche Tricks dir morgens helfen könnten. Wir überlegen, welche Aufgaben du hast, welche Drehzahl du brauchst und welche Wenn-Dann-Tricks hilfreich sein könnten."

Anschließend erfolgt die erste kurze *Simulation der Morgensituation,* um die Anwendung der entwickelten THOKI-Techniken auszuprobieren. Um die Situation zu simulieren, halten Sie ein Kissen, eine Decke

Tabelle 8: Beispiel für Selbstmanagement in der Morgenroutine

Selbstinstruktionskarte	Selbstmanagement
Stop! Was ist meine Aufgabe?	Nach dem Aufstehen muss ich ins Bad gehen, mich waschen, Zähne putzen und auf Toilette gehen und mich danach zügig anziehen, um zum Frühstück zu gehen.
Habe ich die richtige Drehzahl?	Für die Aufgabe brauche ich eine Drehzahl von 3 bis 7/im grünen Bereich.
Trick anwenden zum Hoch- oder Runterfahren	Ich mache einige Hampelmänner, um in Schwung zu kommen und meine Aufgaben zügig zu schaffen.
Wenn-Dann-Trick anwenden	Wenn ich morgens im Badezimmer bin, dann mache ich alles, was auf unserem Badplan steht! Wenn ich aus dem Badezimmer komme, dann ziehe ich mich sofort an!

und einen Waschplatz bereit. Zudem binden Sie die ggf. mitgebrachten Utensilien, wie Kleidung und Badezimmerartikel, in die Situation ein. Spielen Sie die Situation zunächst allein mit dem Kind durch. Schlüpfen Sie dabei in die Rolle einer Bezugsperson. Lassen Sie die Situation nach dem gewohntem Weckritual beginnen und spielen Sie die Situation bis zum Frühstück oder ggf. bis zum Verlassen des Hauses kurz durch. Strukturieren Sie die Situation durch die Verwendung des individuellen Ablaufplans für die Morgenroutine, ggf. weiterer implementierter Hilfsmittel, wie einem Ablaufplan fürs Anziehen und der Anwendung der Selbstinstruktionskarten. Falls dies nötig ist, können Sie kurze Spielstopps einlegen, um das Kind anzuleiten, seine THOKI-Tricks einzusetzen. Es ist sinnvoll, für diese Zeit die Verhaltensaufgabe für das Verstärkersystem speziell auf die Situation auszurichten. Es könnte beispielsweise vereinbart werden, dass Sie einen Spielstein aus dem Glas entfernen, wenn Sie das Kind zum Weitermachen ermahnen müssen oder wenn es einen Schritt auf den Ablaufplänen vergisst. Nach der Simulation reflektieren Sie diese mit dem Kind.

> „So, nun wollen wir mal ausprobieren, wie das klappt. Ich weiß, das ist nicht dein Zuhause und das nicht dein Bett, aber heute stellen wir uns mal vor, dass es so ist und du hier bei mir aufstehen würdest. Dort drüben ist dein Bett, das hier ist dein Kleiderschrank und unten ist das Bad. Wir hängen den Plan für den Ablauf hier auf und den Plan für das Bad ins Badezimmer. Du hast deine Wenn-Dann-Tricks und weißt, wie du dich hoch- oder runterregulieren kannst. Ich helfe dir, mit den Kärtchen an alles zu denken."

Training zu Hause

Als Wochenaufgabe sollen die *Ablaufpläne* und ggf. *Erinnerungskarten zu Hause aufgehängt werden.* Wenn es möglich ist, beziehen Sie die Bezugsperson an dieser Stelle mit ein. Besprechen Sie, an welchen Orten die Karten aufgehängt werden können und wie die Bezugsperson das Kind unterstützen kann. Auch ein kurzes Video der Morgenroutine kann für die weitere Arbeit hilfreich sein. Sie könnten auch eine Beobachtung via Videokonferenz durchführen. Konnte das Kind in der Simulation bereits das Zielverhalten sicher zeigen, können die *THOKI-Tricks* auch zu Hause ausprobiert werden. Wie auch in der Therapiesitzung ist es auch zu Hause besonders zu Beginn sehr motivierend, wenn das Kind die THOKI-Tricks nicht allein ausführt. Bezugspersonen könnten beispielsweise ebenfalls die Tricks zum Hoch- oder Runterfahren ausführen oder die Wenn-Dann-Tricks für das Kind laut aussprechen. Kann keine Bezugsperson in die Arbeit einbezogen werden oder gab es in der Simulation Unsicherheiten beim Einsatz der THOKI-Tricks, führen Sie zunächst das Fertigkeitentraining (Baustein C), durch, bevor Sie die Tricks im Alltag ausprobieren. Lassen Sie für den nächsten Baustein wieder typische *Gegenstände aus der Morgenroutine mitbringen* und erweitern Sie ggf. das bereits Mitgebrachte um Kleidung und/oder Badezimmerartikel.

Tipp: Sind die Bezugspersonen eng in die Therapie eingebunden, könnten sie die THOKI-Tricks zur Motivationssteigerung gemeinsam mit dem Kind ausführen.

3.2.3 Baustein C: Fertigkeitentraining in der simulierten Situation

Material	
Training in der Sitzung	• Kopien der Ablaufpläne und Erinnerungskarten • Gegenstände für die Morgenroutine
Training zu Hause	• ggf. Verstärkersystem (Punkteliste und Wunschliste [A9/A10]) • ggf. Videoaufnahmegerät (z. B. Smartphone)

In diesem Baustein wird die Morgensituation in der Sitzung simuliert, und die THOKI-Techniken werden angewendet. Das Zielverhalten wird so trainiert und eingeübt. Der Einsatz von Verstärkersystemen wird erprobt. Der Baustein kann im alleinigen Kontakt mit dem Kind umgesetzt werden, die Einbeziehung einer Bezugsperson ist jedoch wünschenswert. Der Baustein kann meist in 1 bis 2 Sitzungen durchgeführt werden.

Training in der Sitzung

Bei der Rückmeldung der Wochenaufgabe besprechen Sie, ggf. unter Zuhilfenahme des Videos, wie die Morgenroutine in der vergangenen Woche zu Hause abgelaufen ist. Wurden der Ablaufplan/die Erinnerungskarten aufgehängt? Wurden die THOKI-Techniken ausprobiert? Wo gab es Schwierigkeiten? Ist ein Verstärkersystem an die Ausführung der Wochenaufgabe gekoppelt, darf sich das Kind nun als Belohnung etwas aus der Schatzkiste aussuchen.

In der Trainingseinheit erfolgt nun die *Simulation der Morgensituation* unter Einsatz der *THOKI-Techniken* und aller *Hilfsmittel*. Versuchen Sie die Situation möglichst alltagsnah zu gestalten. Richten Sie beispielsweise auf dem Boden oder auf der Couch mit Kissen und Decke einen Schlafplatz ein. Nutzen Sie die Art zu wecken, die das Kind gewohnt ist. Binden Sie das Badezimmer in Ihre Simulation ein und platzieren Sie die mitgebrachten Utensilien, wie beispielsweise Zahnbürste, Waschlappen und Bürste. Ist das Anziehen eine problematische Situation, sollte auch der Wechsel von Schlafanzug auf Kleidung eingebunden werden. Gestalten Sie besonders diese Situation altersgerecht und halten Sie die geforderte Distanz ein. Zieht sich das Kind morgens allein an, könnte die Kleidung im Badezimmer bereit liegen und der Kleiderwechsel bei geschlossener Tür stattfinden. Wird es morgens beim Anziehen unterstützt, könnten Sie eine Bezugsperson bitten, die Situation zu begleiten. Gibt es etwas, das das Kind morgens häufig vergisst? Platzieren Sie den Gegenstand an einem typischen Ort und bringen Sie die Erinnerungskarte sichtbar an. Auch das Anziehen vor dem Verlassen des Hauses gehört oft zu schwierigen Situationen am Morgen und kann gut in der Sitzung simuliert werden. In dieser Simulation ist es besonders wichtig, die Räumlichkeiten zu wechseln. Lassen Sie die Simulation nicht komplett in Ihrem Therapieraum stattfinden. Nutzen Sie den Flur, das Wartezimmer, ggf. weitere Räume, um den räumlichen Wechsel und die damit verbundenen Ablenkungen zu simulieren und damit Alltagsnähe zu schaffen. Setzen Sie individuell angepasst auf die Schwierigkeiten des Kindes Schwerpunkte. Üben Sie schwierige Situationen differenzierter, gehen Sie über einfache Punkte schneller hinweg. Geben Sie Hilfestellungen, je nach Bedarf des Kindes. Erinnern Sie an den Ablaufplan und den Einsatz der THOKI-Techniken.

Beispiel

Begleiten Sie das Kind ins Badezimmer. Das Kind putzt selbstständig Zähne, wäscht sich das Gesicht, vergisst jedoch, sich die Haare zu kämmen. Deuten Sie auf den Badplan, bevor das Kind das Badezimmer verlässt. Bemerkt es nicht, was es vergessen hat, geben Sie einen verbalen Hinweis.

Die Umsetzung der Selbstinstruktionskarten mit Regulierung der Drehzahl und Einsatz des *Wenn-Dann-Tricks* soll vom Kind möglichst eigenständig erfolgen. Fällt es dem Kind auch in der simulierten Situation schwer, den Ablauf einzuhalten, könnte dieser an das Verstärkersystem der Sitzung gekoppelt werden. Werden Schritte vergessen oder nicht in der vereinbarten Zeit ausgeführt, darf ein Spielstein aus dem Glas entfernt werden.

Besteht die Möglichkeit, eine Bezugsperson einzubinden, kann dies sinnvoll sein. Die Bezugsperson übernimmt dann ihre eigene Rolle. Sie kann erleben, wie das Kind die THOKI-Techniken in der Situation anwendet, wie Ablaufpläne und Erinnerungskarten verwendet werden und wie Sie als Therapeut*in ggf. Hilfestellung leisten. Reflektieren Sie die Simulation mit dem Kind und der Bezugsperson. Überlegen Sie gemeinsam, ob ein Verstärkersystem für die Morgensituation sinnvoll ist. Sollte dies der Fall sein, wird gemeinsam ein Verstärkersystem entwickelt. Für die Morgensituation bietet sich der Einsatz von natürlichen *direkten Belohnungen* oder von einem Punktesystem mit Wunschliste an. Ein Beispiel für natürliche direkte Belohnungen wäre:

Wenn du zur vereinbarten Zeit mit allen Schritten auf dem Ablaufplan fertig bist,
- dann begleite ich dich zur Bushaltestelle.
- dann flechte ich dir noch einen schönen Zopf.
- dann können wir noch zusammen eine Runde Uno spielen.

Sind die Schwierigkeiten stärker ausgeprägt, sollte ein Punktesystem zum Sammeln mit einer Wunschliste eingesetzt werden. Mit einem Punktesystem können einzelne Schritte im Ablaufplan verstärkt werden; die Gesamtsituation wird unterteilt und es gibt immer wieder die Möglichkeit, einen Schritt gut zu meistern und einen Punkt zu sammeln. Die Ablaufpläne bieten sich als Grundlage der Punktevergabe an. Bitte beachten Sie Kapitel 2.5.2 zum Einsatz von Punktesammelsystemen.

„Zu Hause kann Mama oder Papa ja aber nun nicht jeden Morgen mit einem Spielsteinglas neben dir stehen. Aber Mama und Papa können schon darauf achten, wie gut du die Schritte eingehalten hast. Für jeden Schritt, der gut geklappt hat, könntest du dann einen Punkt sammeln und später in eine kleine Belohnung eintauschen."

Training zu Hause

Als Wochenaufgabe wird das *Trainieren in der Morgensituation* mit Einsatz der THOKI-Techniken und ggf. eines Verstärkersystems (A9: Punkteliste für zu Hause, A10: Wunschliste) festgelegt. Wenn es möglich ist, beziehen Sie die Bezugsperson an dieser Stelle mit ein und besprechen Sie, wie die Bezugsperson das Kind beim Training unterstützen kann. Auch ein kurzes Video der Morgenroutine kann für die weitere Arbeit hilfreich sein. Werden Punkte gesammelt, lassen Sie sich die Punkteliste mit der Anzahl der erreichten Punkte zur nächsten Sitzung mitbringen.

3.2.4 Baustein D: Fertigkeitentraining in der simulierten Situation bei gesteigertem Schwierigkeitsgrad

Material	
Training in der Sitzung	• Kopien der Ablaufpläne und Erinnerungskarten • Gegenstände für die Morgenroutine
Training zu Hause	• ggf. Verstärkersystem (Punkteliste und Wunschliste [A9/A10]) • ggf. Videoaufnahmegerät (z. B. Smartphone)

In diesem Baustein wird erneut die Morgensituation simuliert, und die THOKI-Techniken werden angewendet. Dabei wird der Schwierigkeitsgrad erhöht und Hilfen werden abgebaut. Der Baustein kann im alleinigen Kontakt mit dem Kind umgesetzt werden. Der Baustein kann meist in einer Sitzung durchgeführt werden.

Training in der Sitzung

Bei der Rückmeldung der Wochenaufgabe besprechen Sie, ggf. unter Zuhilfenahme des Videos oder der gesammelten Punkte, wie die Morgensituation in der vergangenen Woche geklappt hat. Was hat gut geklappt? Welche Schritte sind schwierig? Wie hat ggf. das Verstärkersystem funktioniert? Ist ein Verstärkersystem an die Ausführung der Wochenaufgabe gekoppelt, darf sich das Kind nun als Belohnung etwas aus der Schatzkiste aussuchen.

In der Trainingseinheit liegt der Schwerpunkt darauf, den Schwierigkeitsgrad für die Simulation der Situation zu erhöhen. Der Schwierigkeitsgrad für die Simulation der Morgensituation kann über den *Abbau von Hilfestellungen, das gezielte Stören des Kindes oder die Erhöhung des Zeitdrucks* variiert werden. Sofern die Ablaufpläne und Erinnerungskarten zu Hause weiterhin genutzt werden sollen, behalten Sie diese als Hilfestellungen bei, alle weiteren Hilfen werden weggelassen. Gezieltes Stören kann nach Absprache mit dem Kind eingesetzt werden. Versuchen Sie, das Kind bei der Durchführung des Ablaufs gezielt zu stören, indem Sie beispielsweise Spielangebote machen, Dinge, die es für den Ablauf benötigt, an einen anderen als den vorgesehenen Ort legen oder ein interessantes Video laut einschalten. Ebenso können Sie den Zeitdruck in der Situation erhöhen. Machen Sie einen Wettkampf, wie schnell sich das Kind ordentlich anziehen kann oder wie schnell es Schulranzen und Brotdose gepackt hat und mit Jacke und Schuhen fertig ist, um das Haus zu verlassen. Nach der Simulation reflektieren Sie diese mit dem Kind.

Training zu Hause

Die Wochenaufgabe besteht aus *intensivem Üben* zu Hause und einer eventuellen Anpassung des Ablaufs oder des Verstärkersystems. Lassen Sie ein kurzes Video der Übung drehen oder schalten Sie sich per Videokonferenz dazu. Auch erste Hilfsmittel könnten abgebaut werden. Sollen Veränderungen vorgenommen werden, sollte eine Bezugsperson einbezogen werden.

Mögliche schwierige Therapiesituationen

Die Morgenroutine kann insbesondere bei Bezugspersonen einen hohen Leidensdruck bewirken, aber auch Kinder leiden unter dem schlechten Start in den Tag. Oft kann daraus auch eine gute Veränderungsmotivation aufgebaut werden. Mögliche Schwierigkeiten im Modul sind:

1. *Zu hoher Zeitdruck am Morgen:* Zu wenig Zeit für die Morgenroutine kann in einigen Familien ein sehr schwieriges Thema sein. So wird in einigen Familien vom Wecken bis zum Hausverlassen einfach sehr wenig Zeit eingeplant, und so kann ein Ablauf gar nicht entspannt funktionieren. Versuchen Sie es mit einer Probewoche mit einer verschobenen Weckzeit. Zudem können vorbereitende Tätigkeiten, wie Tisch decken oder Kleidung aussuchen, auf den Vorabend verlegt werden.
2. *Bezugspersonen scheuen sich, Hilfsmittel zu installieren:* Da einige Bezugspersonen einen Mehraufwand an Zeit durch Hilfsmittel befürchten, scheuen Sie deren Einführung: „Dafür habe ich morgens schon gar keine Zeit". Vermitteln Sie, dass die Hilfsmittel nur als temporäre Unterstützung gedacht sind und nicht dauerhaft eingesetzt werden sollen und somit zwar in der Trainingsphase ggf. mehr Zeit investiert werden muss, dies aber meist schnell zu einer Entspannung der Situation führt und auf Dauer damit Zeit gespart wird. Bearbeiten Sie ggf. auch nochmals die Hinweise in Kapitel 2.4.5 (Hilfestellungen und Anforderungen modulieren).

3.3 Modul 3: Esstisch

Indikation

Die Essenssituation wird nach der Diagnostik und Exploration von Kind und Bezugsperson von therapeutischer Seite als problembehaftet eingeschätzt. Hilfsmittel: Individuelle Problemliste, SIT-ADHS-Eltern.

Inhalt und Ziele

Nach einer detaillierten Analyse der Probleme in der Essenssituation wird das Zielverhalten für diese Situation mit den Beteiligten erarbeitet. Unter Einsatz der THOKI-Techniken wird die Essenssituation simuliert, und das Zielverhalten wird unter steigendem Schwierigkeitsgrad eingeübt.

Bausteine

A. Problemanalyse und Stimulusmanagement
B. Erarbeitung von Selbstmanagementmethoden
C. Fertigkeitentraining in der simulierten Situation
D. Fertigkeitentraining in der simulierten Situation bei gesteigertem Schwierigkeitsgrad

Anzahl der Sitzungen

In der Regel zwischen 4 und 6 Sitzungen

Teilnehmende

- Kind
- wenn möglich, teilweise mit Bezugsperson

Material

Allgemein:
- Spielsteinglas mit Spielsteinen, Punkteliste für die Sitzung (A1)
- Schatzkiste mit kleinen Verstärkern
- Drehzahlmesser (M1)
- Selbstinstruktionskarten (M2)

Simulation Esstisch:
- Tisch mit Stühlen, Geschirr, Gläser, Tischdecke, Getränke

Arbeitsblätter:
- A5: Mein Wenn-Dann-Trick
- ggf. A9: Punkteliste für zu Hause
- ggf. A10: Wunschliste
- A11: Regeln rund ums Essen

Material:
- ggf. M10: Erinnerungskarte: Wirkungsvolle Aufforderungen stellen
- M11: Regelkarte Esstisch – Beispiel
- M12: Bildmaterial Esstisch

Tipp: Die Essenssituation stellt eine sehr gute tägliche Übungssituation im häuslichen Rahmen dar. Sie kann auch genutzt werden, um Veränderungen im schulischen Bereich vorzubereiten. Denn in der Essenssituation werden an das Kind Anforderungen gestellt, die sich ähnlich auch im schulischen Kontext ergeben.

Das Modul 3 *Esstisch* besteht aus 4 Bausteinen und kann in der Regel in 4 bis 6 Sitzungen durchgeführt werden. Dabei ist es möglich, die einzelnen Bausteine je nach Bedarf auf mehrere Sitzungen aufzuteilen oder Sitzungen zu wiederholen. Die im Kapitel 2.3 eingeführten Therapiemethoden des Stimulusmanagements, des Selbstmanagements, des Fertigkeitentrainings in der simulierten Situation und des Kontingenzmanagements werden eingesetzt. Die im Einstiegsmodul erarbeiteten THOKI-Techniken bilden gemeinsam mit dem bereits erarbeiteten Ablauf einer Sitzung die Grundstruktur der Intervention. Tabelle 9 gibt einen Überblick darüber, wie die vorgestellten Techniken und Therapiemethoden im Modul *Esstisch* angewendet werden.

Wichtig: Beachten Sie für alle Sitzungen die im Einstiegsmodul erarbeitete Sitzungsroutine (vgl. Kap. 3.1.2).

3.3.1 Baustein A: Problemanalyse und Stimulusmanagement

Material	
Training in der Sitzung	• A11: Regeln rund ums Essen • M10: Erinnerungskarte: Wirkungsvolle Aufforderungen stellen • M11: Regelkarte Esstisch – Beispiel
Training zu Hause	• in der Sitzung erarbeite Regeln (A11) • M12: Bildmaterial Esstisch

Dieser Baustein dient der detaillierten Betrachtung der problematischen Situation und der anschließenden Erarbeitung erster Veränderungsansätze durch die Modifikation der problemauslösenden Situation. Vorwiegend erfolgt dies im Kontakt mit dem Kind, insbesondere in diesem Baustein ist jedoch die Mitarbeit einer Bezugsperson, im Rahmen eines gemeinsamen Therapiegesprächs mit Ihnen, dem Kind und der Bezugsperson, sinnvoll. Der Baustein kann meist in 1 bis 2 Sitzungen durchgeführt werden.

Training in der Sitzung

In den Trainingseinheiten des Bausteins wird gemeinsam mit dem Kind die *Essenssituation möglichst genau betrachtet*. Konzentrieren Sie sich dabei zunächst auf eine Mahlzeit des Tages. Die beschriebenen Probleme in der Essenssituation sollten bei dieser Mahlzeit auftreten. Fragen, die bearbeitet werden sollen, sind beispielsweise:

- Wo wird gegessen?
- Wer isst mit?
- Gibt es eine feste Uhrzeit?
- Wie wird die Essenszeit angekündigt?
- Wann beginnt das Essen?
- Wer hat welche Aufgabe vor, beim oder nach dem Essen?

Tabelle 9: Therapiemethoden für Modul 3 – Esstisch

Therapiemethode	Beispielhafte Anwendung in Modul 3
Problemsituation/Problemverhalten genau erfassen	• sitzt beim Essen zwischen seinen Geschwistern • steht beim Abendessen mehrfach auf • räumt den eigenen Teller nicht ab
Stimulusmanagement (mithilfe der Selbstinstruktionskarten)	• Sitzplatz neben einem Elternteil einrichten • Zeitpunkt für das Essen bestimmen • Anfangssignal geben • Regelkarte für den Esstisch
Selbstmanagement (mithilfe der Selbstinstruktionskarten)	• Aufgabe: essen und ruhig am Tisch sitzen • Drehzahl: 3 bis 7 • Runterfahren: Kerze oder Baum • Wenn-Dann-Trick: Wenn ich die Küche betrete, dann lege ich mein Spielzeug auf die Fensterbank! • Planungskarte zum Tischdienst
Fertigkeitentraining	• Essenssituation in der Sitzung unter verschiedenen Bedingungen (mit Regelkarte, nur mit Therapeut*in, mit Therapeut*in und Mutter, mit Mutter und Geschwistern) simulieren • veränderte Essenssituation zu Hause einüben
Kontingenzmanagement	• Sitzung: Spielsteinglas mit Verhaltensaufgabe angelehnt an die Regeln der Regelkarte für den Esstisch • Wochenaufgabe: Schatzkiste für „Regelkarte für den Esstisch ausgestalten" • zu Hause: Punkte sammeln fürs Einhalten der Regelkarte

- Wer sitzt neben wem?
- Läuft das Radio oder der Fernseher beim Essen?
- Wo sind die Handys der Familienmitglieder?
- Wann endet das Essen (z.B. wenn alle fertig sind oder wenn das Kind aufgegessen hat)?
- Wo erlebt das Kind Streitpunkte und Schwierigkeiten?

Hilfreich ist es, mit dem Kind den Ablauf der Essenssituation, vom Ankündigen der Essenszeit bis zum Ende der Essenssituation, einmal genau durchzusprechen. Besonders bei jüngeren Kindern hilft auch der Einsatz einer ersten Simulation, um in diese Situation einzusteigen. Sie könnten dabei die Rolle einer Bezugsperson übernehmen, beispielsweise das Kind zum Essen rufen und sich gemeinsam an den Tisch setzen. Bei dieser Simulation geht es vorwiegend darum, einen Einstieg in die Situation zu gewinnen, das Kind zu beobachten und auch durch Fragen Informationen zu sammeln. Mit älteren Kindern reicht es an dieser Stelle meist aus, einen Plan vom Esstisch und der Sitzordnung zu erstellen, um in Fragen über die Situation einzusteigen.

Wenn möglich, wird nun eine Bezugsperson zum Gespräch hinzugebeten. Dies ist eine gute Möglichkeit, dem Kind eine kurze Bewegungspause zu verschaffen, indem es seine Bezugsperson aus dem Wartebereich holt. Zudem ist es an dieser Stelle oft sinnvoll, die Drehzahl zu kontrollieren.

Gemeinsam mit Kind und Bezugsperson werden nun die gewonnenen Informationen über die Essenssituation mit den Informationen und Einschätzungen der Bezugsperson abgeglichen. Gemeinsam werden anschließend erste Problembereiche identifiziert und Schwierigkeiten konkretisiert. Versuchen Sie dabei, die Situation konkret zu beschreiben und die Häufigkeit oder Intensität des Problemverhaltens zu berücksichtigen.

Beispiele:
- Die Mutter ruft mehrfach zur Essenszeit, das Kind kommt jedoch häufig nicht.
- Nebeneinandersitzende Geschwister streiten während des Essens miteinander.
- Das Kind verschüttet häufig Getränke oder kleckert mit dem Essen.

Auch ein kurzes Video oder eine Beobachtung via Videokonferenz der häuslichen Essenssituation kann zur gemeinsamen Analyse genutzt werden.

Explorieren Sie anschließend, wie sich *andere Tagesmahlzeiten* von der ausgewählten unterscheiden und ob dabei ähnliche Probleme auftreten. Treten bei den anderen Mahlzeiten keine Probleme auf, vernachlässigen Sie diese. Treten ähnliche Probleme auf und ähneln sich die Essenssituationen, ergänzen Sie Ihre Problemanalyse durch einige gezielte Fragen zu den weiteren Mahlzeiten. Treten Probleme auf und unterscheiden sich diese oder die Essenssituationen stark, muss für jede Mahlzeit einzeln die oben beschriebene Problemanalyse durchgeführt werden. Dies kann jedoch auch auf einen späteren Zeitpunkt im Therapieverlauf verschoben und zunächst die zuerst ausgewählte Mahlzeit bearbeitet werden.

Ziel der Problemanalyse ist es, die Stimuli zu identifizieren, die problematisches Verhalten auslösen, um anschließend mögliche Veränderungen im Sinne des Stimulusmanagements anzuregen. Hierbei muss sehr individuell auf die bereits bestehende Ausgangssituation eingegangen werden. Besteht in der Familie ein strukturiertes Grundgerüst, wie ein fester Essplatz, ein gemeinsames Familienessen und ungefähre Zeiten? Sollte dies nicht der Fall sein, nehmen Sie sich an dieser Stelle mehr Zeit, um über mögliche Veränderungen und deren Implementierung zu sprechen. Ist ein Grundgerüst gegeben, kann über Anpassungen und kleinere Veränderungen nachgedacht werden. Häufige Ansatzpunkte, die hier im Rahmen des Stimulusmanagements zu betrachten sind, sind:
- der Zeitpunkt,
- das Anfangssignal,
- der Sitzplatz,
- die Regel für die Beendigung des Essens.

Ist das Kind alt genug, um den Tagesablauf mit Uhrzeiten einzuschätzen, ist es sicherlich eine gängige Methode, *feste Zeiten* für Mahlzeiten festzulegen. Es kann jedoch auch sinnvoll sein, die Essenszeiten an bestimmte Fixpunkte im Tagesablauf zu koppeln. Dies sind in der Regel Situationen, die täglich erfolgen und vor der jeweiligen Essenszeit stattfinden. Besonders bei zeitlich stark variierenden Tagesabläufen, beispielsweise durch unterschiedliche Rückkehrzeiten aus der Schule oder von der Arbeit, kann zwar die Uhrzeit variieren, zu der mit dem Essen begonnen wird, jedoch nicht die Reihenfolge im Tagesablauf. Insbesondere bei jüngeren Kindern kann dies hilfreich sein. Beispiele für Fixpunkte im Tagesablauf sind:
- Morgens nach dem Anziehen gibt es Frühstück.
- Sofort, wenn du aus der Betreuung kommst, gibt es Mittagessen.
- Kurz nachdem Mama von der Arbeit kommt, gibt es Abendessen.
- Wenn Papa vom Hundespaziergang zurück ist, gibt es Abendessen.
- Wenn eine bestimmte Fernsehsendung zu Ende ist, beginnt das Abendessen.

Kommt es zu Schwierigkeiten, das Essen beginnen zu lassen, sollte die Art und Weise, auf die der Essensbeginn mitgeteilt wird, überdacht und ggf. ein neues *Anfangssignal* gefunden werden. Es könnte beispielsweise sein, dass ein ins Spiel vertiefte Kind seine Aufmerksamkeit nicht auf eine gerufene Ankündigung lenkt und diese nicht mitbekommt. Ebenso könnte der Aufforderungscharakter zu gering sein, um ein spannendes Spiel zu unterbrechen. Die Einführung eines festen Signals, wie das Läuten einer Glocke oder eines Gongs, stellt eine spielerische Möglichkeit dar und ersetzt das oft von allen Parteien als nervig und unangenehm erlebte Rufen. Überprüfen Sie, ob Sie an dieser Stelle das Kapitel 2.5.1 (Wirkungsvolle Aufforderungen stellen) bearbeiten sollten; es kann auch das Material M10 (Erinnerungskarte: Wirkungsvolle Aufforderungen stellen) genutzt werden.

Ein *Sitzplatzwechsel* am Tisch kann Streit zwischen Geschwistern reduzieren, die äußeren Ablenkungen verringern, die auf das Kind einwirken, oder die Sitzposition des Kindes verbessern und so insgesamt zu einer ruhigeren Situation führen.

Sollte es nicht möglich sein, eine Bezugsperson beim Stimulusmanagement einzubeziehen, ist dieser Teil nur eingeschränkt durchführbar. Jedoch ergeben sich auch im Kontakt mit dem Kind allein Chancen des Stimulusmanagements. Beispielsweise kann die Verankerung der Essenszeiten an bestimmte Abläufe im Tagesrhythmus besprochen werden oder es kann besprochen werden, keine ablenkenden Gegenstände, wie Spielsachen, mit an den Esstisch zu bringen. Auch das Erarbeiten von *Regeln* für das gemeinsame Essen am Esstisch kann erfolgen. Das Material M11 enthält ein Beispiel für Regeln am Esstisch. Mithilfe des Arbeitsblattes A11 (Regeln rund ums Essen) können Sie gemeinsam mit dem Kind – und wenn möglich der Bezugsperson – Regeln für die Essenssituation erarbeiten. Behalten Sie als Therapeut*in dabei die in der Problemanalyse erarbeiteten Reibungspunkte im Blick und fokussieren Sie die Festlegung von Prioritäten. Es sollten maximal fünf Regeln formuliert werden. Die Regeln, die dabei festgelegt werden, können dabei stark von Familie zu Familie variieren. Wünschenswert ist natürlich, dass die Regeln nicht nur für das jeweilige Kind gelten, sondern für alle Personen am Esstisch, obwohl es durchaus möglich ist, auch kindspezifische Regeln festzulegen. Abbildung 13 zeigt ein Beispiel.

Ähnlich wie bei der Problemanalyse können in einigen Familien erarbeitet Konzepte von einer Tagesmahlzeit auf weitere ausgeweitet werden. In anderen Familien müssen die Mahlzeiten jedoch eher getrennt voneinander bearbeitet werden. In diesem Fall würden sich z. B. eine Regelkarte für das Frühstück und eine Regelkarte für das Abendessen erstellen lassen.

Training zu Hause

Im Training zu Hause sollen die in den Sitzungen erarbeiteten *Veränderungen der Situation umgesetzt werden.* Es sollen beispielsweise die Sitzplätze wie besprochen geändert, ein Glockenläuten als Anfangssignal umgesetzt oder das Essen nach festen Fixpunkten im Tagesablauf durchgeführt werden. Weiter soll die Regelkarte zu Hause ausgestaltet werden. Dabei soll auf Grundlage des in der Sitzung erarbeiteten Arbeitsblattes A11 eine ordentliche und übersichtliche *Regelkarte* erstellt werden. Dazu kann das Bildmaterial M12 (Bildmaterial Esstisch) verwendet werden. Bei älteren Kindern bietet es sich an, die Regelkarte gemeinsam mit den Eltern am Computer zu erstellen. Zudem wird, sofern dies möglich ist, mit der Bezugsperson vereinbart, einen kleinen Snack zur nächsten Sitzung mitzubringen, um die Situation in der Therapiesitzung simulieren zu können. Als Snack eignen sich z. B. Muffins, belegte Brötchen oder Joghurts.

Tipp: Insbesondere bei Wochenaufgaben, die für den Inhalt der nächsten Therapiesitzung relevant sind, hat es sich als sinnvoll herausgestellt, ein Belohnungssystem zu nutzen.

3.3.2 Baustein B: Erarbeitung von Selbstmanagementmethoden

Material	
Training in der Sitzung	• zu Hause ausgestaltete Regelkarte für den Esstisch • A5: Mein Wenn-Dann-Trick • Snack (Brötchen, Kuchen, Jogurt)
Training zu Hause	• Regelkarte für den Esstisch • ggf. Videoaufnahmegerät (z. B. Smartphone)

In diesem Baustein werden die im Einstiegsmodul erarbeiteten THOKI-Techniken auf die Essenssituation angewendet. Der Baustein kann vollständig im alleinigen Kontakt mit dem Kind umgesetzt werden. Die Einbeziehung einer Bezugsperson für die Ausführung der Wochenaufgabe ist förderlich, jedoch nicht zwingend. Der Baustein kann meist in einer Sitzung durchgeführt werden.

A11

Regeln rund ums Essen

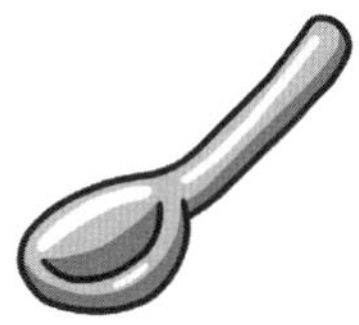

1. Gemeinsam anfangen
2. Spielzeug auf die Fensterbank
3. Nicht durcheinander reden
4. Wir turnen nicht am Tisch
5. Wir zanken nicht

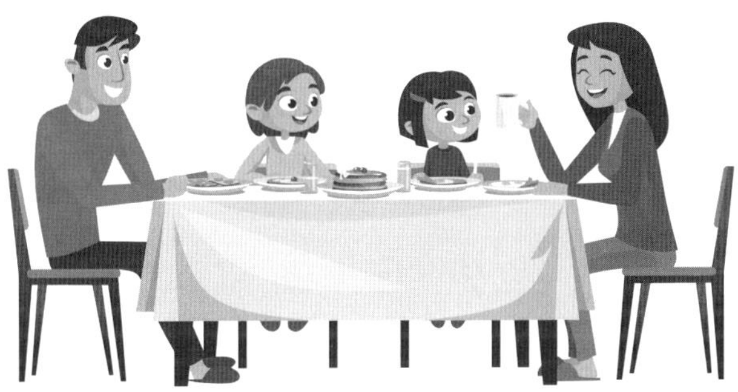

Abbildung 13:
Beispiel für Regeln am Esstisch

Training in der Sitzung

Bei der Rückmeldung der Wochenaufgabe(n) sprechen Sie mit dem Kind über die Einführung der ggf. vereinbarten Änderungen z. B. in der Sitzordnung oder dem Ablauf. Wurden die besprochenen Änderungen eingeführt? Gab es Probleme? Was hat gut geklappt? Lassen Sie sich auch die zu Hause angefertigte Regelkarte für den Esstisch zeigen. Machen Sie sich dann eine Kopie der Regelkarte, um diese in den folgenden Sitzungen zu verwenden. Ist ein Verstärkersystem an die Ausführung der Wochenaufgabe(n) gekoppelt, darf sich das Kind als Belohnung etwas aus der Schatzkiste aussuchen.

In der Trainingseinheit erarbeiten Sie mit dem Kind, im Sinne des Selbstmanagements, welche *Drehzahl* wohl für die Situation am Esstisch gebraucht wird und welche *Tricks* zur *Regulation der Drehzahl* das Kind in der Situation anwenden könnte. Beispielsweise könnte ein Kind, das zur Überaktivierung neigt, direkt bevor es sich an den Esstisch setzt, eine körperliche Übung zum Runterfahren ausführen. Danach entwickeln Sie mit dem Kind auch passende *Wenn-Dann-Tricks* für die Situation am Esstisch und halten diese schriftlich fest. Das Arbeitsblatt A5 (Mein Wenn-Dann-Trick) kann als Hilfsmittel verwendet werden. Tabelle 10 zeigt beispielhaft die Umsetzung.

Tabelle 10: Beispiel für Selbstmanagement am Esstisch

Selbstinstruktionskarte	Selbstmanagement
Stop! Was ist meine Aufgabe?	Ich muss ruhig am Tisch sitzen und etwas essen.
Habe ich die richtige Drehzahl?	Für die Aufgabe brauche ich eine Drehzahl von 4 bis 6/im grünen Bereich.
Trick anwenden zum Hoch- oder Runterfahren	Bevor ich mich an den Tisch setze, mache ich eine Kerze, um meine Drehzahl zu senken.
Wenn-Dann-Trick anwenden	Wenn die Glocke läutet, dann gehe ich direkt in die Küche.
	Wenn ich mir etwas einschütte, dann schaue ich genau auf das Glas.
	Wenn im am Esstisch sitze, dann stelle ich die Füße auf den Boden.

Anschließend erfolgt die erste kurze *Simulation der Essenssituation,* um die Anwendung der entwickelten THOKI-Tricks auszuprobieren. Um die Essenssituation zu simulieren, halten Sie Geschirr, Besteck, ggf. ein Tischtuch, Getränke und einen kleinen Snack bereit, falls dieser nicht von der Bezugsperson mitgebracht wurde. Spielen Sie die Situation zunächst allein mit dem Kind durch. Schlüpfen Sie dabei in die Rolle einer Bezugsperson. Ob die Situation mit dem gemeinsamen Tisch-Decken beginnt oder mit dem Ankündigen der Essenszeit, während das Kind sich in einem anderen Raum befindet, sollte sich nach den tatsächlichen Begebenheiten zu Hause richten. Der Ablauf der Essenssituation wird mithilfe der Selbstinstruktionskarten und der Regelkarte für den Esstisch strukturiert. Falls dies nötig ist, können Sie kurze Spielstopps einlegen, um das Kind anzuleiten, seine THOKI-Tricks einzusetzen. Es ist sinnvoll, für diese Zeit die Verhaltensaufgabe der Sitzung an die Regeln auf der Regelkarte zu koppeln. Nach der Simulation reflektieren Sie die Situation mit dem Kind.

Training zu Hause

Als Wochenaufgabe soll die *Regelkarte* zu Hause in Sichtweite des Essplatzes aufgehängt werden und der *Drehzahlmesser* soll zum Training der Selbsteinschätzung vor der Essenssituation eingesetzt werden. Das Kind soll dabei seine Drehzahl vor dem Essen einschätzen und ggf. mit der Einschätzung der Bezugsperson abgleichen. Denken Sie auch über die Option nach, ein kurzes Video von der Situation machen zu lassen, oder führen sie über eine Videokonferenz eine Beobachtung der Tischsituation durch. Sie erhalten so einen besonders guten Einblick in die Situation und können Ihre Beobachtungen in der Sitzung reflektieren. Zur Erläuterung der Wochenaufgaben lassen Sie das Kind die Bezugsperson aus dem Wartebereich holen und lassen Sie das Kind der Bezugsperson erklären, worin die Aufgabe für die Woche besteht. So erhalten Sie eine Bestätigung, dass die Aufgabe vollständig verstanden wurde, und es steigert die Motivation, diese umzusetzen. Zudem wird die Bezugsperson, sofern dies möglich ist, gebeten, eine Kleinigkeit zu essen für die nächste Sitzung mitzubringen, um die Essenssituation in der Sitzung simulieren zu können. Die kleine Mahlzeit sollte möglichst aus Komponenten bestehen, damit man z. B. das Auffüllen, Schmieren und Einschenken trainieren kann. Es eignen sich beispielsweise Brötchen und Aufschnitt, Nudelsalat mit kleinen Würstchen und Ketchup oder Quark mit Früchten.

3.3.3 Baustein C: Fertigkeitentraining in der simulierten Situation

Material	
Training in der Sitzung	• Kopie der Regelkarte für den Esstisch • kleine Mahlzeit (Brötchen und Aufschnitt, Nudelsalat mit kleinen Würstchen und Ketchup, Quark mit Früchten)
Training zu Hause	• Regelkarte für den Esstisch • ggf. Verstärkersystem (Punkteliste und Wunschliste [A9/A10]) • ggf. Videoaufnahmegerät (z. B. Smartphone)

In diesem Baustein wird die Essenssituation simuliert, und die THOKI-Techniken werden angewendet. Das Zielverhalten wird so trainiert und eingeübt. Der Baustein kann im alleinigen Kontakt mit dem Kind umgesetzt werden; die Einbeziehung einer Bezugsperson ist jedoch wünschenswert. Der Baustein kann meist in einer Sitzung durchgeführt werden.

Training in der Sitzung

Bei der Rückmeldung der Wochenaufgabe(n) besprechen Sie, ggf. unter Zuhilfenahme des Videos, wie die Essenssituation in der vergangenen Woche zu Hause abgelaufen ist. Wurde die Regelkarte aufgehängt? Wurde mit dem Drehzahlmesser geübt? Welche Probleme gab es? Was hat gut geklappt? Ist ein Verstärkersystem an die Ausführung der Wochenaufgabe gekoppelt, darf sich das Kind als Belohnung etwas aus der Schatzkiste aussuchen.

In der Trainingseinheit erfolgt nun die *Simulation der Essenssituation.* Versuchen Sie, die Situation in der Sitzung alltagsnah zu gestalten. Es sollte z.B. auf den Sitzplatz des Kindes geachtet werden, Beginn und Ende der Essenssituation sollten wie im häuslichen Umfeld gewählt werden, zudem sollten eine kleine Mahlzeit und Getränke zur Verfügung stehen. Auch der Zeitrahmen sollte der einer gemeinsamen Mahlzeit ähneln. Im Fertigkeitentraining bauen Sie zunächst das entsprechende Zielverhalten auf, um danach Ihre Hilfestellungen schrittweise zu vermindern. Nutzen Sie die Strukturierungshilfen der THOKI-Techniken und der Regelkarte. Die Umsetzung der Selbstinstruktionskarten mit Regulierung der Drehzahl und Einsatz des *Wenn-Dann-Tricks* soll vom Kind möglichst eigenständig erfolgen; unterstützen Sie das Kind, soweit dies nötig ist. Beispiel: Sie holen das Kind in der Simulation zur Essenssituation; bevor es sich an den Tisch setzt, denkt es selbstständig daran, seine Drehzahl zu regulieren. Ist dies nicht der Fall, geben Sie einen Hinweis mit der entsprechenden Selbstinstruktionskarte. Fällt es dem Kind auch in der simulierten Situation schwer, die Regeln einzuhalten, können diese an das Verstärkersystem der Sitzung gekoppelt werden.

„So, nun wollen wir mal ausprobieren, wie das klappt. Ich weiß, dies ist nicht dein Zuhause und das ist nicht euer Esstisch, aber heute stellen wir uns mal vor, es wäre so. Wir hängen die Regelkarte hier über den Tisch. Du hast deine Wenn-Dann-Tricks und weißt, wie du dich Hoch- oder Runterfahren kannst, und ich helfe dir mit den Selbstinstruktionskarten, an alles zu denken. Es gelten eure Regeln von der Regelkarte für das Spiel um die Spielsteine."

„Was denkst du, hat gut geklappt? Was muss noch geübt werden? Welche Regel ist die Schwierigste?"

Besteht die Möglichkeit, eine Bezugsperson einzubinden, ist dies sinnvoll, sobald Sie mit dem Kind in der Simulation das Zielverhalten aufgebaut haben. Die Simulation mit einer Bezugsperson erhöht den Schwierigkeitsgrad für das Kind und erzeugt größere Alltagsnähe. Zudem ist die Übertragung in den Alltag somit nicht nur an das Kind gekoppelt. Die Bezugsperson übernimmt ihre eigene Rolle in der Simulation. Sie kann in der Simulation erleben, wie das Kind die THOKI-Techniken anwendet und wie Sie als Therapeut*in ggf. Hilfestellung leisten. Zudem kann der Umgang mit dem Verstärkersystem am Tisch beobachtet werden. Um auch hier die Situation möglichst alltagsnah zu gestalten, achten Sie darauf, dass Kind und Bezugsperson ähnliche Sitzplätze wie zu Hause haben. Die Bezugsperson kann angeleitet werden, das Verstärkersystem in dieser Situation umzusetzen. Reflektieren Sie die Simulation mit dem Kind und der Bezugsperson. Überlegen Sie gemeinsam, ob ein Verstärkersystem auch für die Essenssituation zu Hause sinnvoll ist. Zeigt ein Kind beispielsweise sehr wenig Eigenmotivation oder zeigt es sich in der Essenssituation oft oppositionell, sollte ein Verstärkersystem genutzt werden. Dies kann ebenfalls ein Spielsteinglas sein oder ein Punktesystem, das sich an der Regelkarte orientiert und Punkte für jede eingehaltene Regel nach der Essenssituation vorsieht. Als Verstärkung kann beispielsweise das Prinzip der Spielminuten aus der Sitzung übernommen werden. Lesen Sie mehr zum Einsatz von Verstärkersystemen in Kapitel 2.5.2. Beachten Sie auch die Hinweise in Kapitel 2.3.3 (Einbindung von Bezugspersonen).

Training zu Hause

Falls es dem Kind (und der Bezugsperson) weitestgehend gelungen ist, das Zielverhalten in der simulierten Situation zu zeigen, soll als Wochenaufgabe zu Hause trainiert werden. Es soll damit begonnen werden, die *Tricks* zur Regulierung der Drehzahl und die *Wenn-Dann-Tricks* in der Essenssituation einzusetzen. Zudem soll das Kind sich aktiv an die Regeln der Regelkarte halten. Gegebenenfalls wird auch der Einsatz des Verstärkersystems in der Essenssituation formuliert. Lassen Sie eventuell erneut ein kurzes Video aufzeichnen. Zudem wird noch überlegt, ob es möglich wäre, zur nächsten Sitzung ein weiteres Familienmitglied, beispielsweise ein Geschwisterkind, welches sonst auch an der Essenssituation teilnimmt, mitzubringen. Dies steigert den Schwierigkeitsgrad für die weiteren Übungssituationen. Weiter wird die Bezugsperson, sofern dies möglich ist, erneut gebeten, eine Kleinigkeit zu Essen für die nächste Sitzung mitzubringen.

3.3.4 Baustein D: Fertigkeitentraining in der simulierten Situation bei gesteigertem Schwierigkeitsgrad

Material	
Training in der Sitzung	• Kopie der Regelkarte für den Esstisch • kleine Mahlzeit (z.B. Brötchen und Aufschnitt, Nudelsalat mit kleinen Würsten und Ketchup, Quark mit Früchten)
Training zu Hause	• ggf. Regelkarte für den Esstisch • ggf. Verstärkersystem (Punkteliste und Wunschliste [A9/A10]) • ggf. Videoaufnahmegerät (z.B. Smartphone)

In diesem Baustein wird erneut die Essenssituation simuliert und die Anwendung der THOKI-Techniken eingeübt. Dabei wird der Schwierigkeitsgrad erhöht und Hilfen der therapierenden Person und der Einsatz von Hilfsmitteln werden systematisch abgebaut. Der Baustein kann im alleinigen Kontakt mit dem Kind umgesetzt werden, die Einbeziehung einer Bezugsperson und ggf. weiterer Familienmitglieder ist jedoch wünschenswert. Der Baustein kann meist in 1 bis 3 Sitzungen durchgeführt werden.

Training in der Sitzung

Bei der Rückmeldung der Wochenaufgabe(n) besprechen Sie ggf. unter Zuhilfenahme des Videos, wie die Essenssituation in der vergangenen Woche zu Hause abgelaufen ist. Wurden die THOKI-Techniken eingesetzt? Wie hat die Einhaltung der Regeln für den Esstisch funktioniert? Welche Regel ist besonders schwierig? Wie hat ggf. das Verstärkersystem funktioniert? Wie viele Spielminuten wurden erreicht? Ist ein Verstärkersystem an die Ausführung der Wochenaufgabe gekoppelt, darf sich das Kind als Belohnung für ausgeführte Wochenaufgaben etwas aus der Schatzkiste aussuchen.

In den Trainingseinheiten liegt der Schwerpunkt darauf, den *Schwierigkeitsgrad für die Simulation der Situation zu erhöhen.* Falls ein *weiteres Familienmitglied* zur Sitzung mitgebracht wurde, wird dies möglichst alltagsgetreu in die Essenssituation eingebunden. Dies führt zu einer natürlichen Erhöhung des Schwierigkeitsgrades. War es nicht möglich, ein Familienmitglied mitzubringen, sollte über die Möglichkeit nachgedacht werden, beispielsweise Praktikant*innen, Kolleg*innen oder andere Patient*innen mit in die Simulation einzubeziehen. Aber auch Sie selber können den Schwierigkeitsgrad in der Situation erhöhen. Ziehen Sie sich beispielsweise aus der Durchführung der Essenssituation zurück und vereinbaren Sie mit dem Kind und ggf. der Bezugsperson, dass Sie versuchen werden, den *Ablauf des Essens zu stören.* Kind und Bezugsperson sollten versuchen, die Störungen zu ignorieren und nicht auf Sie einzugehen. Sie können beispielsweise störende Geräusche machen, dem Kind Spielangebote machen oder es – wie ein Geschwisterkind – zum Quatschmachen auffordern. Nach erfolgreich durchgeführter Situation reflektieren Sie diese und besprechen eventuelle Anpassung des Verstärkersystems für zu Hause. Zudem sollte an dieser Stelle besprochen werden, wie mit Störungen, z.B. durch das Telefon oder die Haustür, zu Hause umgegangen wird.

Training zu Hause

Falls es dem Kind (und der Bezugsperson) weitestgehend gelungen ist, das Zielverhalten in der erschwerten simulierten Situation zu zeigen, soll als Wochenaufgabe erneut intensiv in der Essenssituation geübt werden. Gegebenenfalls sollen auch zu Hause bereits erste *Hilfestellungen abgebaut* werden. Einige Hilfsmittel, wie beispielsweise die Regelkarte oder ein Verstärkersystem, können jedoch auch über die Bearbeitung des Moduls hinaus eingesetzt werden. Lassen Sie ggf. erneut ein kurzes Video drehen.

Mögliche schwierige Therapiesituationen

In der Essenssituation können die THOKI-Techniken meist sehr gut umgesetzt werden, und auch ein Verstärkersystem kann leicht installiert werden. Mögliche schwierige Therapiesituationen sind:

1. *Schwierigkeiten beim Erarbeiten der Regeln für die Essenssituation:* Bei der Erarbeitung der individuellen Regeln für den Esstisch können Schwierigkeiten aus zu hohen Ansprüchen der Bezugspersonen entstehen. Es ist an dieser Stelle sehr wichtig, dass der*die Therapeut*in die Bezugsperson anleitet, Prioritäten zu setzen, und auch das Verständnis für hyperaktives/impulsives Verhalten besonders in der Abendessenssituation vermittelt. Häufiges Beispiel ist der Wunsch nach einer zu langen Verweildauer am Tisch.
2. *Probleme beim Einsatz von Videoaufnahmen/Videokonferenz:* Bezugspersonen berichten manchmal, dass, sobald eine Videoaufnahme von der Essenssituation gemacht wird, sich das Kind vorbildlich

verhält und das üblicherweise auftretende Problemverhalten nicht gezeigt wird. Hier ist es sinnvoll die Essenssituation an mehreren Tagen hintereinander aufnehmen zu lassen und darauf zu achten, das Aufnahmegerät unauffällig am Rand der Situation aufzustellen. Auch das mehrmalige Durchführen einer Videokonferenz gibt in einigen Fällen einen besseren Eindruck in den Alltag.

3. *Probleme beim Einsatz des Verstärkersystems zu Hause:* Beim Einsatz des Verstärkersystems zu Hause kann es zu typischen Schwierigkeiten kommen. Bitte beachten Sie das Kapitel 2.5.2 (Verstärkersysteme) und lesen im Einstiegsmodul den Abschnitt zu schwierigen Therapiesituationen (Kap. 3.1.4).

3.4 Modul 4: Abendroutine

Indikation
Die Abendroutine wird nach der Diagnostik und Exploration von Kind und Bezugsperson von therapeutischer Seite als problembehaftet eingeschätzt. Hilfsmittel: Individuelle Problemliste, SIT-ADHS-Eltern.
Inhalt und Ziele
Nach einer detaillierten Analyse der Probleme in der Abendsituation wird das Zielverhalten für diese Situation mit den Beteiligten erarbeitet. Unter Einsatz der THOKI-Techniken wird die Abendsituation simuliert, und unter steigendem Schwierigkeitsgrad wird das Zielverhalten eingeübt. Es werden weitere Hilfsmittel zur verbesserten Strukturierung erarbeitet und eingeführt.
Bausteine
A. Problemanalyse und Stimulusmanagement B. Erarbeitung von Selbstmanagementmethoden C. Fertigkeitentraining in der simulierten Situation D. Fertigkeitentraining in der simulierten Situation bei gesteigertem Schwierigkeitsgrad
Anzahl der Sitzungen
In der Regel zwischen 4 und 6 Sitzungen
Teilnehmende
• Kind • wenn möglich, teilweise mit Bezugsperson
Material
Allgemein: • Spielsteinglas mit Spielsteinen, Punkteliste für die Sitzung (A1) • Schatzkiste mit kleinen Verstärkern • Drehzahlmesser (M1) • Selbstinstruktionskarten (M2) *Simulation Abendroutine:* • Kissen, Decke, Waschplatz *Arbeitsblätter:* • A5: Mein Wenn-Dann-Trick • ggf. A9: Punkteliste für zu Hause • ggf. A10: Wunschliste • A12: Ablaufplan Abendroutine *Material:* • ggf. M8: Ablaufplan Badezimmer – Beispiel • ggf. M10: Erinnerungskarte: Wirkungsvolle Aufforderungen stellen • M13: Ablaufplan Abendroutine – Beispiel • M14: Bildmaterial Abendroutine

Das Modul 4 *Abendroutine* besteht aus 4 Bausteinen und kann in der Regel in 4 bis 6 Sitzungen durchgeführt werden. Dabei ist es möglich, die einzelnen Bausteine je nach Bedarf auf mehrere Sitzungen aufzuteilen. Die im Kapitel 2.3 eingeführten Therapiemethoden des Stimulusmanagements, des Selbstmanagements, des Fertigkeitentrainings in der simulierten Situation und des Kontingenzmanagements werden eingesetzt. Die im Einstiegsmodul erarbeiteten THOKI-Techniken bilden gemeinsam mit dem bereits erarbeitet Ablauf einer Sitzung die Grundstruktur der Intervention. Tabelle 11 gibt einen

Tabelle 11: Therapiemethoden für Modul 4 – Abendroutine

Therapiemethode	Beispielhafte Anwendung in Modul 4
Problemsituation/Problemverhalten genau erfassen	• drei Kinder müssen sich gleichzeitig bettfertig machen • putzt sich nicht ausreichend die Zähne • steht nach dem Zubettgehen häufig wieder auf
Stimulusmanagement	• Bettgehzeiten von Geschwistern staffeln • Geschwister räumlich trennen • Schlafumgebung verändern • Ablaufpläne für die Abendroutine/das Badezimmer erstellen
Selbstmanagement (mithilfe der Selbstinstruktionskarten)	• Aufgabe: nach dem Abendessen ins Badezimmer gehen und mich waschen, Zähne putzen und meinen Schlafanzug anziehen • Drehzahl: 1 bis 6 • Runterfahren: stiller ruhiger Ort • Wenn-Dann-Trick: Wenn das Abendessen zu Ende ist, dann gehe ich ins Badezimmer und mache mich bettfertig! • Ablaufpläne und Erinnerungskarten nutzen
Fertigkeitentraining (mithilfe der Selbstinstruktionskarten)	• Abendroutine in der Sitzung unter verschiedenen Bedingungen simulieren (mit Hilfsmittel, bei fehlenden Utensilien, nur mit Therapeut*in, mit Therapeut*in und Geschwistern) • veränderte Abendroutine zu Hause einüben
Kontingenzmanagement	• Sitzung: Spielsteinglas mit Verhaltensaufgabe „Ablaufplan für die Abendroutine selbstständig einhalten" • Wochenaufgabe: Schatzkiste für „Ablaufplan Abendroutine ausgestalten" • zu Hause: Punkte sammeln fürs Einhalten des Ablaufplans

Überblick, wie die vorgestellten Techniken und Therapiemethoden im Modul 4 *Abendroutine* angewendet werden.

Wichtig: Beachten Sie für alle Sitzungen die im Einstiegsmodul erarbeitete Sitzungsroutine (vgl. Kap. 3.1.2).

3.4.1 Baustein A: Problemanalyse und Stimulusmanagement

Material	
Training in der Sitzung	• A12: Ablaufplan Abendroutine • ggf. M8: Ablaufplan Badezimmer – Beispiel • ggf. M10: Erinnerungskarte: Wirkungsvolle Aufforderungen stellen • M13: Ablaufplan Abendroutine – Beispiel
Training zu Hause	• in der Sitzung erarbeiteter Ablaufplan (A12) und ggf. erarbeiteter Ablaufplan für das Badezimmer • M14: Bildmaterial Abendroutine

Dieser Baustein dient der detaillierten Betrachtung der problematischen Situation und anschließenden Erarbeitung erster Veränderungsansätze. Vorwiegend erfolgt dies im Kontakt mit dem Kind, insbesondere in diesem Baustein ist jedoch die Mitarbeit einer Bezugsperson, im Rahmen eines gemeinsamen Therapiegesprächs mit Ihnen, dem Kind und der Bezugsperson, sinnvoll. Der Baustein kann meist in 1 bis 2 Sitzungen durchgeführt werden.

Training in der Sitzung

In den Trainingseinheiten des Bausteins wird gemeinsam mit dem Kind die *Abendsituation möglichst genau betrachtet*. Beschränken Sie sich dabei nicht nur auf die reine Zubettgehsituation, sondern beziehen immer den gesamten Ablauf am Abend ein. Fragen, die bearbeiten werden sollen, sind beispielsweise:

- Wie sieht die Situation aus?
- Gibt es ein gemeinsames Abendessen?
- Wird abends Fernsehen geschaut? Wann, wie lange und was wird geschaut?
- Wie wird die Zubettgehzeit kommuniziert?
- Was muss alles im Bad gemacht werden?
- Wo wird geschlafen?

- Wie läuft die Situation im Zimmer vor dem Einschlafen ab?
- Gibt es Rituale rund ums Einschlafen?

Tipp: Betrachten Sie nicht nur die unmittelbare Zubettgehsituation, sondern berücksichtigen sie den gesamten Ablauf am Abend.

Hilfreich ist es, mit dem Kind den Ablauf einmal genau durchzusprechen. Wenn dieser nicht berichtet werden kann, können Teile simuliert werden, um in die Situation einzusteigen. Sie können an dieser Stelle auch das Material M13 (Ablaufplan Abendroutine – Beispiel) einsetzen, um ein Beispiel zu geben und sich anhand dieser Struktur zu orientieren. Versuchen Sie, einen Einblick zu gewinnen, wo das Kind Schwierigkeiten und Streitpunkte erlebt. Wo sehen Sie selbst potenzielle Schwierigkeiten?

„Ich habe hier ein Beispiel mitgebracht, wie es abends in manchen Familien abläuft. Vielleicht finden wir gemeinsam heraus, wie es bei euch abends ist, und wir können eine solche Karte auch für euch basteln."

Wenn möglich, wird nun eine Bezugsperson zum Gespräch hinzugebeten. Lassen Sie das Kind seine eigene Drehzahl kontrollieren und anschließend die Bezugsperson aus dem Wartebereich holen. Gemeinsam mit Kind und Bezugsperson werden nun die gewonnenen Informationen über die Abendroutine mit den Informationen und Einschätzungen der Bezugsperson abgeglichen. Mithilfe des Arbeitsblattes *Ablaufplan Abendroutine* (A12) wird gemeinsam der derzeitige Ablauf in der Familie festgehalten. Anschließend werden mögliche Veränderungen im Sinne des Stimulusmanagements angeregt. Hierbei muss sehr individuell auf die bereits bestehende Ausgangssituation eingegangen werden. Nehmen Sie sich an dieser Stelle genügend Zeit, um über mögliche Veränderungen im Ablauf nachzudenken.

Es sollte immer ein *Ablaufplan* für die gesamte Abendroutine erstellt werden. Oft stellt sich schon dieser Teil sowohl für das Kind als auch für die Bezugsperson als sehr hilfreich heraus. Der Ablauf wird bewusster strukturiert und auch dem Kind wird verdeutlicht, wie die Abendsituation verlaufen soll. Insbesondere für die Abendsituation sollten feste Routinen bestehen, von denen nur in Ausnahmefällen abgewichen wird. Ein fester Ablauf kann die Abendsituation deutlich entspannen und auch das Einschlafen für das Kind erleichtern. Der auf Material M13 enthaltene Ablaufplan soll dabei lediglich als Beispiel dienen. Überlegen Sie, welcher Ablauf in der Familie sinnvoll umgesetzt werden könnte und welche Veränderungen der aktuellen Situation dazu nötig sind. Schätzen Sie die *Mediennutzung* dabei als problematisch ein, nutzen Sie die Hilfestellungen aus dem Modul 11 *Freizeit* (vgl. Kap. 3.11), um dies zu bearbeiten. Halten Sie gemeinsam auf dem Arbeitsblatt A12 (Ablaufplan Abendroutine) fest, wie der abendliche Ablauf zukünftig sein soll. Besonders bei älteren Kindern kann dabei natürlich beispielsweise bei den Uhrzeiten zwischen Wochentagen und Wochenende unterschieden werden. Starten Sie zunächst mit dem festen Ablauf für die Wochentage.

Weiter hat sich ein Plan für den *Ablauf im Badezimmer* als hilfreich erwiesen (vgl. Kap. 3.2.1, M8). Hier werden die einzelnen Schritte, die im Badezimmer ausgeführt werden müssen, in der entsprechenden Reihenfolge aufgelistet und der ausgestaltete Plan wird dann im Badezimmer aufgehängt. Zudem kann über Hilfsmittel wie einen Wecker oder eine Eieruhr zur Begrenzung bestimmter Zeitabschnitte, wie der Zeit im Badezimmer, Fernsehzeit, Spielzeit oder Lesezeit vor dem Zubettgehen, nachgedacht werden. Vermitteln Sie, dass die Hilfsmittel nur als temporäre Unterstützung gedacht sind und nicht dauerhaft im Haushalt verbleiben müssen. Es ist auch zu überlegen, ob an dieser Stelle das Kapitel 2.5.1 *Wirkungsvolle Aufforderungen stellen* bearbeitet werden sollte (nutzen Sie ggf. M10: Erinnerungskarte: Wirkungsvolle Aufforderungen stellen).

Weitere Themen, die im Stimulusmanagement beachtet werden können, sind:

- Schlafumgebung verändern, z. B. Bett entrümpeln, Beleuchtung verändern, Kissen wechseln,
- Bettgehzeiten von Geschwistern staffeln und/oder räumlich trennen,
- am Bett alles bereit haben, um zu vermeiden nochmal aufstehen zu müssen, z. B. Pipimachen in die Abendroutine aufnehmen, Wasserflasche und Einschlafkuscheltier bereitstellen.

Sollte es nicht möglich sein, eine Bezugsperson beim Stimulusmanagement einzubeziehen, ist dieser Teil nur eingeschränkt durchführbar. Jedoch sind auch im Kontakt mit dem Kind allein einige Maßnahmen umsetzbar. Beispielsweise Ablaufpläne können nach den Angaben des Kindes bestmöglich erstellt werden. Sie können so dem Kind den Abendablauf deutlich bewusster machen und auch als Hilfsmittel zum Selbstmanagement betrachtet werden. Auch eine Verbesserung der Schlafumgebung kann zum Teil vom Kind selbstständig umgesetzt werden und beispielsweise mit Fotos für Sie dokumentiert werden.

Insbesondere wenn das Kind große Schwierigkeiten hat, abends zur Ruhe zu kommen, sollte auch ein Blick auf den gesamten Tagesablauf geworfen werden:

- Wie ist der Medienkonsum über den Tag?
- Bewegt sich das Kind ausreichend?
- Spielt das Kind außer in den Schulpausen draußen?

Schwierigkeiten beim Einschlafen treten besonders bei Kindern mit ADHS häufig auf. Im ersten Schritt wird versucht, dies über eine positive Veränderung bestehender und eine Einführung neuer Abläufe zu beeinflussen. Anhaltende Schwierigkeiten beim Einschlafen werden im Baustein C und im Abschnitt zu den schwierigen Therapiesituationen dieses Moduls thematisiert.

Training zu Hause

Die Wochenaufgabe besteht darin, den *Ablaufplan für die Abendroutine* und ggf. einen *Ablaufplan für das Badezimmer auszugestalten* und diese zur nächsten Sitzung mitzubringen. Bei Grundschulkindern sollten die Schritte mithilfe von bereitgestelltem Bildmaterial (M14) verdeutlicht werden. Bei älteren Kindern könnte der Plan auf dem Computer aufgeschrieben und ausgedruckt oder auf einem farbigen Blatt Papier aufgelistet werden. Denken Sie daran, sich eine Kopie von den erstellten Arbeitsblättern zu machen, bevor Sie diese dem Kind mit nach Hause geben. Auch *Vereinbarungen aus dem Stimulusmanagement* sollen nun zu Hause umgesetzt werden, z. B. Bett aufräumen, Rollos im Zimmer nutzen, Wasser am Bett bereit stehen haben etc. Wenn in der nächsten Sitzung mit dem nächsten Baustein gearbeitet werden soll, vereinbaren Sie, einige typische Gegenstände aus der Abendroutine mitzubringen. Angepasst an die individuellen Problembereiche könnte beispielsweise eine Kulturtasche mit den Badutensilien, die das Kind verwendet, ein Buch, das vorgelesen wird, oder das Kuscheltier mitgebracht werden.

3.4.2 Baustein B: Erarbeitung von Selbstmanagementmethoden

Material	
Training in der Sitzung	• zu Hause ausgestalteter Ablaufplan der Abendroutine und ggf. für das Badezimmer • A5: Mein Wenn-Dann-Trick • Gegenstände für die Abendroutine
Training zu Hause	• Ablaufplan für die Abendroutine und ggf. für das Badezimmer

In diesem Baustein werden die im Einstiegsmodul erarbeiteten und bereits in den Therapiesitzungen erprobten THOKI-Techniken auf die Abendsituation angewendet. Der Baustein kann vollständig im alleinigen Kontakt mit dem Kind umgesetzt werden. Die Einbeziehung einer Bezugsperson für die Ausführung der Wochenaufgabe ist förderlich, jedoch nicht zwingend. Der Baustein kann meist in einer Sitzung durchgeführt werden.

Training in der Sitzung

Bei der Rückmeldung der Wochenaufgabe zeigt das Kind den zu Hause angefertigten Ablaufplan der Abendroutine und ggf. den Ablaufplan für das Badezimmer. Sprechen Sie mit dem Kind darüber, welche Schritte ihm leichtfallen und gut klappen und wo es in der vergangenen Woche Schwierigkeiten gab. Fragen Sie ggf. auch nach der Einführung von Hilfsmitteln wie Eieruhr oder Wecker und der Umsetzung von Vereinbarungen aus dem Stimulusmanagement: Habt ihr den Wecker genutzt? Hast du dein Bett aufgeräumt? Wurden die Rollos ganz runtergelassen? Stand abends immer alles am Bett bereit? Ist ein Verstärkersystem an die Ausführung der Wochenaufgabe gekoppelt, darf sich das Kind nun als Belohnung etwas aus der Schatzkiste aussuchen. Denken Sie daran, sich den Plan für die weitere Arbeit in den Therapiesitzungen zu kopieren.

In der Trainingseinheit erarbeiten Sie mit dem Kind, im Sinne des Selbstmanagements, welche *Aufgaben* das Kind am Abend hat, welche *Drehzahl* für die Abendroutine gebraucht wird und welche *Tricks zur Regulation der Drehzahl* das Kind in der Situation anwenden könnte. Beispielsweise könnte ein überaktiviertes Kind vor der Zubettgehsituation Tricks zum Runterfahren anwenden. Entwickeln Sie mit dem Kind passende *Wenn-Dann-Tricks* für die Abendsituation und halten Sie diese schriftlich fest. Dies kann beispielsweise die Motivation steigern, ungeliebte Aufgaben ohne Streit zu meistern. Das Arbeitsblatt A5 (Mein Wenn-Dann-Trick) kann als Hilfsmittel verwendet werden. Tabelle 12 zeigt beispielhaft die Umsetzung.

> „Als nächstes wollen wir uns überlegen, welche Tricks dir abends helfen könnten. Wir überlegen, welche Aufgaben du hast, welche Drehzahl du brauchst und was für Wenn-Dann-Tricks hilfreich sein könnten."

Tabelle 12: Beispiel für Selbstmanagement bei der Abendroutine

Selbstinstruktionskarte	Selbstmanagement
Stop! Was ist meine Aufgabe?	Nach dem Abendessen muss ich ins Bad gehen. Ich muss mich waschen, meine Zähne putzen und meinen Schlafanzug anziehen. Danach darf ich in meinem Zimmer noch spielen, dann lesen wir eine Gute-Nacht-Geschichte. Ich muss runterfahren, und dann gehe ich ins Bett und komme zur Ruhe.
Habe ich die richtige Drehzahl?	Für die Aufgabe brauche ich eine Drehzahl von 0 bis 6/im blauen oder grünen Bereich.
Trick anwenden zum Hoch- oder Runterfahren	Bevor ich ins Bett gehe, mache ich eine Übung zum Runterfahren wie der „stille ruhige Ort" oder eine Atemübung.
Wenn-Dann-Trick anwenden	Wenn die Serie zu Ende ist, dann schalte ich den Fernseher sofort aus. Wenn das Abendessen zu Ende ist, dann gehe ich ins Badezimmer und mache mich bettfertig.

Anschließend erfolgt die erste kurze *Simulation der Abendroutine,* um die Anwendung der THOKI-Tricks auszuprobieren. Um die Situation zu simulieren, halten Sie ein Kissen, eine Decke und einen Waschplatz bereit. Zudem binden Sie die ggf. mitgebrachten Utensilien wie Badezimmerartikel und Gute-Nacht-Geschichten ein. Spielen Sie die Situation zunächst allein mit dem Kind durch. Schlüpfen Sie dabei in die Rolle einer Bezugsperson. Lassen Sie die Situation nach einem markanten Punkt der Abendsituation, wie dem Ende des Abendessens oder dem Ende einer Serie, die das Kind am Abend sehen darf, beginnen und spielen Sie die Situation bis zum Zubettgehen durch. Strukturieren Sie die Situation durch die Verwendung des Ablaufplans für die Abendroutine, ggf. weiterer implementierter Hilfsmittel wie einem Ablaufplan für das Badezimmer und der Anwendung der Selbstinstruktionskarten. Falls es nötig ist, können Sie kurze Spielstopps einlegen, um das Kind anzuleiten, seine THOKI-Tricks einzusetzen. Begleiten Sie das Kind, insbesondere bei seinen Übungen zum Runterfahren, und erproben Sie, welche sich für die besondere Anforderung des Zubettgehens eignen und dem Kind helfen, zur Ruhe zu kommen. Die Seegrasübung unmittelbar vor dem Zubettgehen und der „stille ruhige Ort" im Bett liegend haben sich hier im Einsatz als hilfreich gezeigt. Es ist sinnvoll, für die Zeit der Simulation die Verhaltensaufgabe für das Verstärkersystem speziell auf die Situation auszurichten. Es könnte beispielsweise vereinbart werden, dass Sie einen Spielstein aus dem Glas entfernen, wenn Sie das Kind zum Weitermachen ermahnen müssen oder wenn es einen Schritt auf den Ablaufplänen vergisst. Reflektieren Sie abschließend die Simulation mit dem Kind.

„So nun wollen wir mal ausprobieren, wie das klappt. Ich weiß, das ist nicht dein Zuhause und das ist nicht dein Bett, aber heute stellen wir uns mal vor, dass es so ist und du hier bei mir zu Bett gehen würdest. Dies wäre dein Zimmer, dort drüben ist dein Bett und nebenan ist das Bad. Wir hängen den Plan für den Ablauf hier auf und den Plan für das Bad ins Badezimmer. Du hast deine Wenn-Dann-Tricks und weißt, wie du dich runterfahren kannst. Ich begleite dich dabei mit der Spielsteindose."

Training zu Hause

Als Wochenaufgabe sollen die *Ablaufpläne zu Hause aufgehängt* und die *Veränderungen aus dem Stimulusmanagement vollständig umgesetzt* werden.

Die THOKI-Tricks sollen eingesetzt werden, und mit deren Hilfe soll versucht werden, einen gleichmäßigen Ablauf am Abend zu installieren. Zudem soll das Kind über den gleichbleibenden Ablauf und die Anwendung der Tricks zum Runterfahren herangeführt werden, abends zur Ruhe zu kommen. Wenn es möglich ist, beziehen Sie die Bezugsperson an dieser Stelle mit ein. Besprechen Sie, an welchen Orten die Karten aufgehängt werden können und wie die Bezugsperson das Kind unterstützen kann. Wie auch in der Therapiesitzung ist es sehr motivierend, wenn die Bezugsperson beispielsweise die Tricks zum Runterfahren mit dem Kind gemeinsam ausführt oder die Wenn-Dann-Tricks für das Kind laut ausspricht. Lassen Sie für den nächsten Baustein wieder typische

Gegenstände aus der Abendroutine mitbringen und erweitern Sie ggf. das bereits Mitgebrachte.

3.4.3 Baustein C: Fertigkeitentraining in der simulierten Situation

Material	
Training in der Sitzung	• Kopien der Ablaufpläne • Gegenstände für die Abendroutine
Training zu Hause	• ggf. Verstärkersystem (Punkteliste und Wunschliste [A9/A10])

Im Baustein C wird die Abendsituation simuliert, und die THOKI-Techniken werden angewendet. Das Zielverhalten wird so trainiert und eingeübt. Der Einsatz von Verstärkersystemen wird erprobt. Der Baustein kann im alleinigen Kontakt mit dem Kind umgesetzt werden, die Einbeziehung einer Bezugsperson ist jedoch wünschenswert. Der Baustein kann meist in 1 bis 2 Sitzungen durchgeführt werden.

Training in der Sitzung

Bei der Rückmeldung der Wochenaufgabe besprechen Sie, wie die Abendsituation in der vergangenen Woche zu Hause abgelaufen ist. Wurde der Ablaufplan eingeführt? Was wurde tatsächlich verändert? Wo gab es Schwierigkeiten? Ist ein Verstärkersystem an die Ausführung der Wochenaufgabe gekoppelt, darf sich das Kind nun als Belohnung etwas aus der Schatzkiste aussuchen.

In der Trainingseinheit erfolgt die *Simulation der Abendsituation*. Versuchen Sie, die Situation möglichst alltagsnah zu gestalten, und planen Sie mehr Zeit ein als bei der ersten kurzen Simulation des vorherigen Bausteins. In dieser Simulation ist es besonders wichtig, die Räumlichkeiten zu wechseln, denn auch die Abendsituation findet in verschiedenen Räumen statt. Binden Sie beispielsweise das Badezimmer, den Flur, das Wartezimmer oder einen weiteren zur Verfügung stehenden Raum in die Simulation ein, um den räumlichen Wechsel und die damit verbundenen Ablenkungen zu simulieren. Richten Sie beispielsweise im Therapieraum auf dem Boden oder auf der Couch mit Kissen und Decke einen Schlafplatz her. Legen Sie beispielsweise ein Buch oder Hörspiel bereit, je nachdem, was zu Hause eingesetzt wird oder werden soll. Platzieren Sie die mitgebrachten Badutensilien im Badezimmer. Lassen Sie dann die Simulation in einem anderen Raum beginnen. Das Kind könnte dort vom Esstisch aufstehen oder eine Fernsehsendung beenden. Hängen Sie den Ablaufplan an einen zentralen Ort und ggf. den Ablaufplan fürs Badezimmer ins Bad.

Spielen Sie den Ablauf der Abendroutine durch. Setzen Sie dabei individuell auf die Schwierigkeiten des Kindes ausgerichtete Schwerpunkte. Üben Sie schwierige Situationen differenzierter, gehen Sie über einfache Punkte schneller hinweg. Geben Sie je nach Bedarf des Kindes Hilfestellungen. Erinnern Sie an den Ablaufplan und den Einsatz der THOKI-Techniken. Die Umsetzung der Selbstinstruktionskarten mit Regulierung der Drehzahl und Einsatz des Wenn-Dann-Tricks soll vom Kind möglichst eigenständig erfolgen. Fällt es dem Kind auch in der simulierten Situation schwer, den Ablauf einzuhalten, könnte dieser an das Verstärkersystem der Sitzung gekoppelt werden. Werden beispielsweise Schritte vergessen oder nicht in der vereinbarten Zeit ausgeführt, darf ein Spielstein aus dem Glas entfernt werden.

Sobald Sie den Ablauf und den Einsatz der THOKI-Techniken sicher mit dem Kind eingeübt haben, kann eine Bezugsperson, zunächst in einer Beobachterrolle, hinzugebeten werden. Im Verlauf kann dann die Bezugsperson ihre anleitende Rolle einnehmen. Reflektieren Sie nach der Simulation die Situation mit dem Kind und ggf. der Bezugsperson. Erachten Sie es als sinnvoll, ein Verstärkersystem für die Abendsituation einzuführen, ziehen Sie eine Bezugsperson hinzu. Entwickeln Sie gemeinsam ein Verstärkersystem. Für diese Situation bietet sich der Einsatz von natürlichen direkten Belohnungen oder ein Punktesammelsystem mit Wunschliste an. Beispiele für *natürliche direkte Belohnungen* sind:

Wenn du ohne Streit und zur vereinbarten Zeit bettfertig bist,

- dann lese ich zwei Geschichten vor,
- darfst du beide Teile/20 Minuten länger Hörspiel hören,
- dann können wir noch zusammen eine Runde Quartett spielen.

Alternativ kann ein Punktesammelsystem eingesetzt werden. Mit einem Punktesystem können beispielsweise einzelne Schritte im Ablaufplan verstärkt werden, jedoch auch andere Problembereiche, wie beispielsweise das wiederholte Aufstehen aus dem Bett, einbezogen werden. Dem Kind sollte immer die Möglichkeit gegeben werden, für mehrere Aufgaben Punkte zu verdienen. Da das Einschlafen ein sehr individueller Prozess und schwer steuerbar ist, sollte dies nie als Aufgabe für die Punktevergabe formuliert werden. Bitte beachten Sie auch Kapitel 2.5.2 zum Einsatz von Verstärkersystemen.

„Zu Hause kann Mama oder Papa ja aber nun nicht jeden Abend mit einem Spielsteinglas neben dir stehen. Aber Mama und Papa können schon darauf achten, wie gut du dich an den Ablaufplan für die Abendroutine und/oder den Ablaufplan für das Badezimmer gehalten hast. Für jeden Schritt, der gut geklappt hat, könntest du dann einen Punkt sammeln und die Punkte später in eine Belohnung eintauschen."

Viele Kinder mit ADHS und Schwierigkeiten im Bereich der Organisation, Konzentration und Impulskontrolle haben *Schwierigkeiten beim Einschlafen*. Dies kann vielfältige Gründe haben und muss im Einzelfall betrachtet werden. Dabei sind sowohl die Wirkdauer einer Medikation als auch mögliche Ängste zu berücksichtigen. An dieser Stelle kann keine umfassende Abhandlung von Schwierigkeiten beim Einschlafen erfolgen. Es soll jedoch eine Sammlung hilfreicher Ideen und Erprobungsansätze als Ergänzung zu den bereits einführten Änderungen durch den THOKI-Ansatz gegeben werden. Überprüfen Sie zunächst, ob die Anregungen aus dem THOKI für einen gleichbleibenden Ablauf in der Abendroutine, für die Dauer und den Zeitpunkt der Mediennutzung sowie für einen Tagesablauf mit Bewegung und Zeit an der frischen Luft umgesetzt wurden. Persistieren die Schwierigkeiten, nutzen Sie die untenstehende Liste der Anregungen zum abendlichen Zur-Ruhe-Kommen und ggf. weiterführende Literatur.

Anregungen zum abendlichen Zur-Ruhe-Kommen

- THOKI-Tricks zum Runterfahren
- Massagen, z. B. Igelballmassage oder Kopfmassage
- Traumreisen
- Entspannungstechniken, z. B. Progressive Muskelrelaxation (PMR) nach Jacobson
- Vorlesen
- Hörspiel
- Entspannungsmusik

Regelmäßige Anwendung spielt bei allen Verfahren zur Entspannung eine wichtige Rolle. Entspannungstechniken müssen zum Teil richtig gelernt werden, bevor Sie Ihre Wirksamkeit entwickeln.

Training zu Hause

Falls es dem Kind (und der Bezugsperson) weitestgehend gelungen ist, das Zielverhalten in der simulierten Situation zu zeigen, soll dieses als *Wochenaufgabe zu Hause trainiert* werden. Es sollen die *THOKI-Techniken* eingesetzt und ggf. das *Verstärkersystem* umgesetzt werden. Zur nächsten Sitzung könnten Sie sich die Punkteliste mit der Anzahl der erreichten Punkte mitbringen lassen. Wurden Anregungen zum abendlichen Zur-Ruhe-Kommen ausprobiert, sollen diese zu Hause erprobt werden. Lassen Sie für den nächsten Baustein wieder typische *Gegenstände aus der Abendroutine mitbringen* und erweitern Sie ggf. das bereits Mitgebrachte.

3.4.4 Baustein D: Fertigkeitentraining in der simulierten Situation bei gesteigertem Schwierigkeitsgrad

Material	
Training in der Sitzung	• Kopien der Ablaufpläne • Gegenstände für die Abendroutine
Training zu Hause	• ggf. Verstärkersystem (Punkteliste und Wunschliste [A9/A10]) • ggf. Material zur Entspannung

Im Baustein D wird erneut die Abendsituation simuliert, und die THOKI-Techniken werden angewendet; dabei wird der Schwierigkeitsgrad erhöht, Hilfen werden abgebaut und es wird intensiv geübt. Der Baustein kann im alleinigen Kontakt mit dem Kind umgesetzt werden, die Einbeziehung einer Bezugsperson ist jedoch wünschenswert. Der Baustein kann meist in 1 bis 2 Sitzungen durchgeführt werden.

Training in der Sitzung

Bei der Rückmeldung der Wochenaufgabe besprechen Sie ggf. unter Betrachtung der gesammelten Punkte, wie die Abendsituation in der vergangenen Woche geklappt hat. Was hat gut geklappt? Welche Schritte sind schwierig? Wie hat ggf. das Verstärkersystem funktioniert? Wurden die THOKI-Techniken eingesetzt? Wurden Anregungen zum Zur-Ruhe-Kommen ausprobiert? Ist ein Verstärkersystem an die Ausführung der Wochenaufgabe gekoppelt, darf sich das Kind nun als Belohnung etwas aus der Schatzkiste aussuchen.

In den Trainingseinheiten wird nun der *Schwierigkeitsgrad für die Simulation der Situation erhöht*. Dieser Teil bezieht sich vorwiegend auf die Einhaltung des Ablaufs der Abendroutine. Der Schwierigkeitsgrad kann über den Abbau von Hilfestellungen, das gezielte Stören des Kindes oder den erschwerten Einstieg in die Situation variiert werden. Sofern der Ablaufplan zu Hause weiterhin genutzt werden soll, behalten Sie diesen als Hilfestellungen bei, alle weiteren Hilfen werden weggelassen. Gezieltes Stören kann nach Absprache mit dem Kind eingesetzt werden. Versuchen Sie, das Kind bei der Durchführung des Ablaufs gezielt zu stören, indem Sie beispielsweise Spielangebote machen, Dinge, die es für den Ablauf benötigt, an einen anderen als den vorgesehenen Ort legen oder laut ein interessantes Video einschalten. Den Einstieg in die Situation können Sie beispielsweise erschweren, indem Sie das Kind ein Video anschauen lassen, dass es dann unterbrechen muss, um mit seiner Abendroutine beginnen zu können. Nach erfolgreich *durchgeführter* Situation reflektieren Sie diese und besprechen Sie eventuelle Anpassung für zu Hause. Überdenken Sie ggf. auch Veränderungen im Verstärkersystem.

Zum anderen kann insbesondere bei Einschlafproblemen an dieser Stelle ein tieferer Einstieg in die Arbeit zum Thema *Entspannung* stattfinden. Nutzen Sie die in Baustein C (vgl. Kap. 3.4.3) genannten Anregungen und ggf. weiterführende Literatur als Hilfestellung. Haben Sie eine Technik mit dem Kind ausgewählt und diese eingeführt, kann eine Bezugsperson angeleitet werden, die ausgewählten Übungen auch zu Hause mit dem Kind durchzuführen. Eine auditive Anleitung über CDs und Hörspiele ist alternativ möglich.

Training zu Hause

Die Wochenaufgabe besteht aus *intensivem Üben* zu Hause und ggf. weiterem Einüben von Entspannungstechniken im Alltag. Auch erste Hilfsmittel könnten abgebaut oder Veränderungen am Verstärkersystem vorgenommen werden. Sollen Veränderungen vorgenommen werden, sollte eine Bezugsperson einbezogen werden.

Mögliche schwierige Therapiesituationen

Bei Schwierigkeiten in der Abendroutine müssen viele verschiedene Aspekte betrachtet werden. Bereiche, die besonders zu Schwierigkeiten führen können, sind:

1. *Problematische Mediennutzung:* Häufig führt eine problematische Mediennutzung über den Tag oder am Abend zu Schwierigkeiten in der Abendroutine oder beim Einschlafen. Nutzen Sie Hilfestellungen aus dem Modul 11 *Freizeit* für den Umgang mit Medien.
2. *Probleme im Tagesablauf insgesamt:* Es ist meist nötig, nicht nur den Ablauf kurz vor dem Zubettgehen zu betrachten, sondern zum Teil muss der gesamte Tagesablauf beleuchtet werden, um wirkungsvolle Veränderungen am Abend zu erzielen. Beachten Sie u. a. die Themen Mediennutzung, Bewegung, Zeit im Freien und Zeiten in Gruppen.
3. *Medikamentöse Behandlung:* Neben den unterschiedlichen im Modul beschriebenen Einflussfaktoren auf das Einschlafen müssen Sie auch eine mögliche Nebenwirkung einer medikamentösen Behandlung des Kindes berücksichtigen. Infomieren Sie sich genau über Art, Dosierung und Wirkzeiten von Medikamenten des Kindes und sprechen Sie ggf. mit dem behandelnden Arzt bzw. der behandelnden Ärztin über mögliche Effekte auf das Einschlafen.

3.5 Modul 5: Schultasche

Indikation
Der Umgang mit der Schultasche wird nach der Diagnostik und Exploration von Kind, Bezugsperson und ggf. Lehrkraft von therapeutischer Seite als problembehaftet eingeschätzt. Hilfsmittel: Individuelle Problemliste, SIT-ADHS-Eltern, ggf. SIT-ADHS-Lehrkraft.
Inhalt und Ziele
Nach einer detaillierten Analyse der Probleme beim Umgang mit der Schultasche wird das Zielverhalten für diese Situation erarbeitet. Unter Einsatz der THOKI-Techniken wird der Umgang mit der Schultasche simuliert, und unter steigendem Schwierigkeitsgrad wird das Zielverhalten eingeübt.
Bausteine
A. Problemanalyse und Stimulusmanagement B. Erarbeitung von Selbstmanagementmethoden C. Fertigkeitentraining in der simulierten Situation D. Fertigkeitentraining in der simulierten Situation bei gesteigertem Schwierigkeitsgrad
Anzahl der Sitzungen
In der Regel zwischen 2 und 3 Sitzungen
Teilnehmende
• Kind • wenn möglich, teilweise mit Bezugsperson • ggf. Kontakt zur Lehrkraft
Material
Allgemein: • Spielsteinglas mit Spielsteinen, Punkteliste für die Sitzung (A1) • Schatzkiste mit kleinen Verstärkern • Drehzahlmesser (M1) • Selbstinstruktionskarten (M2) *Simulation Schultasche:* • Arbeitsplatz, ggf. Ablagefächer und Ordner, Schultasche des Kindes *Arbeitsblätter:* • A5: Mein Wenn-Dann-Trick • A13: Liste meiner Schulmaterialien

Das Modul 5 *Schultasche* besteht aus 4 Bausteinen und kann in der Regel in 2 bis 3 Sitzungen durchgeführt werden. Die im Kapitel 2.3 eingeführten Therapiemethoden des Stimulusmanagements, des Selbstmanagements, des Fertigkeitentrainings in der simulierten Situation und des Kontingenzmanagements werden eingesetzt. Die im Einstiegsmodul erarbeiteten THOKI-Techniken bilden gemeinsam mit dem bereits erarbeiteten Ablauf einer Sitzung die Grundstruktur der Intervention. Tabelle 13 gibt einen Überblick, wie die vorgestellten Techniken und Therapiemethoden im Modul *Schultasche* angewendet werden.

Wichtig: Beachten Sie für alle Sitzungen die im Einstiegsmodul erarbeitete Sitzungsroutine (vgl. Kap. 3.1.2).

Tabelle 13: Therapiemethoden für Modul 5 – Schultasche

Therapiemethode	Beispielhafte Anwendung in Modul 5
Problemsituation/Problemverhalten genau erfassen	• Schultasche liegt im Flur herum • Schulmaterialien wie Hefte und Ordner sind oft beschädigt • Kind benötigt sehr lange, um Materialien herauszuholen
Stimulusmanagement	• Schultasche und Materialien gemeinsam aufräumen • feste Ordnung in der Schultasche definieren • Ort für Schultasche festlegen • Fixpunkt fürs Tasche-Packen suchen
Selbstmanagement (mithilfe der Selbstinstruktionskarten)	• Aufgabe: Nach dem Abendessen packe ich meine Schultasche für den nächsten Tag vollständig • Drehzahl: 4 bis 6 • Hochfahren: Hampelmänner • Wenn-Dann-Trick: Wenn das Abendessen zu Ende ist, dann packe ich sofort meine Tasche! • Liste meiner Schulmaterialien nutzen
Fertigkeitentraining (mithilfe der Selbstinstruktionskarten)	• Umgang mit der Schultasche in verschiedenen Situationen simulieren • veränderten Umgang mit der Schultasche zu Hause und in der Schule einüben
Kontingenzmanagement	• Sitzung: Spielsteinglas mit Verhaltensaufgabe „nicht trödeln“ • Wochenaufgabe: Schatzkiste für „Liste der Schulmaterialien ausgestaltet“

3.5.1 Baustein A: Problemanalyse und Stimulusmanagement

Material	
Training in der Sitzung	• Schultasche des Kindes
Training zu Hause	• ggf. Videoaufnahmegerät (z.B. Smartphone)

Dieser Baustein dient der detaillierten Betrachtung der Probleme im Umgang mit der Schultasche und anschließenden Erarbeitung erster Veränderungsansätze. Dies erfolgt vorwiegend im Kontakt mit dem Kind und kann meist im Teil einer Sitzung durchgeführt werden.

Training in der Sitzung

In der Trainingseinheit des Bausteins wird gemeinsam mit dem Kind der *Umgang mit der Schultasche genau betrachtet*. Dabei wird das *Packen der Schultasche* für den nächsten Schultag, die *Ordnung in der Schultasche* und das *Handling beim Ein- und Auspacken* von Arbeitsmaterialien berücksichtigt. Fragen, die bearbeiten werden sollen, sind beispielsweise:

- Wie sieht die Situation aus?
- Wo steht die Schultasche?
- Wo liegen die Schulsachen?
- Gibt es einen festen Zeitpunkt, an dem die Tasche gepackt wird?
- Wird der Inhalt kontrolliert?
- Gibt es ein Ordnungssystem für die Schulsachen?
- Was passiert mit losen Blättern im Ranzen?
- Was ist mit der Brotdose und Kleinkram?
- Gibt es einen extra Turnbeutel?

Möglichst hat das Kind schon zu dieser Sitzung seine Schultasche mitgebracht, und Sie können direkt gemeinsam einen Blick hineinwerfen. Machen Sie sich ein Bild von der allgemeinen Ordnung, lassen Sie das Kind die Materialien für verschiedene Fächer herausholen und beurteilen Sie das Handling:

- Braucht das Kind sehr lange, um die Materialien vollständig herausgeholt oder weggepackt zu haben?
- Muss es bestimmte Materialien suchen?
- Fehlen Materialien?
- Haben die Materialien einen festen Ort in der Schultasche?

Um Schwierigkeiten zu Hause oder in der Schule beim Handling der Schultasche genauer zu betrachten, nutzten Sie die Informationen aus dem SIT-ADHS-Eltern und SIT-ADHS-Lehrkraft und gehen ggf. nochmals in einen genaueren Austausch, beispielsweise durch ein Telefonat mit einer Lehrkraft.

Anregungen für das Stimulusmanagement

1. Schultasche und Materialien, wie Mäppchen und Hefter, gemeinsam ordnen und aussortieren
2. Feste Plätze für Materialien in der Schultasche definieren
3. Festen Platz für Tasche zu Hause definieren
4. Uhrzeit/Fixpunkt definieren, wann die Tasche gepackt wird

Gegebenenfalls unter Einbeziehung einer Bezugsperson ein Ordnungssystem für Schulmaterialien zu Hause oder in der Schule (Spint) einbeziehen und auch dort eine Grundordnung schaffen. Zudem kann mit Bezugspersonen und Kind vereinbart werden, dass die Bezugspersonen die Ordnung in der Schultasche regelmäßig kontrollieren. Dies kann jedoch auch von Ihnen in der Sitzung übernommen werden.

Einigen Kindern fällt das Ordnung-Schaffen so schwer, dass zunächst der Baustein B (Selbstmanagementmethoden) durchgeführt werden sollte, und das Ordnung-Schaffen selbst im Fertigkeitentraining umgesetzt wird.

Training zu Hause

Die Wochenaufgabe besteht darin, den *festgelegten Platz und den Zeitpunkt* des Tasche-Packens zu Hause umzusetzen und *ggf. weitere Schulmaterialien zu ordnen*. An dieser Stelle ist es hilfreich, eine Bezugsperson zur Umsetzung einzubeziehen. Hat das Kind jedoch große Schwierigkeiten oder einen großen Widerwillen gezeigt, Materialien zu ordnen, lassen Sie die weiteren Schulmaterialien zur nächsten Sitzung mitbringen und ordnen Sie diese gemeinsam. Fortschritte können dabei gut über Fotos oder Videos dokumentiert werden. Lassen Sie zur nächsten Sitzung erneut die *Schultasche des Kindes und den Stundenplan mitbringen*.

Tipp: Sollen weitere Schulmaterialien geordnet werden, hat es sich als sinnvoll herausgestellt, ein Belohnungssystem zu nutzen.

3.5.2 Baustein B: Erarbeitung von Selbstmanagementmethoden

Material	
Training in der Sitzung	• A5: Mein Wenn-Dann-Trick • A13: Liste meiner Schulmaterialien • Schultasche und Stundenplan des Kindes
Training zu Hause	• in der Sitzung erarbeitete Liste der Schulmaterialien (A13)

In diesem Baustein werden die im Einstiegsmodul erarbeiteten THOKI-Techniken auf das Handling mit der Schultasche und ggf. das Ordnung-Schaffen bei den Schulmaterialien angewendet. Der Baustein kann vollständig im alleinigen Kontakt mit dem Kind umgesetzt werden. Die Einbeziehung einer Bezugsperson für die Ausführung der Wochenaufgabe ist förderlich, jedoch nicht zwingend. Der Baustein kann meist im Teil einer Sitzung durchgeführt werden.

Training in der Sitzung

Bei der Rückmeldung der Wochenaufgabe sprechen Sie mit dem Kind über die Einführung des festen Platzes für die Schultasche und die Umsetzung der Packzeit und lassen sich ggf. Fotos und Videos davon zeigen. Kontrollieren Sie die Ordnung in der Schultasche und den Materialien. Ist ein Verstärkersystem an die Ausführung der Wochenaufgabe gekoppelt, darf sich das Kind als Belohnung etwas aus der Schatzkiste aussuchen.

In der Trainingseinheit erarbeiten Sie mit dem Kind, im Sinne des Selbstmanagements, welche *Drehzahl,*

Tabelle 14: Beispiel für Selbstmanagement beim Einpacken der Schultasche

Selbstinstruktionskarte	Selbstmanagement
Stop! Was ist meine Aufgabe?	Schultasche nach den Ordnungsregeln einpacken.
Habe ich die richtige Drehzahl?	Für die Aufgabe brauche ich eine Drehzahl von 4 bis 7/im grünen Bereich.
Trick anwenden zum Hoch- oder Runterfahren	Runterfahren mit Atemübung.
Wenn-Dann-Trick anwenden	Wenn ich einen losen Zettel finde, dann stecke ich ihn in die blaue Mappe!

welche *Tricks zur Regulation der Drehzahl* und welche *Wenn-Dann-Tricks* das Kind für den Umgang mit der Schultasche anwenden könnte. Je nach Schwierigkeiten des Kindes kann sowohl das Tasche-Packen für den nächsten Schultag, das Handling beim Ein- und Auspacken zum Unterrichts- oder Hausaufgabenbeginn, das Ordnung-Schaffen selbst, aber auch das Ordnung-Halten einbezogen werden. Tabelle 14 zeigt beispielhaft die Umsetzung dieses Abschnitts.

Für das *Packen der Schultasche* für den nächsten Tag kann auch eine *Liste der Schulmaterialien* (A13) für jedes Fach hilfreich sein. So bekommen die Kinder einen besseren Überblick darüber, welche Materialien für welches Fach eingepackt werden müssen. Eine solche Liste kann zunächst mit dem Kind gemeinsam erarbeitet und dann ausgestaltet werden. Auch für Kinder der weiterführenden Schule mit vielen verschiedenen Fächern hat sich dies als sehr hilfreich herausgestellt. Schauen Sie sich auch den *Stundenplan* des Kindes gemeinsam an und gestalten Sie diesen ggf. übersichtlicher. Abbildung 14 zeigt ein Arbeitsbeispiel einer Liste der Schulmaterialien aus der Sitzung.

Anschließend erfolgen die ersten kurzen *Simulationen*, um die Anwendung der entwickelten THOKI-Tricks und ggf. der Liste der Schulmaterialien auszuprobieren. Berücksichtigen Sie alle Bereiche, die für das Kind schwierig sind. Simulieren Sie also ggf. das Tasche-Packen für den nächsten Schultag, das Handling beim Ein- und Auspacken zum Unterrichts- oder Hausaufgabenbeginn, das Ordnung-Schaffen selbst,

A13

Liste meiner Schulmaterialien

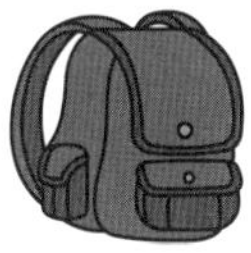

Immer dabei:
Federmappe, Hausaufgabenheft, Trinkflasche

Fach	Material
Deutsch	Heft, Buch, Schnellhefter
Mathe	Buch, Heft, Regelheft
Englisch	(3x) Schnellhefter, Heft, Buch, Workbook
Musik	Schnellhefter
Physik	Schnellhefter, Buch
Religion	Buch, Schnellhefter, Bibel
Sport	Sportsachen (Schuhe, Hose, T-Shirt)
Bio	Schnellhefter, Buch
Französisch	Arbeitsmappe, Buch, Workbook

Abbildung 14:
Beispiel für eine Liste der Schulmaterialien (A13)

aber auch das Ordnung-Halten mit den jeweils entwickelten THOKI-Tricks. Reflektieren Sie anschließend mit dem Kind die Situationen.

Tipp: Machen Sie sich eine Kopie der erarbeiteten Liste der Schulmaterialien (A13) und des Stundenplans.

Training zu Hause

Wurde eine *Liste der Schulmaterialien* erstellt, soll diese zu Hause *ausgestaltet* werden. Bei Kindern, die bereits gut lesen können, eignet sich eine am Computer übersichtlich gestaltete Tabelle. Bei jüngeren Kindern kann mit Abbildungen von Mappen und Büchern gearbeitet werden. Auch die Anschaffung eines neuen Stundenplans oder die Umgestaltung des alten Stundenplans kann als Aufgabe gestellt werden. Bestenfalls wird das Kind von einer Bezugsperson bei der Ausgestaltung unterstützt. Lassen Sie zur nächsten Sitzung erneut die *Schultasche und den Stundenplan des Kindes mitbringen.*

3.5.3 Baustein C: Fertigkeitentraining in der simulierten Situation

Material	
Training in der Sitzung	• zu Hause ausgestaltete Liste der Schulmaterialien und ggf. neu ausgestalteter Stundenplan • Stoppuhr
Training zu Hause	• ausgestaltete Liste der Schulmaterialien und ggf. neu ausgestalteter Stundenplan • ggf. Videoaufnahmegerät (z. B. Smartphone) • ggf. Stoppuhr

In diesem Baustein werden die THOKI-Techniken angewendet und verschiedene Situationen im Umgang mit der Schultasche simuliert. Das Zielverhalten wird so trainiert und eingeübt. Der Baustein kann im alleinigen Kontakt mit dem Kind umgesetzt werden, die Einbeziehung einer Bezugsperson zur Umsetzung der Wochenaufgabe ist wünschenswert. Der Baustein kann meist in einer Sitzung durchgeführt werden.

Training in der Sitzung

Bei der Rückmeldung der Wochenaufgabe lassen Sie sich die ausgestaltete Liste und den Stundenplan zeigen und machen sich davon Kopien. Fragen Sie auch nach der Einhaltung von Vereinbarungen aus dem Stimulusmanagement. Kontrollieren Sie beispielsweise die Ordnung in der Schultasche. Ist ein Verstärkersystem an die Ausführung der Wochenaufgabe gekoppelt, darf sich das Kind als Belohnung etwas aus der Schatzkiste aussuchen.

In der Trainingseinheit erfolgen nun die *Simulationen des Umgangs mit der Schultasche.* Es sollen dabei wieder alle Bereiche, die für das Kind schwierig sind, beachtet werden. Simulieren Sie also ggf. das Tasche-Packen für den nächsten Schultag, das Handling beim Ein- und Auspacken zum Unterrichts- oder Hausaufgabenbeginn, das Ordnung-Schaffen selbst, aber auch das Ordnung-Halten mit den jeweils entwickelten THOKI-Tricks.

Ist dies bislang nicht erfolgt, schaffen Sie als Erstes unter Verwendung der entwickelten THOKI-Tricks *Ordnung in der Schultasche und den Materialien.* Simulieren Sie das *Tasche-Packen für verschiedene Schultage* mithilfe der THOKI-Tricks, der Liste der Schulmaterialien und des Stundenplans. Sie können auch eine Stoppuhr verwenden und die benötigte Zeit stoppen. Dies kann zeigen, dass das Tasche-Packen gar nicht lange dauert, und so kann auch zu Hause oft leicht eine spielerische Motivation hergestellt werden (vgl. Abb. 15).

Bei älteren Kindern können Sie auch mit der Liste der Schulmaterialien üben, die *Materialien für die einzelnen Fächer zügig auswendig aufzählen zu können.* Sie nennen ein beliebiges Fach von der Liste, und das Kind zählt die dazugehörigen Materialien für das Fach auf. Das Ein- und Auspacken zu Beginn der Hausaufgaben oder eines Unterrichtsfachs kann ebenfalls einfach simuliert werden. Simulieren Sie den Beginn einer Unterrichtsstunde, und lassen Sie das Kind möglichst *zügig und vollständig alle benötigten Arbeitsmaterialien auf seinem Arbeitsplatz bereitlegen.* Auch das zügige und ordentliche Einpacken kann eingeübt und

Gestoppte Zeit: 4:30 Minuten, um Ranzen einzuräumen / Runde 2: 1:19 Minuten ☺

Abbildung 15: Beispiel für den Einsatz der Stoppuhr beim Tasche-Packen

ggf. auch wieder mit dem Einsatz der Stoppuhr begleitet werden. Reflektieren Sie nach den Übungen die Situationen mit dem Kind.

„So, nun wollen wir mal ausprobieren, wie das Auspacken aus der Schultasche zu Beginn einer Unterrichtsstunde klappt. Ich nenne dir ein Schulfach, und du holst so schnell, wie du kannst, alle Sachen, die du für das Arbeiten in dem Fach benötigen wirst, aus der Tasche und legst Sie zum Arbeiten bereit."

Training zu Hause

Wird die Situation des Tasche-Packens für den nächsten Schultag bearbeitet, sollen der *Stundenplan und die Liste der Schulmaterialien* gut sichtbar an dem Ort *aufgehängt* werden, an dem das Kind seine Tasche für den nächsten Schultag packt. Die *THOKI-Techniken* sollen jetzt zu Hause und im Unterricht verwendet werden. Die Umsetzung zu Hause kann erneut mit Videos oder Fotos dokumentiert werden. Bezugspersonen können den Einsatz der Hilfsmittel verstärken, ggf. die Schultasche kontrollieren und in einigen Fällen auch mit dem Einsatz der *Stoppuhr* einen Spielcharakter der Situation herstellen. Dies sollte dann zuvor von der Bezugsperson in der Sitzung beobachtet worden sein. Soll am Ein- und Auspacken im Unterricht gearbeitet werden, könnten Sie eine Rückmeldung zu diesem Thema, beispielsweise per E-Mail, von der Lehrkraft einholen. Lassen Sie zur nächsten Sitzung erneut die *Schultasche des Kindes mitbringen*.

3.5.4 Baustein D: Fertigkeitentraining in der simulierten Situation bei gesteigertem Schwierigkeitsgrad

Material	
Training in der Sitzung	• Kopien der Liste der Schulmaterialien und des Stundenplans • Schultasche des Kindes
Training zu Hause	• ggf. Videoaufnahmegerät (z. B. Smartphone)

In diesem Baustein wird erneut der Umgang mit der Schultasche simuliert, und die Anwendung der THOKI-Techniken wird eingeübt. Dabei wird der Schwierigkeitsgrad erhöht, und Hilfen der therapierenden Person und der Einsatz von Hilfsmitteln werden systematisch abgebaut. Der Baustein kann im alleinigen Kontakt mit dem Kind umgesetzt werden. Der Baustein kann meist in einer Sitzung durchgeführt werden.

Training in der Sitzung

Bei der Rückmeldung der Wochenaufgabe besprechen Sie, ob die Liste der Schulmaterialien und der Stundenplan aufgehängt wurden und wie der Einsatz der THOKI-Techniken in den verschiedenen Bereichen funktioniert hat. Lassen Sie sich ggf. Fotos und Videos zeigen. Haben Sie eine Rückmeldung einer Lehrkraft zum Ein- und Auspacken des Unterrichtsmaterials erhalten, besprechen Sie diese mit dem Kind. Ist ein Verstärkersystem an die Ausführung der Wochenaufgabe gekoppelt, darf sich das Kind als Belohnung für ausgeführte Wochenaufgaben etwas aus der Schatzkiste aussuchen.

In der Trainingseinheit liegt der Schwerpunkt darauf, den *Schwierigkeitsgrad für die Simulationen zu erhöhen*. In den Simulationen können Hilfsmittel und Hilfestellungen abgebaut sowie Abläufe gezielt gestört werden. Es könnten benötigte Materialien fehlen und störende Unterbrechungen wie Telefonklingeln oder kurze Störungen durch Kolleg*innen oder die Bezugsperson eingeplant werden. Auch der Zeitdruck kann verstärkt werden. Sie können auch die räumliche Umgebung wechseln und das Kind seine Sachen beispielsweise auf dem Praxisflur mit diversen Ablenkungen packen lassen. Oder lassen Sie die Simulationen im Gruppensetting stattfinden.

Tipp: Baustein D eignet sich sehr gut zur Umsetzung im Gruppensetting.

Training zu Hause

Als Wochenaufgabe soll erneut *intensiv geübt* werden. Gegebenenfalls sollen auch zu Hause bereits erste *Hilfestellungen abgebaut* werden. Lassen Sie ggf. erneut ein kurzes Video drehen und holen Sie ggf. erneut eine Rückmeldung von der Lehrkraft ein.

Mögliche schwierige Therapiesituationen

Ordnung machen fällt sehr schwer. Unterschätzen Sie nicht, wie schwer es manchen Kindern und ggf. auch Bezugspersonen fällt, Ordnung zu schaffen. Setzen Sie diesen Schritt dann nicht im Stimulusmanagement um, sondern unter Ihrer Anleitung im Fertigkeitentraining.

3.6 Modul 6: Hausaufgaben

Indikation

Nach der Diagnostik und Exploration von Kind, Bezugsperson und ggf. Lehrkraft wird die Hausaufgabensituation von therapeutischer Seite als problembehaftet eingeschätzt. Hilfsmittel: Individuelle Problemliste, SIT-ADHS-Eltern, ggf. SIT-ADHS-Lehrkraft.

Inhalt und Ziele

Nach einer detaillierten Analyse der Probleme bei den Hausaufgaben wird das Zielverhalten für diese Situation mit den Beteiligten erarbeitet. Unter Einsatz der THOKI-Techniken, weiterer Tricks und Hilfsmittel wird die Hausaufgabensituation simuliert, und unter steigendem Schwierigkeitsgrad wird das Zielverhalten eingeübt.

Bausteine

A. Problemanalyse
B. Stimulusmanagement
C. Erarbeitung von Selbstmanagementmethoden
D. Kontingenzmanagement
E. Fertigkeitentraining in der simulierten Situation
F. Fertigkeitentraining in der simulierten Situation bei gesteigertem Schwierigkeitsgrad

Anzahl der Sitzungen

In der Regel zwischen 5 und 8 Sitzungen

Teilnehmende

- Kind
- wenn möglich, teilweise mit Bezugsperson
- ggf. Kontakt zur Betreuungsperson der Fremdbetreuung wünschenswert

Material

Allgemein:
- Spielsteinglas mit Spielsteinen, Punkteliste für die Sitzung (A1)
- Schatzkiste mit kleinen Verstärkern
- Drehzahlmesser (M1)
- Selbstinstruktionskarten (M2)

Simulation Hausaufgabensituation:
- Tisch mit Stühlen, Schulsachen des Kindes, Aufgaben/Hausaufgaben des Kindes oder anderes Arbeitsmaterial/Aufgaben entsprechend der Klassenstufe des Kindes

Arbeitsblätter:
- A5: Mein Wenn-Dann-Trick
- ggf. A9: Punkteliste für zu Hause
- ggf. A10: Wunschliste
- A14: Beobachtungsbogen
- A15: Regelkarte Hausaufgaben
- A16: Zeitschätzliste
- A17: Bewertungsbogen Hausaufgaben

Material:
- M15: Stimulusmanagement Hausaufgaben
- M16: Regelkarte Hausaufgaben – Beispiel
- M17: Tipps und Tricks bei den Hausaufgaben

Das Modul 6 *Hausaufgaben* besteht aus 6 Bausteinen und kann in der Regel in 5 bis 8 Sitzungen durchgeführt werden. Da die Schwierigkeiten bei den Hausaufgaben sehr individuell sein können und auch das Setting stark variiert, werden in diesem Modul die Problemanalyse und das Stimulusmanagement auf zwei Bausteine aufgeteilt. Es ist weiter möglich, die einzelnen Bausteine je nach Bedarf auf mehrere Sitzungen aufzuteilen. Die im Kapitel 2.3 eingeführten Therapiemethoden des Stimulusmanagements, des Selbstmanagements, des Fertigkeitentrainings in der simulierten Situation und des Kontingenzmanagements werden eingesetzt. Die im Einstiegsmodul erarbeiteten THOKI-Techniken bilden gemeinsam mit dem bereits erarbeiteten Ablauf einer Sitzung die Grundstruktur der Intervention. Tabelle 15 gibt einen Überblick darüber, wie die vorgestellten Techniken und Therapiemethoden im Modul 6 *Hausaufgaben* angewendet werden.

Wichtig: Beachten Sie für alle Sitzungen die im Einstiegsmodul erarbeitete Sitzungsroutine (vgl. Kap. 3.1.2).

3.6.1 Baustein A: Problemanalyse

Material	
Training in der Sitzung	• verschiedene Rätsel- und/oder Knobelaufgaben (z. B. von www.grundschule-arbeitsblaetter.de/raetsel)
Training zu Hause	• A14: Beobachtungsbogen • ggf. Videoaufnahmegerät (z. B. Smartphone)

Dieser Baustein dient der detaillierten Betrachtung der problematischen Situation. Vorwiegend erfolgt dies durch Exploration und Verhaltensbeobachtung im Kontakt mit dem Kind. In diesem Baustein ist jedoch die Mitarbeit einer Bezugsperson, im Rahmen eines gemeinsamen Therapiegesprächs mit Ihnen, dem Kind und der Bezugsperson, wichtig. Der Baustein kann meist in einer Sitzung durchgeführt werden.

Training in der Sitzung

In der Trainingseinheit des Bausteins wird gemeinsam mit dem Kind und möglichst einer Bezugsperson die Hausaufgabensituation genau betrachtet. Nutzen Sie auch die Informationen aus dem SIT-ADHS-Eltern und dem SIT-ADHS-Lehrkraft. Starten Sie mit der *Exploration des Kindes*. Fragen, die bearbeiten werden sollen, sind beispielsweise:

- Wie sieht die Situation aus?
- Wo werden die Hausaufgaben gemacht?
- Wann werden sie gemacht?
- Wer betreut die Hausaufgaben?
- Wer hilft bei Schwierigkeiten?
- Kontrolliert jemand die Hausaufgaben?
- Gibt es ein Hausaufgabenheft?
- Gibt es eine maximale Zeit?
- Kontrollieren die Lehrkräfte in der Schule die Hausaufgaben?
- Was passiert, wenn man die Hausaufgaben nicht hat?
- Gibt es Belohnungen für erledigte oder besonders gute Hausaufgaben?
- Wo erlebt das Kind Streitpunkte und Schwierigkeiten?

Führen Sie anschließend eine *Verhaltensbeobachtung bei einer Arbeitsprobe* durch. Sie erleben so das Arbeitsverhalten des Kindes direkt. Nutzen Sie hierfür Rätsel- und Knobelaufgaben, die keine schulischen Inhalte haben, jedoch strukturell ähnlich wie schulische Aufgaben aufgebaut sind und mit Papier und Stift bearbeitet werden müssen. Meist kann hierdurch die Motivation beim Kind erhöht werden, und durch die Verwendung von Ihnen bekanntem Material können Sie leichter typische Fehler identifizieren. Nehmen Sie in dieser Situation eine Beobachterrolle ein, kommunizieren Sie dies gegenüber dem Kind. Lassen Sie das Kind möglichst selbstständig arbeiten. Mögliche Beobachtungspunkte sind:

- Wie klappt der Arbeitsbeginn?
- Fällt es dem Kind schwer zu starten, zögert es den Beginn hinaus?
- Fällt es ihm schwer, die Arbeitsaufträge zu verstehen?
- Vergisst es Unterpunkte, einzelne Anweisungen?
- Wie ist das Arbeitstempo?
- Können Sie Flüchtigkeitsfehler ausmachen?
- Erkennt und nutzt das Kind Hilfsmittel, die auf den Arbeitsblättern vorhanden sind?
- Wie ist das Schriftbild?
- Wie reagiert das Kind auf externe Ablenkungen, z. B. durch Geräusche?

Wenn möglich, wird nun eine Bezugsperson zum Gespräch hinzugebeten. Gemeinsam mit Kind und Bezugsperson werden nun die gewonnenen Informationen über die Hausaufgabensituation mit den Informationen und Einschätzungen der Bezugsperson abgeglichen. Nutzen Sie auch die Ihnen bereits vorliegenden Informationen aus der Diagnostik. Gemeinsam werden anschließend Problembereiche iden-

Tabelle 15: Therapiemethoden für Modul 6 – Hausaufgaben

Therapiemethode	Beispielhafte Anwendung in Modul 6
Problemsituation/Problemverhalten genau erfassen	• Ort, an dem Hausaufgaben gemacht werden, wechselt • Zeitpunkt für die Hausaufgaben ist nicht fest • Kind braucht sehr lange für die Hausaufgaben
Stimulusmanagement	• Ort für die Hausaufgaben festlegen • Arbeitsplatz organisieren • Zeitpunkt und Betreuung festlegen • Regelkarte für Hausaufgaben erstellen
Selbstmanagement (mithilfe der Selbstinstruktionskarten)	• Aufgabe: Matheaufgabe S. 17, Nr. 4: Plusrechnen vollständig bearbeiten • Drehzahl: 4 bis 6 • Runterfahren: Kerze oder Baum • Wenn-Dann-Trick: Wenn ich mit der Aufgabe fertig bin, dann kontrolliere ich, ob Sie vollständig ist! • Hausaufgabenplan, Hausaufgabenheft, Regelkarte nutzen
Fertigkeitentraining (mithilfe der Selbstinstruktionskarten)	• Hausaufgaben des Kindes oder Übungsaufgaben in der Sitzung unter verschiedenen Bedingungen (mit Hilfsmitteln, mit Therapeut*in, in der Gruppe) bearbeiten • veränderte Hausaufgabensituation im Alltag einüben
Kontingenzmanagement	• Sitzung: Spielsteinglas mit Verhaltensaufgabe „ruhig auf dem Stuhl sitzen“ • Wochenaufgabe: Schatzkiste für „THOKI-Tricks bei den Hausaufgaben anwenden“ • zu Hause: Punkte sammeln fürs Einhalten der Hausaufgaben-Regeln

tifiziert und Schwierigkeiten konkretisiert. Besonders in der Hausaufgabensituation sind die möglichen Schwierigkeiten zahlreich. Einige Probleme sind sehr augenscheinlich und schnell zu benennen, wohingegen andere erst im Verlauf der Sitzungen und des gemeinsamen Arbeitens mit dem Kind konkret erfasst werden können. *Typische Problembereiche* liegen im Setting, in der Interaktion mit der Bezugsperson und im eigentlichen Arbeitsverhalten des Kindes. Im Folgenden werden für jeden dieser Bereiche Beispiele angeführt.

Setting:
- Der Ort, an dem gearbeitet wird, bietet viele Ablenkungen.
- Der Arbeitsplatz ist unordentlich.
- Es fehlen Materialien, die zur Bearbeitung der Hausaufgaben benötigt werden.
- Der Zeitpunkt der Hausaufgaben wird häufig verändert oder spontan verschoben.
- Es ist keine Betreuungsperson zur Unterstützung verfügbar.
- Die Hausaufgaben werden nicht oder nur unregelmäßig kontrolliert.
- Es besteht kein Austausch zwischen Lehrkraft und Betreuungsperson der Hausaufgaben.
- Rückmeldungen über mangelnde oder fehlende Hausaufgaben fehlen oder erfolgen verzögert.

Arbeitsverhalten des Kindes:
- Das Kind weiß nicht, welche Hausaufgaben es zu erledigen hat.
- Es fällt dem Kind schwer, Aufgabenstellungen zu erfassen.
- Das Kind übersieht Arbeitsanweisungen und bearbeitet die Aufgabe nicht vollständig.
- Das Arbeitstempo ist sehr langsam.
- Es fällt dem Kind schwer, ein Arbeitsblatt zu überblicken und z. B. Hilfestellungen zu erkennen.
- Es zeigen sich Schwierigkeiten beim Blicksprung; z. B. bei Abschreibaufgaben verliert das Kind oft die Zeile oder das Wort, an dem es weitermachen müsste. Das Kind schreibt dann oft große Teile aus dem Gedächtnis und macht viele Fehler.
- Das Schriftbild ist zu unsauber.
- Es kommt häufig zu Flüchtigkeitsfehlern.
- Die falschen Aufgaben auf einem Arbeitsblatt werden bearbeitet.
- Das Kind beginnt mit einer Arbeitsmethode, z. B. Plusrechnen, bemerkt nicht, wenn sich die Aufgabenstellung z. B. zum Minusrechnen hin ändert.
- Das Kind unterbricht die Arbeitsphase, schweift dabei mit den Gedanken ab, stellt Fragen zu anderen Themen oder steht vom Platz auf, um etwas zu holen.

Interaktion mit der Bezugsperson:
- Es kommt regelmäßig zum Streit mit der Bezugsperson bei den Hausaufgaben.
- Das Kind verschweigt, welche Aufgaben es auf hat.
- Das Kind versucht, den Arbeitsbeginn hinauszuzögern.
- Das Kind verweigert Aufgaben oder gibt ständig an, diese nicht zu können.

Training zu Hause

Die Wochenaufgabe dient der weiteren *Problemanalyse und Selbstbeobachtung.* Lassen Sie das Kind den Beobachtungsbogen (A14) mit einem bis drei konkreten Beobachtungsaufgaben ausfüllen. Lassen Sie ggf. auch die Bezugsperson den Beobachtungsbogen (A14) ausfüllen. Leiten Sie die Beobachtungsaufgabe aus den Erkenntnissen der Problemanalyse und Diagnostik ab. Beispiele für Beobachtungsaufgaben sind:
- Ich habe meine Hausaufgabe ohne Streit begonnen.
- Ich habe zügig mit meinen Hausaufgaben angefangen.
- Ich hatte alle benötigten Materialein da.
- Ich habe ordentlich gearbeitet.
- Ich habe am Ende auf Fehler kontrolliert.

Auch ein kurzes Video der Hausaufgabensituation kann weitere Informationen liefern.

3.6.2 Baustein B: Stimulusmanagement

Material	
Training in der Sitzung	• ausgefüllter Beobachtungsbogen (A14) • M15: Stimulusmanagement Hausaufgaben
Training zu Hause	• ggf. Videoaufnahmegerät (z. B. Smartphone)

Dieser Baustein dient der Erarbeitung erster Veränderungsansätze, die sich auf das Umfeld und das Setting beziehen. Insbesondere in diesem Baustein ist die Mitarbeit einer Bezugsperson, im Sinne eines gemeinsamen Therapiegesprächs mit Ihnen, dem Kind und der Bezugsperson, sinnvoll. Der Baustein kann meist in 1 bis 2 Sitzungen durchgeführt werden.

Training in der Sitzung

Bei der *Rückmeldung der Wochenaufgabe* lassen Sie sich den Beobachtungsbogen (A14) des Kindes und ggf. der Bezugsperson zeigen, nutzen Sie Ansätze in den Beobachtungen, um eine Veränderungsmotivation aufzubauen. Schauen Sie ggf. auch gemeinsam das Video der Hausaufgaben und reflektieren Sie dieses gemeinsam. Ist ein Verstärkersystem an die Ausführung der Wochenaufgabe gekoppelt, darf sich das Kind nun als Belohnung etwas aus der Schatzkiste aussuchen.

> „Was hat dich gestört? Was würdest du gerne verändern? Hast du eine Idee, was sich verändern sollte?"

In der Trainingseinheit werden mögliche Veränderungen im Sinne des Stimulusmanagements erarbeitet. Beziehen Sie alle relevanten Informationen aus der Diagnostik und dem Baustein „Problemanalyse" sowie der Wochenaufgabe ein. Richten Sie das Stimulusmanagement an den Möglichkeiten und der bestehenden Ausgangssituation individuell aus. Wichtig ist hierbei zum einen die Unterscheidung, ob die Hausaufgaben zu Hause oder in einer Fremdbetreuung erledigt werden. Zum anderen spielen die Schulform und die Klassenstufe beim Ausmaß an Anforderungen und Unterstützungen eine große Rolle.

Es sollte an dieser Stelle auch darüber nachgedacht werden, Kontakt zur Klassenlehrkraft und ggf. der Betreuungsperson in der Fremdbetreuung aufzunehmen, um weitergehende Informationen zu erhalten und den Grundstein für eine spätere Zusammenarbeit zu legen. Das Material *Stimulusmanagement Hausaufgaben* (M15) zeigt im Überblick mögliche Ansatzpunkte des Stimulusmanagements bei den Hausaufgaben. Sie können mögliche Veränderungen zunächst im Kontakt mit dem Kind vorüberlegen, jedoch sind Veränderungen im Umfeld meist leichter zu installieren, wenn eine Bezugsperson einbezogen werden kann. Der folgende Kasten gibt die in M15 genannten Empfehlungen zum Stimulusmanagement wieder.

Stimulusmanagement bei den Hausaufgaben

Hausaufgaben zu Hause:
1. Hausaufgabenheft: einführen oder Umgang optimieren
2. Ort: gleichbleibend, möglichst reizarm
3. Arbeitsplatz: leere Arbeitsfläche, Ablenkungen im Blickfeld minimieren
4. Zeitpunkt: gleichbleibend im Tagesablauf, meist möglichst früh
5. Zeitspanne: Arbeitszeit richtet sich nach Klassenstufe, Pausen von Zeit abziehen

6. Bezugsperson: Anleitung beim Start und nach Arbeitsphasen, Überprüfung, Lob
7. Austauschmöglichkeit mit der Lehrkraft: eingetragene Hausaufgaben abzeichnen lassen, Rückmeldung +/- im Hausaufgabenheft, E-Mail-Kontakt

Hausaufgaben in der Fremdbetreuung:

1. Übermittlung der Hausaufgaben: Hausaufgaben für die ganze Klasse werden von der Lehrkraft an die Betreuung übermittelt, Lehrkraft zeichnet Eintrag im Hausaufgabenheft ab
2. Sitzplatz: gleichbleibend, möglichst reizarm, nicht in der Nähe der Tür, vor dem Fenster, nahe der Betreuungsperson
3. Zeitpunkt: möglichst früh und vor der Spielzeit
4. Hausaufgabenkontrolle: unmittelbar positive/negative Rückmeldung; vermerken, wenn etwas fehlt
5. Austausch mit der Lehrkraft: möglichst regelmäßig

Hausaufgaben werden zunehmend in einer *Fremdbetreuung* erledigt. Fremdbetreuung bietet Familien dabei viele Vorteile, stellt jedoch insbesondere Kinder mit ADHS und Schwierigkeiten im Bereich der Organisation, Konzentration und Impulskontrolle auch vor große Herausforderungen. Welche Art der Betreuung bei den Hausaufgaben Vor- oder Nachteile für das Kind hat, hängt dabei sehr stark von der individuellen Situation ab. Die Kinder arbeiten in der Fremdbetreuung den ganzen Tag im Gruppensetting und sind somit auch bei den Hausaufgaben - einer individuellen Übungszeit - vielen Ablenkungen ausgesetzt. Im Gegensatz zur Schulzeit findet dieses Arbeiten am Nachmittag, bei nachlassender Konzentrationsleistung, statt. Im häuslichen Umfeld können diese zusätzlichen Anforderungen durch ein Einzelsetting deutlich reduziert werden. Jedoch kann eine gut aufgestellte Fremdbetreuung auch viele Vorteile haben. Strukturen, Zeiten und Regeln sind fest vorgegeben, und möglicherweise ist das Betreuungspersonal im Umgang mit Verstärkersystemen geübt und kann inhaltlich besser helfen. Zudem ist die Hausaufgabenbetreuung in der Fremdbetreuung eher losgelöst von einer emotionalen Ebene und der Konfliktbereich Hausaufgaben kann im Kontakt mit der Bezugsperson reduziert werden.

Versuchen Sie gemeinsam mit Kind und Bezugsperson, die Vor- und Nachteile für das Kind zu betrachten und auch die familiären Möglichkeiten auszuloten. Berücksichtigen Sie auch Möglichkeiten mit einer teilweisen Betreuung in der Gruppensituation und zumindest zeitweise einer Einzelanleitung durch eine Bezugsperson. Auch bei Kindern, die in der Fremdbetreuung sind, ist es wichtig, dass eine Bezugsperson beim Thema Hausaufgaben involviert ist. Die Hausaufgaben sollten zumindest zu Hause vorgezeigt werden, dies vermittelt dem Kind Wertschätzung für die geleisteten Aufgaben und Interesse an seinen schulischen Leistungen. Es gibt auch viele Bezugspersonen mit großen Kompetenzen, diese sollten weiter genutzt werden und dem Kind als Hilfestellung ggf. auch neben einer Fremdbetreuung zur Verfügung stehen. Insbesondere gilt dies bei Kindern mit ADHS und Schwierigkeiten im Bereich der Organisation, Konzentration und Impulskontrolle.

„Oft hilft es bei Schwierigkeiten bei den Hausaufgaben, etwas an der Umgebung, z.B. an dem Ort, an dem du die Hausaufgaben machst, zu verändern. Mir sind Dinge aufgefallen, die dich vielleicht bei der Arbeit ablenken oder es dir schwerer machen, zügig zu arbeiten. Wir überlegen mal gemeinsam, was man bei euch an der Umgebung verändern könnte."

Mögliche Ansatzpunkte für Veränderungen im Setting werden im Folgenden erörtert.

Hausaufgaben zu Hause

Hausaufgabenheft. Oft stellt sich bereits die erste Herausforderung, zu erfahren, welche Hausaufgaben zu erledigen sind. Vergisst das Kind häufiger, welche Hausaufgaben es aufhat, welche Sondermaterialien in die Schule mitzubringen sind oder in höheren Klassenstufen auch, zu welchem Termin welche Aufgabe erledigt werden muss, dann ist die Anschaffung oder sorgfältige Benutzung eines Hausaufgabenhefts unabhängig von der Klassenstufe sinnvoll. Erfragen Sie auch, wann die Lehrkraft die Hausaufgaben mitteilt. Werden sie nur mündlich mitgeteilt oder kann das Kind sie abschreiben? Hat das Kind ausreichend und ungestört Zeit, um die Aufgaben aufzuschreiben? Fällt es dem Kind besonders schwer oder weigert es sich, die Hausaufgaben vollständig in das Heft einzutragen? In diesem Fall sollte über die Möglichkeit nachgedacht werden, die eigenständig aufgeschriebenen Hausaufgaben im Hausaufgabenheft von den Lehrkräften abzeichnen zu lassen. Dieses Prinzip kann auch an der weiterführenden Schule für einen Zeitraum umgesetzt werden, auch wenn die Einführung im Vorfeld meist etwas mehr Absprache durch Sie erfordert. Das sorgfältige Führen eines Hausaufgabenhefts kann an verschiedenen Punkten als Hilfestellung dienen. Auch für ein später ggf. zum Einsatz kommendes Verstärkersystem ist ein Hausaufgabenheft hilfreich. Sollte das Kind trotz des Hausaufgabenhefts einmal nicht wissen, was es aufhat, dann sollte es selbst und nicht die Bezugsperson bei einem Mitschüler oder einer Mitschülerin nachfragen.

Ort. Der Ort, an dem die Hausaufgaben gemacht werden, sollte immer gleich bleiben. Dies signalisiert dem Kind, dass die Hausaufgabenzeit beginnt, sobald es an diesem Platz sitzt. Dies kann der Schreibtisch im Kinderzimmer sein. Es kann ein fester Arbeitsplatz im Gruppenraum der Hausaufgabenbetreuung sein, oder es kann der Esstisch sein, der abgeschirmt von anderen Aktivitäten in der Wohnung steht.

Arbeitsplatz. Bei der Auswahl und Gestaltung des Arbeitsplatzes gilt es, die Prinzipien *Ablenkungen minimieren* und *Ordnung schaffen* zu berücksichtigen. Wird der Schreibtisch im Kinderzimmer als Arbeitsplatz ausgewählt, fragen Sie im ersten Schritt beim Kind genau nach Details über mögliche Ablenkungen. Steht der Schreibtisch frontal vor dem Fenster? Wird der Schreibtisch für weitere Aktivitäten genutzt? Befindet sich etwas visuell sehr Ablenkendes, wie eine volle Pinnwand oder Spielsachen, im direkten Blickfeld? Gibt es störende Geräusche, die reduziert werden können? Entstehen durch andere Familienmitglieder Unterbrechungen? Wenn Sie Ablenkungen für das Kind erkennen, besprechen Si, mit dem Kind, und falls nötig mit der Bezugsperson, wie diese reduziert werden können. Im zweiten Schritt fragen Sie nach vorhandenen Ordnungssystemen. Ist der Arbeitsplatz weitestgehend leer und übersichtlich? Sind alle Schulmaterialien griffbereit? Gibt es ein Ordnungssystem, wie farbige Ordner und Schubfächer, das ggf. auch in der Schule verwendet wird? Besprechen Sie erste Veränderungen im Ordnungssystem mit dem Kind und der Bezugsperson.

„Wo genau im Zimmer steht dein Schreibtisch? Was ist neben dem Schreibtisch? Was liegt auf dem Schreibtisch? Was ist an der Wand vor/neben dem Schreibtisch? Was machst du am Schreibtisch? Ist die Zimmertür geöffnet? Ist das Fenster geöffnet? Gibt es Geräusche, die du hörst? Wo sind deine Geschwister in der Zeit?"

„Was brauchst du alles zum Arbeiten auf deinem Schreibtisch? Wo steht deine Schultasche? Wo sind weitere Schulsachen? Gibt es Fächer oder Regale, die du für Schulsachen benutzt?"

Zeitpunkt. Die Hausaufgaben sollten im Tagesverlauf immer zum gleichen Zeitpunkt gemacht werden. So entsteht ein fester Rhythmus, der signalisiert, wann die Hausaufgabenzeit gekommen ist. Der Zeitpunkt richtet sich dabei stark nach der Rückkehrzeit des Kindes, sollte jedoch so früh wie möglich gewählt werden. Lassen Sie dem Kind zunächst eine Pause, um zu Hause anzukommen und sich zu erholen, und setzen dann einen Marker, beispielsweise das Mittagessen, nachdem die Hausaufgaben begonnen werden. Da die Konzentration in der Regel im Tagesverlauf abnimmt, sind Hausaufgabenzeiten am Abend nur in Ausnahmefällen sinnvoll. Es gibt jedoch Kinder, die am frühen Abend nochmal eine Phase guter Konzentration haben und sich besser auf einen kurzen Arbeitsblock einlassen können. In höheren Klassenstufen bietet sich hier beispielsweise eine Zeit zum Vokabellernen und -abfragen an. Suchen Sie auch hier wieder einen Marker, beispielsweise vor dem Abendessen.

Zeitspanne. Die Zeit, die für die Hausaufgaben eingeplant werden muss, variiert sehr stark von Schule zu Schule und in Abhängigkeit von der Klassenstufe. Als sinnvoll hat sich erwiesen, mit dem Kind vor Beginn jeder Aufgabe – oder je nach Klassenstufe eines Arbeitsintervalls, z.B. der Mathehausaufgabe, – zu überlegen, wie lange es für die Aufgaben benötigt. An einigen Grundschulen wird den Kindern eine maximale Arbeitszeit mitgegeben. Kommt es dadurch zu Streitigkeiten mit dem Kind oder bewältigt das Kind in dieser Zeit nicht annähernd die gestellten Aufgaben, sollte mit dem Kind erarbeitet werden, dass nur die reine Arbeitszeit zählt; Pausen und Trödeleien werden von der Zeit abgezogen. Zudem sollte die Bezugsperson Rücksprache mit der Lehrkraft halten. Denken Sie über den Einsatz einer Stoppuhr und ggf. der Zeitschätzliste (A16) nach, der Umgang damit wird im Baustein E (vgl. Kap. 3.6.5) eingeführt.

Bezugsperson. In allen Klassenstufen, für die das THOKI ausgelegt ist, ist es sehr wichtig, dass eine Bezugsperson für die Betreuung der Hausaufgaben zuständig ist. Insbesondere gilt dies bei Schwierigkeiten mit den Hausaufgaben und/oder bei sonstigen schulischen Problemen. Dies bedeutet keineswegs, dass die Bezugsperson die ganze Zeit über bei den Hausaufgaben neben dem Kind sitzen muss. Es geht bei dieser Betreuung vielmehr darum, sich gemeinsam einen Überblick über die Hausaufgaben und schulische Anforderungen zu machen, Unterstützung bei der Arbeitseinteilung und Erfassung der Aufgaben zu geben und Interesse und Wertschätzung für die Arbeit des Kindes zu zeigen. Konkret heißt dies, dass eine Bezugsperson das Kind in der Anfangsphase der Hausaufgabensituation begleitet, sich dann zurückzieht, ggf. nach einem Arbeitsintervall erneut Hilfestellung gibt und am Ende die Aufgaben gemeinsam kontrolliert werden. Das Kontrollieren oder Vorzeigen der Aufgaben dient dabei nicht nur der Fehlerkontrolle, sondern ist auch eine Wertschätzung der erbrachten Leistung. Es bietet die Möglichkeit für Lob und zeigt besonders jüngeren Kindern, warum es die Aufgaben überhaupt macht, insbesondere dann, wenn Aufgaben in der Schule nur unregelmäßig kontrolliert werden und Kinder so nur selten direkte Wertschätzung für erledigte oder gute Hausaufgaben erfahren.

Austauschmöglichkeit mit der Lehrkraft. Es ist wichtig, eine möglichst direkte und zeitlich unmittelbare Austauschmöglichkeit mit den Lehrkräften zu haben. In Grundschulen wird hierzu vielfach das Hausaufgabenheft genutzt. Dies ist eine gute Möglichkeit, um den Überblick über nachzuholende Aufgaben zu behalten. Problematisch ist es, wenn das Hausaufgabenheft zu einem Tadelheft mit einer Vielzahl von negativen Einträgen wird und somit den Sinn und Zweck eines Hilfsmittels verliert. Häufig ist dies ein Grund, warum Kinder ein Hausaufgabenheft ablehnen. Hilfreich ist es, wenn im Hausaufgabenheft ein kurzer Eintrag erfolgt, welche Aufgabe nachzuholen ist, und gleichzeitig erfolgreich erledigte Hausaufgaben, beispielsweise mit einem grünen Häkchen, positiv hervorgehoben werden. Für weiteren Austausch zwischen Lehrkräften und Bezugspersonen sollte möglichst nicht das Hausaufgabenheft oder zumindest nicht der strukturierende Teil des Hausaufgabenheftes, der für das tägliche Aufschreiben der Aufgaben genutzt wird, verwendet werden. An einigen Schulen wird ein Mitteilungsheft verwendet. Achten Sie auch hier darauf, dass nicht nur negative Einträge gemacht werden, und bedenken Sie, dass diese Rückmeldungen auch vom Kind gelesen werden. In vielen Fällen hat sich hier der Austausch per E-Mail mit der Lehrkraft bewährt. Achten Sie darauf, dass der Abstand zwischen nicht erledigten Hausaufgaben und einer Rückmeldung an die Bezugsperson nicht zu groß ist. Werden beispielsweise an weiterführenden Schulen vergessene oder fehlende Aufgaben erst nach einem Quartal oder sogar erst zu den Zeugnissen kommuniziert, kann nicht nachgearbeitet werden; und auch der Lerneffekt, den positive wie negative Rückmeldungen haben, wirkt am stärksten, wenn diese unmittelbar erfolgen. Erarbeiten Sie auch an weiterführenden Schulen eine Möglichkeit, wie Rückmeldungen kurzfristig umgesetzt werden können. Auch hier kommen das Hausaufgabenheft und Austausch per E-Mail infrage.

Hausaufgaben in der Fremdbetreuung

Übermittlung der Hausaufgaben. An einigen Schulen besteht ein sehr förderlicher, enger Austausch zwischen der Hausaufgabenbetreuung und der Schule. Beispielsweise gibt es Schulen, an denen die Hausaufgaben zentral von der Lehrkraft an die Betreuung übermittelt werden. Findet die Betreuung im Klassenverband statt und haben alle dieselben Aufgaben, kann dann die Betreuungsperson die Aufgaben noch einmal an die Tafel schreiben. Dies schafft Übersicht, und Aufgaben können nicht „nicht gewusst" werden. Findet die Betreuung in gemischten Klassen statt, kann die Betreuungsperson in den Informationen, beispielsweise im Klassenbuch, nachschauen, welche Klasse welche Aufgaben an dem Tag hat, und kann dem Kind so direkt helfen, falls es nicht weiß, welche Aufgaben zu erledigen sind. Besteht kein Austausch mit der Lehrkraft, bleibt das Hausaufgabenheft. In diesem Fall sollte überlegt werden, wie man sich über die Hausaufgaben informieren kann, falls der Eintrag im Hausaufgabenheft fehlt. Gibt es ein anderes Kind aus der Klasse in der Gruppe? Gibt es einen Freund, der angerufen werden kann? Sollte dies häufiger der Fall sein, sollte über die Möglichkeit nachgedacht werden, die eingetragenen Hausaufgaben im Hausaufgabenheft von der Lehrkraft abzeichnen zu lassen.

Sitzplatz. Der Sitzplatz, an dem die Hausaufgaben gemacht werden, sollte immer gleich bleiben, er signalisiert, dass die Hausaufgabenzeit beginnt, sobald das Kind an diesem Platz sitzt. Nach den gegebenen Möglichkeiten sollte ein möglichst reizarmer Platz im Gruppenraum gewählt werden. Dürfen Kinder beispielsweise aufstehen und den Raum verlassen, wenn sie fertig sind, dann sollte ein Platz möglichst weit weg von der Tür und dem Durchgangsverkehr gewählt werden. Der Platz sollte weiter nicht frontal vor dem Fenster und möglichst im Blickfeld einer Betreuungsperson liegen. Nehmen Sie Kontakt zur Hausaufgabenbetreuung auf, falls Ihnen der derzeitige Platz ungünstig erscheint.

Zeitpunkt. Der Zeitpunkt, zu dem die Hausaufgabenbetreuung stattfindet, ist fremdbestimmt und kann meist nicht beeinflusst werden. In der Grundschule gibt es in einigen Fällen jedoch eine Früh- und eine Spätgruppe. Die Frühgruppe beginnt direkt nach der Mittagspause mit den Hausaufgaben und hat im Anschluss Spielzeit, bei der Spätgruppe ist es umgekehrt der Fall. Überlegen Sie, welche Gruppe für das Kind hilfreicher und ob ein Wechsel ggf. möglich wäre. Bedenken Sie, dass es vielen Kindern mit Problemen bei den Hausaufgaben sehr schwer fällt, Spielaktivitäten zu beenden, um mit den Hausaufgaben zu beginnen. Die Hausaufgabenzeit könnte dadurch verspätet begonnen und die Aufgaben könnten ggf. nicht vollständig bearbeitet werden. In der weiterführenden Schule können manchmal Zeitfenster für Hausaufgabenzeiten ausgewählt werden. Hier gilt die Regel: So früh wie möglich. Kommt das Kind am Nachmittag aus der Betreuung nach Hause, sollte es zunächst eine freie Spielzeit oder Zeit für Verabredungen geben. Für das Vorzeigen der gemachten Hausaufgaben, mögliches Nacharbeiten oder Lernen bietet sich ein Zeitfenster am frühen Abend, beispielsweise vor dem Abendessen, an.

Hausaufgabenkontrolle. Es ist hilfreich, wenn die Hausaufgaben direkt nach dem Anfertigen in der Betreuung kontrolliert werden. Das Kind erfährt so wieder eine Anerkennung für die gerade eben geleistete Arbeit. Explorieren Sie, ob die Aufgaben kontrolliert werden, ob nur auf Vollständigkeit geprüft wird oder ob auch Inhalt und Sorgfalt beurteilt werden. In einigen Fällen gibt es sogar ein Rückmeldesystem mit Aufklebern, Häkchen, Smiley oder Punkten. Auch wenn die Hausaufgaben in der Fremdbetreuung angefertigt werden, ist es immer sinnvoll, wenn das Kind seine Aufgaben später einer Bezugsperson zeigt. Wichtigster Punkt ist dabei, die Wertschätzung der Bezugsperson für die Arbeitsleistung zu erhalten. Je nach Möglichkeiten der Bezugsperson sind natürlich weitere Hilfestellungen wünschenswert, wie sie im obigen Abschnitt *Hausaufgaben zu Hause* erläutert wurden.

Austausch mit der Lehrkraft. Es ist wünschenswert, wenn es eine Form des Austausches zwischen der Lehrkraft und der Betreuungsperson der Hausaufgaben gibt. In Fällen, in denen es Schwierigkeiten bei den Hausaufgaben gibt, ist dies jedoch enorm wichtig. Im Idealfall sind Lehrkraft, Betreuungsperson der Hausaufgaben und Bezugsperson vernetzt und vermitteln, dass alle an einem Strang ziehen.

Training zu Hause

Die Wochenaufgabe besteht darin, erste *Veränderungen im Setting* umzusetzen. Beginnen Sie ggf. mit den grundlegenden Anpassungen, wie Veränderung des Ortes, der Zeit oder der betreuenden Bezugsperson, bevor Sie in detailliertere Veränderungen einsteigen. Videos oder Fotos können die Umsetzung dokumentieren. Finden die Hausaufgaben in einer Fremdbetreuung statt, dann versuchen Sie ggf., Veränderungen mit der Betreuungsperson zu vereinbaren; auch hier könnte eine Videokonferenz durchgeführt werden. Soll in der nächsten Sitzung der Baustein C bearbeitet werden, vereinbaren Sie, dass das Kind zur nächsten Sitzung eigene Aufgaben, z.B. die *aktuellen Hausaufgaben, mitbringt.*

3.6.3 Baustein C: Erarbeitung von Selbstmanagementmethoden

Material	
Training in der Sitzung	• A5: Mein Wenn-Dann-Trick • Aufgaben/Hausaufgaben des Kindes oder freies Arbeitsmaterial bzw. Aufgaben entsprechend der Klassenstufe (z.B. von www.grundschulstoff.de)
Training zu Hause	• ggf. Selbstinstruktionskarte *Stop! Was ist meine Aufgabe* • ggf. Videoaufnahmegerät (z.B. Smartphone)

In diesem Baustein werden die im Einstiegsmodul erarbeiteten und bereits in den Therapiesitzungen erprobten THOKI-Techniken auf die Hausaufgabensituation angewendet. Der Baustein kann vollständig im alleinigen Kontakt mit dem Kind umgesetzt werden. Die Einbeziehung einer Bezugsperson für die Ausführung der Wochenaufgabe ist förderlich, jedoch nicht zwingend notwendig. Der Baustein kann meist in einer Sitzung durchgeführt werden.

Training in der Sitzung

Bei der Rückmeldung der Wochenaufgaben lassen Sie das Kind von Veränderungen im Setting berichten und ggf. Fotos und Videos zeigen. Wurden die besprochenen Änderungen eingeführt? Hat das Kind die Änderungen als hilfreich erlebt? Wenn es Schwierigkeiten bei der Umsetzung der Veränderungen gab, bitten Sie die Bezugsperson hinzu und überlegen Sie, ob weitere Arbeit im Baustein B (Stimulusmanagement) notwendig ist oder ob ein Motivationsproblem vorliegt. Kann der Baustein B abgeschlossen werden, dann fragen Sie das Kind, ob es seine aktuellen Hausaufgaben oder derzeitige Aufgaben aus der Schule mitgebracht hat. Ist ein Verstärkersystem an die Ausführung der Wochenaufgabe gekoppelt, darf sich das Kind nun als Belohnung etwas aus der Schatzkiste aussuchen.

In der Trainingseinheit erarbeiten Sie mit dem Kind, im Sinne des Selbstmanagements, was seine *Aufgabe* ist, welche *Drehzahl* es bei den Hausaufgaben braucht, welche *Tricks zur Regulation der Drehzahl* es in der Situation anwenden könnte und welche *Wenn-Dann-Tricks* hilfreich sind. Bei den Hausaufgaben ist es besonders wichtig, die Aufgaben vor Arbeitsbeginn genau zu erfassen. Dies bedarf oft etwas Übung mit der Karte *Stop! Was ist meine Aufgabe?* Üben Sie dies direkt mit dem Kind. Nutzen Sie die mitgebrachten Hausaufgaben/Aufgaben des Kindes und lassen Sie das Kind genau beschreiben, was es bei der jeweiligen Aufgabe machen muss. Achten Sie darauf, dass das Kind die Aufgabe versteht und alle Teile der Aufgabe erfasst. Fällt das dem Kind sehr schwer, nutzen Sie zunächst weiter nicht schulisches Material, wie Rätsel und Knobelaufgaben (vgl. Baustein A, Kap. 3.6.1), oder verwenden Sie von Ihnen ausgewählte Aufgaben entsprechend der Klassenstufe. Hat das Kind im Laufe der Intervention diesen Schritt verinnerlicht, kann allein das konsequente Anwenden dieser Technik zu einer deutlichen Reduktion von Fehlern aufgrund von falschen oder nicht vollständigen Aufgaben führen. Zudem fördert es die Fähigkeiten des Kindes, sich Aufgaben zu erschließen und verständlich zu machen.

Tipp: Kostenlose Arbeitsmaterialien für verschiedene Klassenstufen gibt es z.B. bei: https://www.grundschulstoff.de/oder https://www.grundschule-arbeitsblaetter.de.

Die Drehzahl kann bei den Hausaufgaben gut über die körperlichen Übungen reguliert werden. Kinder, die zur Überaktivierung neigen, könnten die Übung *Vogelnest im Baum* zum Runterfahren direkt, bevor Sie die Arbeitsphase beginnen, ausführen. Kinder, die zu einem sehr langsamen Arbeitstempo neigen oder während der Arbeitsphase immer langsamer werden, könnten eine Unterbrechung machen und z.B. fünf Hampelmänner machen, bevor sie weiterarbeiten. Werden die Hausaufgaben in der Fremdbetreuung gemacht, besprechen Sie genau, welche Übungen sich eigenen und wann diese eingesetzt werden können. Beispielsweise können beim Betreten des Arbeitsraumes körperliche Übungen meist ohne Probleme durchgeführt werden, auch Übungen, die im Sitzen erfolgen, eignen sich. Wählen Sie gemeinsam mit dem Kind aus, welche Übungen es bei den Hausaufgaben anwenden will. Steigern Sie die Motivation, indem Sie die Übungen gemeinsam ausführen. *Wenn-Dann-Tricks* stellen eine weitere große Hilfestellung bei der Bearbeitung der Hausaufgaben da. Entwickeln Sie - orientiert an den individuellen Schwierigkeiten - *Wenn-Dann-Tricks* und halten diese schriftlich fest. Das Arbeitsblatt A5 (Mein Wenn-Dann-Trick) kann als Hilfsmittel verwendet werden. Tabelle 16 zeigt ein Beispiel für die Umsetzung.

Anschließend *erproben Sie die Anwendung der entwickelten THOKI-Tricks* an den vom Kind mitgebrachten Aufgaben. Hat das Kind keine Aufgaben mitgebracht, nutzen Sie Arbeitsmaterial der jeweiligen Klassenstufe. Vorteile der eigenen Aufgaben des Kindes sind eine größere Realitätsnähe und eine Motivationssteigerung, da Aufgaben bearbeitet werden, die sowieso anfallen und zu einem späteren Zeitpunkt nicht mehr gemacht werden müssen. Es muss jedoch klar sein, dass der Fokus nicht auf der Bearbeitung der Hausaufgaben, sondern auf dem Einüben und Verbessern der Arbeitstechniken und der weiteren Beobachtung von möglichen Fehlerquellen liegt. Die Bearbeitung von vorab ausgesuchtem Arbeitsmaterial der jeweiligen Klassenstufe (s. Tipp oben) kann zum Zweck der

Tabelle 16: Beispiel für Selbstmanagement bei den Hausaufgaben

Selbstinstruktionskarte	Selbstmanagement
Stop! Was ist meine Aufgabe?	Bei Aufgabe 2 muss ich alle Nomen unterstreichen und alle Verben einkreisen. Bei Aufgabe 7 muss ich in der ersten Reihe plusrechnen und in der zweiten Reihe minusrechnen.
Habe ich die richtige Drehzahl?	Für die Aufgabe brauche ich eine Drehzahl von 4 bis 6/im grünen Bereich.
Trick anwenden zum Hoch- oder Runterfahren	Bevor ich die Aufgabe beginne, mache ich einen Baum, um meine Drehzahl zu senken. Wenn meine Drehzahl sinkt, mache ich fünf Hampelmänner, bevor ich weiterarbeite.
Wenn-Dann-Trick anwenden	Wenn ich mich auf den Schreibtischstuhl setze, dann beginne ich sofort mit der Aufgabe! Wenn ich bemerke, dass ich meine Aufgabe unterbrochen habe, dann mache ich sofort weiter!

weiteren Beobachtung im Vergleich mit Schulaufgaben des Kindes vorteilig sein. Im Gegensatz zu den schulischen Aufgaben des Kindes kennen Sie Ihr eigenes Material und können typische Fehler leichter beobachten und Interventionen ableiten. Simulieren Sie die Hausaufgabensituation mit den ausgewählten Materialien. Bieten Sie einen strukturierten Arbeitsplatz und einen realistischen Zeitrahmen, um mindestens eine Aufgabe bearbeiten zu können. Strukturieren Sie das Vorgehen mithilfe der Selbstinstruktionskarten und der Verwendung des Verstärkersystems in der Sitzung. Entscheiden Sie, ob Sie zu diesem Zeitpunkt in die Rolle einer Bezugsperson schlüpfen und beispielsweise die Hausaufgaben typischerweise einleiten und sich während der Arbeitsphase vom Kind entfernen, oder ob Sie als Therapeut*in in eine Beobachtung gehen, um das Arbeitsverhalten und Fehlerquellen weiter zu analysieren. Kommunizieren Sie mit dem Kind, was Sie tun werden, während es arbeitet. Nach der Bearbeitung einer Aufgabe reflektieren Sie die Situation mit dem Kind und leiten die Bearbeitung der nächsten Aufgabe ein. Reflektieren Sie abschließend die gesamte Arbeitsphase mit dem Kind.

„So, nun wollen wir mal ausprobieren, wie das klappt. Ich weiß, das ist nicht dein Zuhause und das nicht dein Schreibtisch, aber heute stellen wir uns mal vor, das es so ist und du hier bei mir Hausaufgaben machen würdest. Du hast deine Wenn-Dann Tricks und weißt, wie du dich hoch- oder runterregulieren kannst. Ich begleite dich mit dem Spielsteinglas und helfe dir mit den Selbstinstruktionskarten."

Training zu Hause

Die Wochenaufgabe besteht darin, die *Veränderungen im Setting vollständig* umzusetzen. Videos oder Fotos können die Umsetzung dokumentieren. Hat der Einsatz der THOKI-Techniken bereits sehr gut funktioniert, könnte das Kind die erste der Selbstinstruktionskarten *(Stop! Was ist meine Aufgabe?)* im Alltag ausprobieren. Die Bezugsperson könnte angeleitet werden, den Einsatz zu begleiten. Das Kind erklärt also vor Beginn der Aufgabe kurz der Bezugsperson, wie die Aufgabe zu bearbeiten ist. Finden die Hausaufgaben in einer Fremdbetreuung statt, halten Sie Kontakt zur Betreuungsperson. Soll in der nächsten Sitzung der Baustein D (Kontingenzmanagement) bearbeitet werden, vereinbaren Sie, dass die Mitarbeit einer Bezugsperson in der Sitzung erforderlich ist.

3.6.4 Baustein D: Kontingenzmanagement

Material	
Training in der Sitzung	• ggf. A9: Punkteliste für zu Hause • ggf. A10: Wunschliste • A15: Regelkarte Hausaufgaben • M16: Regelkarte Hausaufgaben – Beispiel
Training zu Hause	• in der Sitzung erarbeitete Regelkarte für die Hausaufgaben • ggf. Verstärkersystem (Punkteliste und Wunschliste [A9/A10] oder Spielsteinglas)

Tipp: Lesen Sie vor der Bearbeitung des Bausteins D das Kapitel 2.5.2 zu Verstärkersystemen.

Da die Hausaufgabensituation häufig komplexer ist als andere Situationen und meist den Einsatz von Kontingenzmanagement erfordert, existiert diesbezüglich ein gesonderter Baustein. Dieser Baustein D (Kontingenzmanagement) wird jedoch nur bei Bedarf eingesetzt und kann auch weggelassen werden. Für die Umsetzung ist die Mitarbeit des Kindes, einer Bezugsperson oder einer Betreuungsperson aus der Hausaufgabenbetreuung nötig. Der Baustein kann meist in einer Sitzung durchgeführt werden.

Training in der Sitzung

Bei der Rückmeldung der Wochenaufgaben besprechen Sie, ggf. unter Zuhilfenahme des Videos, wie die Hausaufgabensituation in der vergangenen Woche zu Hause abgelaufen ist. Was hat gut geklappt? Wo gab es Probleme? Wurde die Selbstinstruktionskarte (Stop! Was ist meine Aufgabe?) eingesetzt? Ist ein Verstärkersystem an die Ausführung der Wochenaufgabe gekoppelt, darf sich das Kind nun als Belohnung etwas aus der Schatzkiste aussuchen.

In der Trainingseinheit sollen Arten des Kontingenzmanagements erarbeitet werden. Nutzen Sie die in der Reflektion der Wochenaufgabe angesprochenen Probleme bei den Hausaufgaben, um beim Kind Motivation für Regeln und Kontingenzmethoden aufzubauen. Erledigt das Kind seine Hausaufgaben zu Hause und bestehen weiterhin gravierende Schwierigkeiten bei den Hausaufgaben oder kommt es oft zu Streitigkeiten rund um dieses Thema, sollten eine Regelkarte und ein Verstärkersystem für die Hausaufgaben entwickelt werden. Im ersten Schritt erfolgt anhand einer bespielhaften *Regelkarte* (M16: Regelkarte

Hausaufgaben – Beispiel) die Erarbeitung möglicher Regeln für die Hausaufgaben.

Die individuellen Regeln sollten anschließend gemeinsam mit der Bezugsperson erarbeitet werden. Nutzen Sie das Arbeitsblatt A15 (Regelkarte Hausaufgaben) als Hilfsmittel. Behalten Sie als Therapeut*in dabei die in der Problemanalyse erarbeiteten Schwierigkeiten im Blick und fokussieren Sie die Festlegung von Prioritäten. Es sollten maximal fünf Regeln formuliert werden. Die Regeln, die dabei festgelegt werden, können von Familie zu Familie variieren und müssen zum Teil für das jeweilige Kind sehr konkret beschrieben werden. Es folgen einige Beispiele für grundlegende Regeln bei den Hausaufgaben:

- Hausaufgaben im Hausaufgabenheft aufschreiben.
- Material für die Hausaufgaben ist vollständig.
- 30 Minuten nach dem Mittagessen mit den Hausaufgaben anfangen.
- Nach der ersten Aufforderung ohne Schimpfen anfangen.
- Vorzeigen/Kontrolle ohne Streit.
- Mathe ohne Unterbrechung fertig machen (gilt für jedes Fach).
- Matheaufgaben könnten mindestens mit der Note Vier (ausreichend) bewertet werden.
- Matheaufgaben in 20 Minuten schaffen (gilt für jedes Fach).
- Mit den Hausaufgaben in der Betreuung fertig werden.

> „Meine Erfahrung ist, dass solche Sachen am besten klappen, wenn alles klar geregelt ist. Du weißt dann ganz genau, welche Regeln es gibt, und Mama und Papa wissen es auch. Damit wird viel weniger Streit entstehen. Nun müssen wir nur zuerst festlegen, welche Regeln es bei euch bei den Hausaufgaben geben soll. Hier habe ich mal einige Beispiele für Regeln mitgebracht, die es in anderen Familien gibt."

In vielen Fällen ist es sinnvoll, die erarbeiteten Regeln an ein *langfristiges Verstärkersystem* zu knüpfen. Beispielsweise könnte für jede eingehaltene Regel ein Punkt vergeben werden. Oft bietet es sich auch an, die Regeln für Fächer oder Arbeitsblöcke zu konzipieren, damit das Kind immer wieder neu die Chance hat, Punkte zu erhalten. Gesammelte Punkte könnten dann in einen Wunsch von der Wunschliste des Kindes eingetauscht werden. Lesen Sie zu diesem Thema das Kapitel Verstärkersysteme (Kap. 2.5.2) und nutzen Sie ggf. die Arbeitsblätter A9 (Punkteliste für zu Hause) und A10 (Wunschliste). Die Einführung eines solchen Verstärkersystems kann zu einer großen Entlastung der Spannungen bei den Hausaufgaben führen. Bedenken Sie bei großen Schwierigkeiten zwischen Bezugsperson und Kind auch die Möglichkeit, die Kontrolle und Vergabe der Belohnung zumindest für einige Zeit an Sie als Therapeut*in zu koppeln. Nehmen Sie sich genügend Zeit, passende Belohnungen für das Kind auszuwählen. Die Vervollständigung der Liste kann auch als Wochenaufgabe definiert werden.

> „Mama und Papa können darauf achten, wie gut du dich an die Regeln hältst, und dafür Punkte verteilen. Die Punkte kannst du dann in Belohnungen von deiner Wunschliste eintauschen. Hast du schon eine Idee, was du dir wünschen würdest? Wie viele Punkte kann man sich denn wohl bei den Hausaufgaben verdienen?"

Sind die Schwierigkeiten weniger gravierend oder drehen sich vor allem um die konkrete Arbeitsweise und weniger um Streitereien rund um die Hausaufgaben, kann auch der Einsatz eines Spielsteinglases, wie es das Kind aus der Therapiesituation bereits kennt, erwogen werden. Formulieren Sie hierfür Regeln, die eine fokussierte Arbeitsweise fördern und störendes Verhalten abbauen. Beispielsweise:

- Aufgabe selbstständig verstehen,
- Arbeitsphase nicht unterbrechen,
- sauber arbeiten,
- keine Flüchtigkeitsfehler machen,
- nicht vom Stuhl aufstehen.

Erproben Sie die möglichen Regeln für das Spielsteinglas gemeinsam. Wählen Sie eine Regel aus, mit der Sie beginnen möchten, und holen Sie dann die Bezugsperson hinzu. Lassen Sie die Bezugsperson beobachten, wie Sie als Therapeut*in das Spielsteinglas verwenden, und reflektieren Sie dies nach der Arbeitsphase. Besprechen Sie, wie die Bezugsperson das Spielsteinglas zu Hause einsetzen kann.

Macht das Kind die Hausaufgaben in einer Fremdbetreuung, muss zumindest Kontakt mit den betreuenden Personen bestehen, um ein Kontingenzmanagement aufzubauen. Meist ist ein Telefonat und im Verlauf ein Austausch über E-Mail realistisch umzusetzen. Aber auch die Anwesenheit in der Sitzung oder die Durchführung einer Videokonferenz ist denkbar. Häufig gibt es bereits Ansätze, die den Betreuungspersonen bekannt sind oder bereits umgesetzt werden. Meist können ein oder zwei Regeln für das Kontingenzmanagement, die von den Mitarbeitenden kontrolliert werden, festgelegt werden. Die Vergabe der Belohnung kann an die Bezugspersonen oder an Sie als Therapeut*in gekoppelt werden. Beispiele für Regeln sind:

- Regel 1: Zügig mit der ersten Aufgabe beginnen.
- Regel 2: Mindestens die Aufgaben für ein Fach vollständig bearbeiten.

Die Betreuungsperson in der Fremdbetreuung würde im Hausaufgabenheft oder auf einem extra Blatt einen Stempel pro eingehaltener Regel machen, und Sie oder die Bezugsperson würden die Stempel in eine vorher festgelegte Belohnung eintauschen. In einigen Fällen wird jedoch auch direkt von der Betreuung eine Belohnung in Form von Aufklebern, Spielminuten oder Hausaufgabenerlass durchgeführt. Achten Sie bei bereits bestehenden Verstärkersystemen in der Betreuung darauf, ob die Regeln für das Kind überhaupt im Bereich des Möglichen liegen. Sind die Regeln zu schwer und erzielt das Kind nie oder nur sehr selten Punkte, ist dies demotivierend und sollte möglichst angepasst werden. Meist bedarf es im weiteren Verlauf des Moduls immer wieder der Anpassungen und Kontrollen des ausgewählten Verstärkersystems.

Training zu Hause

Die Wochenaufgabe besteht darin, die jeweils ausgewählte Form des Kontingenzmanagements in einer *Probewoche im Alltag* zu testen. Gegebenenfalls muss auch die Wunschliste noch ergänzt werden. Zur nächsten Sitzung lassen Sie dann die Punkteliste und Wunschliste wieder mitbringen. Betreuungspersonen aus der Fremdbetreuung könnten Ihnen Rückmeldung per E- Mail geben. Bitten Sie das Kind zur nächsten Sitzung auch, seine Schultasche samt Hausaufgaben mitzubringen. So bekommen Sie beim Einstieg in den Baustein E direkt Einblick in die Ordnung im Schulranzen sowie in das Hausaufgabenheft, und Sie können die Hausaufgabensituation realistisch mit dem Herausholen der Materialien aus der Tasche beginnen lassen.

3.6.5 Baustein E: Fertigkeitentraining in der simulierten Situation

Material	
Training in der Sitzung	• Kopie der Regelkarte für die Hausaufgaben • ggf. Punkteliste für zu Hause mit den vom Kind gesammelten Punkten (A9) • ggf. ausgefüllte Wunschliste des Kindes (A10) • Schulsachen des Kindes • A16: Zeitschätzliste • A17: Bewertungsbogen Hausaufgaben • M17: Tipps und Tricks bei den Hausaufgaben
Training zu Hause	• Regelkarte für die Hausaufgaben • M17: Tipps und Tricks bei den Hausaufgaben • Karte mit individuell für das Kind in der Sitzung zusammengestellten Tipps und Tricks für die Hausaufgaben • ggf. Verstärkersystem (Punkteliste und Wunschliste [A9/A10] oder Spielsteinglas) • ggf. Videoaufnahmegerät (z. B. Smartphone)

In diesem Baustein wird die Hausaufgabensituation in der Sitzung unter Anwendung der THOKI-Techniken durchgeführt. Es können zudem weitere Hilfsmittel eingeführt werden. Das Zielverhalten wird trainiert und eingeübt. Der Baustein kann im alleinigen Kontakt mit dem Kind umgesetzt werden, die Einbeziehung einer Bezugsperson ist jedoch wünschenswert. Der Baustein kann meist in 2 bis 3 Sitzungen durchgeführt werden.

Training in der Sitzung

Bei der Rückmeldung der Wochenaufgaben besprechen Sie, wie der Einsatz des Verstärkersystems in der vergangenen Woche geklappt hat. Lassen Sie sich ggf. die Punkteliste (A9) zeigen oder lassen Sie sich berichten, wie viele Spielsteine das Kind meist behalten konnte. Wie hat der Eintausch der Token funktioniert? Worauf sammelt das Kind als nächstes? Welche Regel war besonders schwer einzuhalten? War die letzte Woche die Probewoche des Verstärkersystems, legen Sie jetzt die Anzahl der Punkte fest, die für den Eintausch benötigt werden. Orientieren Sie sich an Beispielen aus dem Kapitel 2.5.2 (Verstärkersysteme). Ergänzen Sie ggf. die Wunschliste (A10). Fragen Sie ggf. auch nach dem Einsatz der Selbstinstruktionskarte. Ist ein Verstärkersystem an die Ausführung der Wochenaufgabe gekoppelt, darf sich das Kind nun als Belohnung etwas aus der Schatzkiste aussuchen.

In den Trainingseinheiten wird nun die Hausaufgabensituation simuliert, die THOKI-Techniken werden angewendet, und im zweiten Schritt werden *weitere Techniken und Hilfsmittel eingeführt*. Es wird dabei konkret am Arbeitsverhalten des Kindes gearbeitet und individuell ausgewählte Tricks und Hilfsmittel werden eingeführt. Starten Sie zunächst mit einer einfachen Simulation unter Anwendung der Selbstinstruktionskarten, des Spielsteinglases oder ggf. der Regelkarte, ohne Neues einzuführen. Versuchen Sie, die Situation alltagsnah zu gestalten. Überlegen Sie, wo das Kind seine Hausaufgaben normalerweise macht und ob Sie einen Arbeitsort stellen können, der dem Hausaufgabenort ähnelt, z.B. der Schreibtisch oder Gruppentisch im Therapiezimmer. Arbeiten Sie mit den Materialien, wie Schultasche, Hausaufgabenheft, Federmappe und Aufgaben des Kindes. Lassen Sie auch die Situation so realitätsnah wie möglich beginnen. Fordern Sie beispielsweise das Kind auf, aus seiner Tasche die benötigten Materialien herauszuholen, diese bereitzulegen und im Hausaufgabenheft nachzuschlagen, welche Aufgaben zu erledigen sind, bevor Sie sich zum Kind setzen, um in die Arbeit einzusteigen.

Tipp: Wenn sie hier bemerken, dass die Ordnung in der Schultasche ein großes Problem ist, dass das Kind sehr lange benötigt, um die richtigen Materialien herauszuholen oder oft Sachen unvollständig sind, dann schieben sie das Modul *Schultasche* ein.

Auch der Zeitrahmen sollte der einer Hausaufgabensituation oder einer Arbeitsphase für ein Fach ähneln. Nutzen Sie die Strukturierungshilfen der THOKI-Techniken und ggf. der Regelkarte. Die Umsetzung der Selbstinstruktionskarten mit Regulierung der Drehzahl und Einsatz des Wenn-Dann-Tricks soll vom Kind möglichst eigenständig erfolgen; unterstützen Sie das Kind, soweit dies nötig ist. Bauen Sie im Verlauf des Bausteins zunehmend eigene Hilfestellungen ab und wechseln Sie zu Unterstützungen, die eine Betreuungsperson während der Hausaufgaben ausführen könnte. Abbildung 16 zeigt beispielhaft, wie eine Bezugsperson ein Kind im häuslichen Umfeld bei den Hausaufgaben anleiten kann. Beachten Sie, dass dies ein angestrebter Ablauf ist und dass in der Erarbeitungsphase Abstufungen mit mehr Hilfestellungen möglich sind, wie beispielsweise der Einsatz des Spielsteinglases während der Arbeitsphase. Ebenso ist denkbar, dass langfristig eine Hausaufgabensituation mit weniger Hilfestellungen umgesetzt wird. Insbesondere in höheren Klassenstufen wird beispielsweise meist die Unterteilung in Arbeitsphasen pro Fach weggelassen.

Sobald Sie mit dem Kind in ihrer Arbeit an den Punkt gekommen sind, an dem Sie sich in der Anleitung so wie eine Bezugsperson verhalten können, ist es sinnvoll, eine Bezugsperson einzubinden. Die Bezugsperson wird zunächst als beobachtende Person zur Situation hinzugebeten. Sie kann erleben, wie das Kind die THOKI-Techniken in der Situation anwendet, wie Sie den Ablauf strukturieren und ggf. Hilfestellung leisten. Zudem kann der Umgang mit dem Spielsteinglas oder der Regelkarte beobachtet werden. In der folgenden Simulation kann dann die Bezugsperson, ggf. mit Ihrer Unterstützung, Ihre eigene Rolle übernehmen. Die Simulation mit einer Bezugsperson erhöht den Schwierigkeitsgrad für das Kind und erzeugt größere Alltagsnähe. Zudem ist die Übertragung in den Alltag somit nicht nur an das Kind gekoppelt.

Kann aus verschiedenen Gründen keine Bezugsperson einbezogen werden oder schätzen Sie die Einbeziehung als kontraproduktiv ein, fokussieren Sie Ihre Arbeit mit dem Kind und gehen zum Abschnitt „Tipps und Tricks beim Arbeiten“ über.

Macht das Kind seine Aufgaben in der Fremdbetreuung, ist es umso mehr auf seine eigene Strukturierung angewiesen, die es im Therapiesetting einüben kann. Wie die Anleitung durch die Betreuungsperson gestaltet werden kann, ist abhängig von den Möglichkeiten und der Kooperation der Betreuenden. Ein Vorschlag für eine unterstützende Anleitung in der Fremdbetreuung finden Sie in Abbildung 17. Nehmen Sie Kontakt zur Betreuungsperson auf und besprechen Sie, welche Möglichkeiten bestehen. Fokussieren Sie gleichzeitig in den Sitzungen die Arbeit mit dem Kind und beachten Sie den Abschnitt „Tipps und Tricks beim Arbeiten“.

Tipps und Tricks beim Arbeiten

Im zweiten Schritt sollen in der Hausaufgabensituation ergänzend zu den THOKI-Techniken weitere Techniken und Hilfsmittel eingeführt werden. Welche Techniken oder Hilfsmittel genutzt werden, soll individuell für das Kind ausgewählt werden. Simulieren Sie die Hausaufgabensituation und führen Sie nach und nach die ausgewählten Elemente ein. Für die Einführung einzelner Techniken eignet sich die Verwendung von Arbeitsmaterialien, die Ihnen bekannt sind und die Sie ausgewählt haben, und nicht die Hausaufgaben des Kindes. Später erproben Sie die Techniken und Hilfsmittel im Einsatz mit den Aufgaben des Kindes. Üben Sie den Umgang mit Hilfsmitteln und Techniken zunächst im Kontakt mit dem Kind und bitten Sie dann eine Bezugsperson zur Beobachtung hinzu, falls dies möglich ist.

„Heute will ich dir einige Tipps und Tricks speziell für die Hausaufgaben zeigen. Dafür habe ich dir erst einmal ein Aufgabenblatt mitgebracht.“

Ablauf	
	ggf. Einsatz eines Verstärkersystems
1. Ankündigung, dass die Hausaufgabenzeit beginnt	
2. Aufforderung, Material herauszunehmen und Hausaufgaben im Hausaufgabenheft nachzuschlagen	← mögliche Punktevergabe
3. Gemeinsam am Arbeitsplatz die erste Arbeitsphase z. B. Matheaufgaben besprechen: – Was musst du bei der Aufgabe machen? – Wie lange brauchst du dafür?	
4. THOKI-Tricks gemeinsam anwenden	
5. Raum verlassen oder sich im Raum einer anderen Aufgabe zuwenden	
6. Nach der Arbeitsphase zum Arbeitsplatz zurückkehren und zweite Arbeitsphase, z. B. Deutschaufgaben, besprechen: – Was musst du bei der Aufgabe machen? – Wie lange brauchst du dafür? – Drehzahl überprüfen	← mögliche Punktevergabe
7. Raum verlassen oder sich im Raum einer anderen Aufgabe zuwenden	
8. Aufgaben gemeinsam kontrollieren und loben	← mögliche Punktevergabe mögliche Gesamtpunktevergabe

Abbildung 16: Beispielhafte Anleitung der Hausaufgaben durch eine Bezugsperson

Ablauf	
	ggf. Einsatz eines Verstärkersystems
1. Kind zu einem zügigen Start motivieren	
2. In persönlicher Ansprache sicherstellen, dass das Kind die richtigen Aufgaben kennt und diese verstanden hat	← mögliche Punktevergabe
3. An THOKI-Tricks erinnern	
4. Nach der Hälfte der Arbeitszeit den Arbeitsfortschritt überprüfen und zur Weiterarbeit motivieren	← mögliche Punktevergabe
5. Aufgaben gemeinsam kontrollieren und loben	← mögliche Punktevergabe

Abbildung 17: Beispielhafte Anleitung der Hausaufgaben in der Fremdbetreuung

„So, wir probieren es jetzt mal mit deinen mitgebrachten Aufgaben. Denk an deine THOKI-Tricks und die Regeln und dann geht es los."

Der folgende Abschnitt enthält eine Sammlung von Techniken und Hilfsmitteln, die sich bei den Hausaufgaben im Einsatz mit Kindern mit Schwierigkeiten im Bereich der Organisation, Konzentration und Impulskontrolle als hilfreich gezeigt haben.

Arbeitsplatz Struktur. Einigen Kindern fällt es sehr schwer, ihr Arbeitsmaterial auf dem Tisch zu ordnen und während der Arbeitsphase kein Chaos auf dem Tisch ausbrechen zu lassen. Achten Sie auf die Ausführungen im Abschnitt „Stimulusmanagement" zum Arbeitsplatz. Bestehen weiterhin Schwierigkeiten, probieren Sie eine feste Platzvorgabe für Arbeitsmaterialien auf dem Tisch. Nutzen Sie beispielsweise Malerkrepp, um auf dem Tisch Flächen für bestimmte Materialien zu kennzeichnen. Kleben Sie beispielsweise einen Bereich ab für die Federmappe, einen für das Heft, in dem geschrieben wird, und einen für das Arbeitsbuch. Achten Sie auf die Händigkeit des Kindes.

Zeitschätzliste. Viele Kinder überschätzen, die Zeit, die Sie bei normalem Arbeitstempo ohne große Pausen und Ablenkungen für ihre Aufgaben benötigen. Hausaufgaben erscheinen ihnen wie ein riesiger Berg und sie haben das Gefühl, es würde immer ewig dauern. Dies führt oft zu Ablehnung der Hausaufgaben und zum Aufschieben, bevor überhaupt angefangen wird. So verlängert sich dann die Zeit, in der das Kind mit dem Thema Hausaufgaben beschäftigt ist, jedoch oft nicht arbeitet, und der Eindruck verstärkt sich, dass die Hausaufgaben ewig dauern. Eine gute Methode, um diesen Kreislauf zu durchbrechen und dem Kind Erfolgserlebnisse zu geben, ist die Einführung der Zeitschätzliste (A16). Unterteilen Sie die Hausaufgaben in Einzelaufgaben oder – bei älteren Kindern – in Arbeitsblöcke pro Fach. Lassen Sie das Kind einschätzen, wie lange es für die Bearbeitung der Aufgabe benötigen wird, und halten Sie dies auf der Zeitschätzliste fest. Lassen Sie das Kind die Aufgabe bearbeiten, und nutzen Sie eine Uhr, einen Wecker oder eine Stoppuhr, um die Zeit zu erfassen. Meist motiviert es das Kind, wenn es die Zeitmessung einsehen kann. Nach Beendigung der Aufgabe stoppen Sie die Zeit und tragen Sie diese in die Liste ein. Reflektieren Sie mit dem Kind, wie sich Schätzung und tatsächlich benötigte Zeit zueinander verhalten. Üben Sie mit dem Kind, das Arbeitspensum realistischer einzuschätzen, und verdeutlichen Sie ihm, dass die reine Arbeitszeit bei Hausaufgaben auch für das Kind recht kurz sein kann. Es gibt auch Kinder, die dazu neigen sich zu überschätzen; auch hier kann die Zeitschätzliste genutzt werden, um das Arbeitspensum realistischer einzuschätzen. Abbildung 18 zeigt ein Arbeitsbeispiel. Üben Sie den Einsatz in der Sitzung. Soll die Zeitschätzliste auch zu Hause eingesetzt werden, dann lassen Sie die Benutzung in der Sitzung beobachten und formulieren Sie den Einsatz als Wochenaufgabe.

Stoppuhr. Auch ohne den Einsatz der Zeitschätzliste kann die Stoppuhr als Hilfsmittel eingesetzt werden. Durch den Einsatz kann ein motivierender Wettkampfcharakter entstehen, was das Kind zu einem zügigen Start bringen kann, oder der Einsatz kann bei Kindern mit langsamem Arbeitstempo das Tempo insgesamt steigern. Die Uhr kann dabei verdeckt von Ihnen gehalten werden oder auch dem Kind zur Einsicht zur Verfügung stehen. Achten Sie darauf, dass durch erhöhtes Tempo die Qualität der Arbeit nicht verlorengeht. Formulieren Sie als Regel, dass die Qualität der Aufgaben mindestens der Schulnote 4 (3) entsprechen muss, oder nutzen Sie den Bewertungsbogen.

Tipp: Einige Kinder geraten durch den Einsatz der Stoppuhr zu sehr unter Druck. Probieren Sie es dann mit einer Eieruhr oder nutzen Sie andere Hilfsmittel.

Bewertungsbogen. Der *Bewertungsbogen Hausaufgaben* (A17) ist eine Möglichkeit, Zeitschätzung, Qualitätskontrolle und Punktesystem miteinander zu verbinden. Unterteilen Sie die Hausaufgaben in Einzelaufgaben oder Arbeitsblöcke. Schätzen Sie gemeinsam mit dem Kind ein, wie lange es für die Aufgabe benötigen wird. Fällt es dem Kind sehr schwer, die Zeit realistisch einzuschätzen, nutzen Sie zunächst die Zeitschätzliste (A16) um diese Fähigkeit zu verbessern. Legen Sie fest, dass die Arbeitsqualität mindestens mit der Schulnote 4 zu bewerten sein muss, um einen Punkt zu erhalten. Je nach Leistungsniveau können Sie sich auch auf die Schulnote 3 einigen. Überlegen Sie, was als Verstärker für die Punkte infrage kommt. Sowohl ein Sammelsystem mit Punkte- und Wunschliste bietet sich an als auch die Möglichkeit, Punkte direkt in kleine Verstärker, wie Aufkleber oder einzelne Sammelkarten, einzutauschen.

Hausaufgabenheft. Beachten Sie im Baustein B (Stimulusmanagement) die Ausführungen zum Hausaufgabenheft. Das Hausaufgabenheft bietet jedoch viele weitere Möglichkeiten, durch zusätzliche Strukturierung die Arbeit zu erleichtern. Achten Sie schon bei der Auswahl des Heftes auf eine übersichtliche Aufteilung und Vorstrukturierung. Häufig fällt auf, dass Kinder mit Schwierigkeiten im Bereich der Organisation, Konzentration und Impulskontrolle einfach

A16

Zeitschätzliste

Aufgabe	Geschätzte Zeit	Benötigte Zeit
Deutsch: Geschichte fertigschreiben	1 Stunde	26 Min. 54 Sek.
Mathe: Malnehmen und Verdoppeln	30 Min.	6 Min. 17 Sek.
Deutsch: Verben	1 Stunde	18 Min. 5 Sek.
Mathe: Division	1 Stunde	18 Min. 5 Sek.
Deutsch: 3 Sätze	4 Min.	3 Min. 17 Sekunden
Deutsch: 5 Sätze	30 Min.	21 Min. 10 Sek.
Mathe: Einmaleins	1 Stunde	20 Min.
Mathe: Zusatzaufgabe	1 Stunde	34 Min. 12 Sek.
Deutsch: Abschreiben	1 Stunde	58 Min. 5 Sek.

Abbildung 18: Beispiel für eine ausgefüllte Zeitschätzliste (A16)

langsam im Umgang mit Materialien erscheinen. Sie brauchen beispielsweise lange, um das Heft, die richtige Seite und den richtigen Ort zum Eintragen zu finden. Dies führt insbesondere beim Abschreiben der Hausaufgaben in der Schule zu Problemen, aber auch beim Nachschlagen der Aufgaben führt es zu Zeitverzögerung. Helfen kann beispielsweise ein fester Ort, meist eignet sich eine äußere separate Tasche im Schulranzen, zu der das Kind schnell Zugang hat. Weiter könnte nach jedem Tag/nach jeder Woche (je nach Aufteilung des Heftes) die Ecke der jeweiligen Seite abgeschnitten werden. So findet das Kind schneller die Seiten, auf der Hausaufgaben eingetragen oder abgelesen werden müssen. Auch die einzelnen Fächer, in denen Hausaufgaben erteilt werden, könnten voreingetragen und mit zusätzlichen farblichen Linien voneinander getrennt werden. Hat das Kind an einem Tag keine Hausaufgaben in dem entsprechenden Fach, soll es einen Strich eintragen, um sicherzustellen, dass die Eintragung nicht nur vergessen wurde.

Klebezettelchen. Kleine farbige Merkklebezettel (z. B. Post-it) sind für ihren Einsatz zum Strukturieren und beispielsweise Wiederfinden wichtiger Stellen in einem Text bekannt. Auch Kinder können von deren Einsatz profitieren. Probieren Sie den Einsatz bei Texten oder unübersichtlichen Arbeitsblättern aus. Weigert sich ein Kind in einer höheren Klassenstufe, ein Hausaufgabenheft zu nutzen, kann auch über den Einsatz von Klebezetteln nachgedacht werden. Die jeweilige Aufgabe könnte im Buch/Arbeitsheft mit einem Klebezettel markiert werden, und zu Hause muss dann nur die Seite mit der Markierung aufgeschlagen werden. Natürlich kann auf Arbeitsblättern auch einfach die jeweilige Aufgabe farblich markiert werden. Beachten Sie, dass dieses Prinzip jedoch nicht für Sonderaufträge und Aufgaben, die im Arbeitsbuch oder Heft stehen, funktioniert.

Abschreibpfeil oder Lineal. Der sog. „Abschreibpfeil" ist ein Hilfsmittel, das in vielen Grundschulen in der 1. Klasse eingeführt wird. Häufig wird auch ein Lineal verwendet. Dies hilft den Kindern, beim Lesen oder Abschreiben eines Textes nicht die Stelle zu verlieren, und erleichtert den Blicksprung zwischen Text und Heft beim Abschreiben. Kinder mit Schwierigkeiten im Bereich der Organisation, Konzentration und Impulskontrolle neigen beispielsweise beim Abschreiben dazu, sich zu große Abschnitte zu merken oder die Sätze insgesamt aus dem Kopf zu schreiben, da ihnen der Blicksprung schwerfällt und zeitaufwendig ist. So machen sie bei Abschreibaufgaben viel mehr Fehler als Klassenkamerad*innen, da der abzuschreibende Text für sie eher wie ein frei geschriebener Text ist. Der Abschreibpfeil oder das Lineal kann hier eine große Hilfe, auch in höheren Klassen, sein. Üben Sie den Einsatz und motivieren Sie das Kind, den Pfeil oder ein Lineal zu verwenden. Mit Kindern, die bereits sicher mit einer Hand schreiben können und die zweite Hand nicht zum Abstützen auf dem Heft benötigen, können Sie auch den Einsatz des Zeigefingers als Stellenmerker einüben.

Abdecken. Eine gute und einfache Strukturierungshilfe ist das Abdecken von irrelevanten Aufgaben. Oft sind Aufgabenblätter und Buchseiten recht unübersichtlich und voll. Reduzieren Sie die Reize und Fehlerquellen, indem Sie Bereiche, die nicht gebraucht werden, mit einem Papier abdecken. Es eignet sich ein DIN A5 großes und einfarbiges festeres Papier oder ein Karton. Auch zum Lesen von langen Texten kann dies genutzt werden.

Kontrolle. Das Kontrollieren der Aufgaben fällt Kindern mit Schwierigkeiten im Bereich der Organisation, Konzentration und Impulskontrolle oft besonders schwer. Zum einen ist dies ein Motivationsproblem, welches durch spezielle Wenn-Dann-Tricks (Wenn ich mit der Aufgabe fertig bin, dann kontrolliere ich auf Fehler) oder den Einsatz von Belohnung bearbeitet werden kann. Zum anderen fällt es den Kindern jedoch tatsächlich auch sehr schwer, Fehler zu finden. Üben Sie mit dem Kind grobes Kontrollieren und zerlegen Sie das Kontrollieren dabei in einzelne Aufträge: Wurde die richtige Aufgabe bearbeitet? Wurden alle Unteraufgaben bearbeitet? Gibt es Lücken auf dem Arbeitsblatt? Wurde über den Rand geschrieben? Kann man die Schrift lesen? Bei geschriebenen Texten eignet sich auch die Methode des Rückwärtskontrollierens. Lassen Sie das Kind einen selbstgeschriebenen Text nicht von vorne nach hinten, sondern von hinten nach vorne durchgehen. Geben Sie auch hier einzelne Arbeitsaufträge, wie: „Suche Fehler der Groß-/Kleinschreibung!" „Achte auf Doppellaute." Je nach Auftrag kann man Satz für Satz oder Wort für Wort vorgehen.

Wochenpläne. An einigen Schulen wird mit Wochenplänen gearbeitet. Die Kinder bekommen dabei keine Hausaufgaben auf, sondern erhalten einen Wochenplan mit Aufgaben, die bis zum Ende der Woche erledigt sein müssen. Kinder mit Schwierigkeiten im Bereich der Organisation, Konzentration und Impulskontrolle haben oft große Schwierigkeiten damit. Ein Wochenplan ist ein großer Berg von Aufgaben, der demotivierend sein kann, schwierig einzuteilen ist und zu lange vor sich hergeschoben werden kann. Helfen Sie dem Kind, die Wochenpläne in kleine Arbeitsblöcke aufzuteilen, und legen Sie gemeinsam fest, was an welchem Tag bearbeitet werden soll. Suchen Sie auch ein Symbol (ein Kreis, der später durchgestrichen wird, oder ein Klebezettel, der versetzt werden kann) aus, das am Ende einer Arbeitsphase an die Stelle gesetzt wird, an der als nächstes weitergearbeitet werden muss.

In diesem Bereich ist es sehr wichtig, wirklich in die konkrete Bearbeitung von Aufgaben und in das Üben mit dem Kind einzusteigen. Nur so können Sie individuelle Probleme erkennen, passende Hilfsmittel und Techniken auswählen oder entwickeln. Greifen Sie auch das auf, was das Kind evtl. schon aus vorherigen Klassenstufen kennt. Oft werden gute Hilfsmittel in der Schule eingeführt, jedoch für Kinder mit Schwierigkeiten im Bereich der Organisation, Konzentration und Impulskontrolle nicht lange genug eingesetzt. Das Material *Tipps und Tricks bei den Hausaufgaben* (M17) fasst Hilfsmittel und Techniken zusammen. Gestalten Sie eine individuelle Karte mit den Tipps und Tricks, die für das jeweilige Kind relevant sind.

Training zu Hause

Bei den Hausaufgaben sollen von nun an, mithilfe der *Selbstinstruktionskarten,* die erarbeiteten THOKI-Tricks eingesetzt werden. Die Bezugsperson kann zu Hause das Kind dazu motivieren, die THOKI-Tricks einzusetzen, und es ggf. mit den Selbstinstruktionskarten bei der Bearbeitung der Hausaufgaben begleiten. Lassen Sie ggf. ein kurzes Video von der Hausaufgabensituation zu Hause machen oder schalten Sie sich live dazu. Werden die Hausaufgaben in der Fremdbetreuung angefertigt, sollten Sie Kontakt zur Betreuungsperson aufnehmen und diese über die Selbstinstruktionskarten informieren und ggf. Absprachen zur Ausführung körperlicher Übungen treffen. Haben Sie das Arbeitsblatt *Tipps und Tricks bei den Hausaufgaben* (M17) eingeführt, können Sie dieses dem Kind mitgeben oder dem Kind den Auftrag geben, die Karte mit seinen individuellen Tipps und Tricks auszugestalten. Ist ein Verstärkersystem installiert, gehen Sie nochmals auf mögliche Anpassungen ein und motivieren Sie Kind und Bezugsperson für die Umsetzung in der kommenden Woche. Lassen Sie zur nächsten Sitzung erneut die Schulsachen mitbringen und ggf. die Punkteliste mit den gesammelten Punkten der letzten Woche.

„Nun sollst du natürlich ausprobieren, ob du die Tipps und Tricks auch zu Hause ohne mich anwenden kannst. Ich gebe dir das Arbeitsblatt mit, damit du dich an alles erinnern kannst."

3.6.6 Baustein F: Fertigkeitentraining in der simulierten Situation bei gesteigertem Schwierigkeitsgrad

Material	
Training in der Sitzung	• Kopie der Regelkarte für die Hausaufgaben • Schulsachen des Kindes
Training zu Hause	• Regelkarte für die Hausaufgaben • Karte mit den individuell für das Kind zusammengestellten Tipps und Tricks für die Hausaufgaben • ggf. Verstärkersystem (Punkteliste und Wunschliste [A9/A10] oder Spielsteinglas) • ggf. Videoaufnahmegerät (z. B. Smartphone)

Der Baustein F sollte begonnen werden, wenn alle Hilfsmittel und Tricks, die Sie für das Kind für relevant halten, eingeführt wurden und in der Sitzung sicher vom Kind angewendet wurden. In den Simulationen wird dann der Schwierigkeitsgrad beispielsweise durch den Abbau von Hilfen, durch äußere Ablenkung und Veränderung der Zeit erhöht. Der Baustein kann im alleinigen Kontakt mit dem Kind umgesetzt werden, die Einbeziehung einer Bezugsperson und ggf. weiterer Personen ist jedoch wünschenswert. Der Baustein kann meist in 1 bis 2 Sitzungen durchgeführt werden.

Training in der Sitzung

Bei der Rückmeldung der Wochenaufgaben besprechen Sie, wie der Einsatz der THOKI-Techniken und der neuen Techniken und Hilfsmittel geklappt hat. Was wurde wirklich eingesetzt? Was hat das Kind als hilfreich empfunden? Kann es ein Beispiel nennen, wann ihm ein Trick geholfen hat? Fragen Sie ggf. auch nach, wie das Verstärkersystem in der vergangenen Woche geklappt hat. Lassen Sie sich die Punkteliste zeigen oder lassen Sie sich berichten, wie viele Spielsteine das Kind meist behalten konnte. Wie hat der Eintausch der Token funktioniert? Worauf sammelt das Kind als nächstes? Welche Regel war besonders schwer einzuhalten? Ist ein Verstärkersystem an die Ausführung der Wochenaufgabe gekoppelt, darf sich das Kind nun als Belohnung etwas aus der Schatzkiste aussuchen.

In der Trainingseinheit liegt nun der Schwerpunkt darauf, den Schwierigkeitsgrad für die Simulation der Situation zu erhöhen. *Der Schwierigkeitsgrad kann durch den Abbau von Hilfen, äußere Ablenkung, die Variation der Zeit und der Aufgaben verändert werden.* Bauen Sie Ihre Hilfen stückweise ab und lassen Sie das Kind den Einsatz seiner Hilfsmittel und die Strukturierung der Situation selbst übernehmen. Sie können den Schwierigkeitsgrad auch durch aktive äußere Ablenkungen erhöhen. Wählen Sie zum Trainieren in dieser Situation vorerst eigene Arbeitsmaterialien, um Fehler und Frustration bei den Hausaufgaben zu vermeiden. Hat das Kind sich auf die Vorgehensweise eingestellt und schafft es, äußere Ablenkungen vermehrt zu ignorieren, können auch die Aufgaben des Kindes genutzt werden.

Ideen für Ablenkungen:
- Sie gehen durch den Raum und machen verschiedene Geräusche, lassen beispielsweise etwas fallen.
- Das Telefon klingelt mehrfach.
- Sie verabreden, dass Kolleg*innen, Praktikant*innen, die Bezugsperson oder Geschwisterkinder die Sitzung stören und ein Gespräch mit Ihnen beginnen.
- Sie stellen dem Kind für seine derzeitige Arbeit irrelevante Fragen, auch gerne Interessantes oder Witziges.
- Beschäftigen Sie sich mit einem Gegenstand, der für das Kind interessant ist, und kommentieren Sies dies.
- Schalten Sie Musik an.
- Sie führen die Situation mit mehreren Kindern, beispielsweise Freund*innen des Kindes oder anderen Patient*innen, durch.

Tipp: Sie können vor Beginn der Ablenksituation mit dem Kind zusätzliche Steine in das Glas füllen, um das Kind weiter zu motivieren und nicht zu frustrieren.

„So, heute geht es darum, dass du mir zeigst, dass du das wirklich so toll kannst wie es deine Punkte sagen. Ich werde dich nämlich versuchen abzulenken, während du deine Hausaufgaben machst. Du darfst mir dann nicht auf Fragen antworten oder dich nicht vom Telefon ablenken lassen. Okay?!"
- „Wir machen einen Wenn-Dann-Trick speziell zur Ablenkung:
- Wenn das Telefon klingelt, dann lasse ich mich nicht ablenken und arbeite weiter!
- Wenn ich bemerke, dass ich aufgehört habe zu arbeiten, dann mache ich sofort weiter!"

Es geht bei diesem Vorgehen nicht darum, dass das Kind generell seine Hausaufgaben unter solchen Bedingungen machen soll. Es geht vielmehr darum, die Anwendung der Techniken zu verinnerlichen und zu verstehen, was es heißt, sich ablenken zu lassen. Denn auch bei gutem Stimulusmanagement wird es zu Hause und besonders in der Fremdbetreuung zu äußeren Ablenkungen kommen. Um dem Kind genau zu verdeutlichen, wann es abgelenkt ist, können Sie auch das Spielsteinglas nutzen und vereinbaren, dass Sie sich bei jedem Mal, wenn sich das Kind von Ihnen ablenken lässt, einen Stein aus dem Glas entnehmen. Das gibt Ihnen die Möglichkeit, unmittelbar eine Rückmeldung zu geben, ohne die Arbeitsphase durch verbale Rückmeldung zu unterbrechen. Als weitere Möglichkeit, die Schwierigkeit zu variieren, bietet sich die Veränderung der Zeit und der Aufgaben an. Zum einen kann das Zeitintervall länger als in den üblichen Simulationen in der Sitzung gewählt werden. Es können in der Zeit mehrere Aufgaben bearbeitet werden oder – was besonders schwerfällt – auch eine einzige sehr lange Aufgabe. Die Zeit kann aber auch dahingehend verändert werden, dass ein gewisser Zeitdruck aufgebaut wird und die Bearbeitungszeit für die Aufgaben knapp bemessen wird. Nutzen Sie dies nicht für Kinder, die ohnehin zu einem zu schnellen und flüchtigen Arbeitsverhalten neigen. Nach den Simulationen reflektieren Sie diese mit dem Kind. Was hat gut geklappt? Worauf muss es beim nächsten Mal noch besser achten? Welche Tricks könnten ihm dabei helfen?

Training zu Hause

Die Wochenaufgabe ist *intensives Üben im Alltag.* Lassen Sie ggf. erneut ein kurzes Video aufzeichnen. Holen Sie ggf. erneut Rückmeldung aus der Fremdbetreuung ein. Meist ist es sinnvoll, ein installiertes Verstärkersystem für die Hausaufgabensituation auch über die Bearbeitung des Moduls hinaus weiterzuführen. Sie können sich weiterhin in den Sitzungen die Punkteliste zeigen lassen oder sich nach dem nächsten Wunsch auf der Wunschliste informieren.

Mögliche schwierige Therapiesituationen

1. *Probleme im Bereich der Interaktion mit der Bezugsperson:* Stehen die Probleme im Bereich der Interaktion mit der Bezugsperson im Vordergrund oder sind diese sehr schwerwiegend, beachten Sie das Kapitel 2.4 (Voraussetzungen für eine erfolgreiche Therapie). Planen Sie ggf. mehr Zeit für die Beziehungs- und Motivationsarbeit ein, bevor Sie mit Veränderungen im Setting beginnen. Es kann jedoch auch sein, dass die Betreuung der Hausaufgaben durch eine bestimmte Bezugsperson nicht sinnvoll ist. Überlegen Sie, ob ggf. ein Wechsel der Betreuungsperson bei den Hausaufgaben möglich ist oder ob eine Fremdbetreuung sinnvoller ist.
2. *Betreuungspersonen scheuen sich, Hilfsmittel zu installieren:* Betreuungspersonen der Hausaufgaben fordern oft mehr Selbstständigkeit der Kinder bei den Hausaufgaben und tun sich zum Teil schwer damit, Hilfsmittel zu installieren. Vermitteln Sie, dass Sie in einer problematischen Situation ansetzen und dass es, um diese zu verändern, manchmal nötig ist, zunächst mehr Hilfestellungen zu geben, bevor eine Veränderung eintreten kann. Versuchen Sie, insbesondere für die Fremdbetreuung, individuelle Lösungen zu finden. Bearbeiten Sie ggf. auch nochmals die Hinweise in Kapitel 2.4.5 (Hilfestellungen und Anforderungen modulieren).
3. *Kooperation bei Fremdbetreuung ist nicht gegeben:* In einigen Fällen ist es recht schwierig, eine Kooperation mit der Fremdbetreuung aufzubauen. Ein sehr diverses System an Fremdbetreuung erfordert eine ganz individuelle Analyse, was im jeweiligen Umfeld verändert werden könnte. Wechselnde Mitarbeitende und unterschiedliche Arbeitsweisen können Fortschritte massiv behindern. Versuchen Sie, mit einer Leitungsperson wenige konkrete Maßnahmen zu erarbeiten, und lassen Sie die Hilfsmittel, wie Selbstinstruktionskarten, vom Kind in die Situation transportieren. In einigen Fällen ist auch von den Bezugspersonen kein Kontakt zur Hausaufgabenbetreuung gewünscht. Versuchen Sie die Bezugspersonen von den positiven Effekten einer Kooperation zu überzeugen und diese zu ermöglichen.
4. *Doppelte Hausaufgabenzeit:* Ein häufiges Problem ist das Produzieren einer doppelten Hausaufgabenzeit. Dies betrifft Kinder, die ihre Hausaufgaben in der Fremdbetreuung nicht fertig bekommen und dann zu Hause, meist nach 16 Uhr, nacharbeiten müssen. Somit schiebt das Kind den ganzen Tag den Berg vor sich her, was oft sehr frustrierend ist. Sollte das Kind trotz des Trainings mit dem THOKI nicht in der Lage sein, seine Hausaufgaben in der Fremdbetreuung zu bewältigen, sollten alternative Betreuungsformen bedacht werden, um dem Kind ggf. ein Einzelsetting oder ein Kleingruppensetting zur Bearbeitung der Hausaufgaben zu bieten.

3.7 Modul 7: Arbeiten im Klassenraum

Indikation
Das Arbeiten im Klassenraum wird nach der Diagnostik und Exploration von Kind, Bezugsperson und möglichst einer Lehrkraft von therapeutischer Seite als problembehaftet eingeschätzt. Hilfsmittel: Individuelle Problemliste, SIT-ADHS-Eltern, SIT-ADHS-Lehrkraft.
Inhalt und Ziele
Nach einer detaillierten Analyse der Probleme beim Arbeiten im Klassenraum wird das Zielverhalten für diese Situation mit den Beteiligten erarbeitet. Unter Einsatz der THOKI-Techniken wird die Situation simuliert, und unter steigendem Schwierigkeitsgrad wird das Zielverhalten eingeübt.
Bausteine
A. Problemanalyse und Stimulusmanagement B. Erarbeitung von Selbstmanagementmethoden C. Fertigkeitentraining in der simulierten Situation D. Fertigkeitentraining in der simulierten Situation bei gesteigertem Schwierigkeitsgrad
Anzahl der Sitzungen
In der Regel zwischen 4 und 5 Sitzungen
Teilnehmende
• Kind • wenn möglich, teilweise mit Bezugsperson • Kontakt zur Lehrkraft wünschenswert
Material
Allgemein: • Spielsteinglas mit Spielsteinen, Punkteliste für die Sitzung (A1) • Schatzkiste mit kleinen Verstärkern • Drehzahlmesser (M1) • Selbstinstruktionskarten (M2) *Simulation Klassenraum:* • Tisch mit Stühlen, Kreppklebeband, Schultasche mit Materialien des Kindes, Arbeitsmaterial bzw. Aufgaben entsprechend der Klassenstufe des Kindes, ggf. ein klassenraumähnliches Zimmer *Arbeitsblätter:* • A5: Mein Wenn-Dann-Trick • A18: Beobachtungsbogen: Arbeiten im Klassenraum *Material:* • M18: Arbeitsregeln im Klassenraum – Beispiel • M19: Tipps und Tricks beim Arbeiten im Klassenraum • M20: Selbstinstruktionskarten für die Federmappe

Das Modul 7 *Arbeiten im Klassenraum* besteht aus 4 Bausteinen und kann in der Regel in 4 bis 5 Sitzungen durchgeführt werden. Dabei ist es möglich, die einzelnen Bausteine je nach Bedarf auf mehrere Sitzungen aufzuteilen oder Sitzungen zu wiederholen. Die im Kapitel 2.3 eingeführten Therapiemethoden des Stimulusmanagements, des Selbstmanagements, des Fertigkeitentrainings in der simulierten Situation und des Kontingenzmanagements werden eingesetzt. Die im Einstiegsmodul erarbeiteten THOKI-Techniken bilden gemeinsam mit dem bereits erarbeiteten Ablauf einer Sitzung die Grundstruktur der Intervention. Tabelle 17 gibt einen Überblick darüber, wie die vorgestellten Techniken und Therapiemethoden im Modul 7 *Arbeiten im Klassenraum* angewendet werden.

Wichtig: Beachten Sie für alle Sitzungen die im Einstiegsmodul erarbeitete Sitzungsroutine (vgl. Kap. 3.1.2).

Tipp: Die Bausteine B, C und D eignen sich sehr gut zur Umsetzung im Gruppensetting.

3.7.1 Baustein A: Problemanalyse und Stimulusmanagement

Material	
Training in der Sitzung	• M18: Arbeitsregeln im Klassenraum – Beispiel
Training zu Hause	• in der Sitzung zusammengestellte und ggf. ergänzte Klassenregeln • in der Sitzung erarbeitete individuelle Regeln für das Arbeitsverhalten im Klassenraum

Dieser Baustein dient der detaillierten Betrachtung der problematischen Situation und der anschließenden Erarbeitung erster Veränderungsansätze durch die Modifikation der problemauslösenden Situation. Dies erfolgt im Kontakt mit dem Kind und möglichst im Austausch mit einer Lehrkraft. Zumindest die Auskunft mittels Fragebogen (SIT-ADHS-Lehrkraft) über konkretes Problemverhalten beim Arbeiten im Klassenraum ist wichtig. Ein telefonischer Kontakt zur Lehrkraft erweitert die Behandlungsmöglichkeiten. Der Baustein kann meist in einer Sitzung durchgeführt werden.

Training in der Sitzung

In der Trainingseinheit des Bausteins A wird gemeinsam mit dem Kind das Arbeiten im Klassenraum möglichst genau betrachtet. Fragen, die bearbeitet werden sollen, sind beispielsweise:

- Wo sitzt du im Klassenraum?
- Wo liegt dein Arbeitsmaterial?
- Gibt es Zusatzmaterial und Hilfsmittel, die in der Klasse genutzt werden?
- Welche Möglichkeiten, sich zu bewegen (z. B. Tafeldienst, Milch holen), gibt es?
- Gibt es Klassenregeln? Wenn ja, welche?
- Gibt es ein Belohnungssystem in der Klasse?
- Wo erlebt das Kind Schwierigkeiten?

Um in die Exploration mit dem Kind einzusteigen, ist es sinnvoll, gemeinsam den *Sitzplan der Klasse aufzumalen*. Zeichnen Sie darin gemeinsam die Tische, die Tafel, Fenster und Türen ein. Sammeln Sie Informationen und versuchen Sie herauszuarbeiten, welche Schwierigkeiten das Kind wahrnimmt. Die gewonnen Informationen werden nun mit Ihren Informationen, die Sie aus dem SIT-ADHS-Lehrkraft oder einem Telefonat mit der Lehrkraft gewonnen haben, abgeglichen. Gemeinsam werden anschließend erste Problembereiche identifiziert und Schwierigkeiten konkretisiert. Versuchen Sie dabei, die Situation konkret zu beschreiben und die Häufigkeit oder Intensität des Problemverhaltens zu berücksichtigen.

Ziel der Problemanalyse ist es, die Stimuli zu identifizieren, die problematisches Verhalten auslösen, um anschließend mögliche Veränderungen im Sinne des Stimulusmanagements anzuregen. Hierbei ist zu berücksichtigen, dass im Klassenverband nicht alle Stimuli veränderbar sind. Besteht kein Kontakt zur Lehrkraft, können nur Stimuli bearbeitet werden, die das Kind direkt verändern kann. Häufige Ansatzpunkte, die im Rahmen des Stimulusmanagements zu betrachten sind, sind:

- der Sitzplatz,
- die Sitzposition,
- die Anordnung des eigenen Arbeitsmaterials,
- die Übernahme von Sonderaufgaben, die Bewegung ermöglichen,
- die Nutzung von Hilfsmitteln, wie Kopfhörer, Abdeckblätter, Abschreibhilfen.

Der *Sitzplatz* des Kindes im Klassenraum bietet oft eine Möglichkeit, visuelle und auditive Stimuli zu verändern. Überlegen Sie, ob Sie Verbesserungsmöglichkeiten am jetzigen Sitzplatz des Kindes erkennen und wenn ja, welcher Sitzplatz im Klassenraum für das Kind am geeignetsten wäre. Dies ist von der Form und Gestaltung des Klassenraums, der Lehrmethode und individuellen Schwierigkeiten des Kindes abhängig. Meist ist es das Ziel, mit dem Sitzplatz ablenkende Reize für das Kind zu reduzieren. Beachten Sie jedoch, dass ein Kind, das vorwiegend verträumt ist und sich mit seinen eigenen Gedanken am meisten ablenkt, an einem besonders reizarmen Platz vielleicht noch schlechter seine Ablenkung beenden kann. Sollten Sie einen Sitzplatzwechsel für sinnvoll erachten, ist der direkte Austausch mit der Klassenlehrkraft des Kindes der beste Weg.

Die *Sitzposition* des Kindes kann ebenfalls einen Einfluss auf verschiedene Reize haben. Sind Ihnen in den Therapiesitzungen bislang Möglichkeiten zur Verbesserung aufgefallen? Einige Kinder arbeiten beispielsweise phasenweise im Stehen viel konzentrierter als im Sitzen. Bei anderen Kindern ist es im Sitzen wichtig, dass sie die Füße fest auf den Boden abstellen, um nicht in permanentes Wackeln und Lärmen mit den Beinen und Füßen zu verfallen.

Tabelle 17: Therapiemethoden für Modul 7 – Arbeiten im Klassenzimmer

Therapiemethode	Beispielhafte Anwendung in Modul 7
Problemsituation/Problemverhalten genau erfassen	• Kind sitzt ganz hinten im Klassenraum • Kind steht im Unterricht vom Stuhl auf • Kind ruft Antworten in die Klasse, ohne sich zu melden
Stimulusmanagement	• Sitzplatz wechseln • Sitzposition verbessern • Sonderaufgaben mit Bewegung übernehmen • Klassenregeln wiederholen
Selbstmanagement (mithilfe der Selbstinstruktionskarten)	• Aufgabe: Ich zeige auf, um eine Frage der Lehrkraft zu beantworten • Drehzahl: 4 bis 6 • Runterfahren: Atemübung • Wenn-Dann-Trick: Wenn die Lehrkraft eine Frage stellt und ich die Antwort kenne, dann melde ich mich und warte ab! • Klassenregeln, Selbstinstruktionskarten für Federmappe nutzen
Fertigkeitentraining (mithilfe der Selbstinstruktionskarten)	• Schulaufgaben des Kindes oder Übungsaufgaben in der Sitzung unter verschiedenen Bedingungen (mit Hilfsmitteln, Therapeut*in, in der Gruppe) bearbeiten • veränderten Umgang mit den Schulaufgaben im Alltag einüben
Kontingenzmanagement	• Sitzung: Spielsteinglas mit Verhaltensaufgabe „ruhig und konzentriert an der Aufgabe arbeiten“ • Wochenaufgabe: Schatzkiste für „Klassenregeln recherchieren“ • in der Schule: Verstärkersystem durch Lehrkraft

Die *Anordnung des eigenen Arbeitsmaterials* bietet eine Möglichkeit, im alleinigen Austausch mit dem Kind Stimuli zu verändern. Einigen Kindern fällt es sehr schwer, ihr Arbeitsmaterial auf dem Tisch zu ordnen und während der Arbeitsphase kein Chaos auf dem Tisch ausbrechen zu lassen. Probieren Sie, eine feste Platzvorgabe für Arbeitsmaterialien auf dem Tisch zu etablieren. Nutzen Sie beispielsweise Malerkrepp, um auf dem Tisch Flächen für bestimmte Materialien zu kennzeichnen. Kleben Sie beispielsweise ein Kästchen für die Federmappe, eines für das Schreibheft und eines für das Arbeitsbuch auf. Achten Sie dabei auf die Händigkeit des Kindes.

Mit der *Übernahme von kleinen Sonderaufgaben* kann versucht werden, das Bedürfnis nach Bewegung in nicht störende Bahnen zu lenken. Das Kind könnte beispielsweise die Aufgabe bekommen, nach einer Arbeitsphase kurz die Tafel zu wischen oder Arbeitsmaterialien an ihren Platz zurückzuräumen. Auch die Übernahme von kleinen Klassenaufgaben, wie Milchholen oder die Blumen im Klassenraum zu gießen, kann zu einem entspannteren Arbeitsklima führen.

In einige Klassenzimmer haben bereits diverse *Hilfsmittel* Einzug gefunden, um Reize für bestimmte Arbeitsphasen zu reduzieren. Hier sind z.B. schalldämpfende Kopfhörer, Abschreibhilfen, Trennwände oder Abdeckblätter zu nennen. Wünschenswert ist es, wenn die Nutzung dieser Materialien allen Kindern in der Klasse zur Verfügung steht und alle Kinder angeleitet werden, diese bei Bedarf zu verwenden.

Es ist ebenfalls ein wichtiger Schritt, dem Kind bereits bestehende *Klassenregeln* erneut zu verdeutlichen. Kann das Kind keine Klassenregeln benennen, nutzen Sie Informationen aus dem Kontakt zur Lehrkraft oder stellen Sie dem Kind die Wochenaufgabe, die Klassenregeln zur nächsten Sitzung mitzubringen. Stellen Sie dann gemeinsam wenige, spezifische und für das Kind individuell relevante Regeln für das Arbeitsverhalten auf. Diese sollen für die weitere Arbeit in den Sitzungen schriftlich in Form einer Regelkarte festgehalten werden. Das Material M18 (Arbeitsregeln im Klassenraum - Beispiel, vgl. auch folgender Kasten) gibt ein Beispiel.

Arbeitsregeln im Klassenraum – Beispiel

1. Nach Aufforderung beginne ich sofort mit der Aufgabe
2. Ich arbeite ruhig und konzentriert an meinen Aufgaben
3. Ich lasse meine Hände und Füße bei mir und sitze ruhig am Platz

Training zu Hause

Im Training zu Hause sollen die in den Sitzungen erarbeiteten *Veränderungen der Situation umgesetzt* werden. In fast allen Bereichen des Stimulusmanagements sind Sie auf die Mitarbeit der Lehrkräfte angewiesen. Ist eine direkte Kommunikation mit der Lehrkraft nicht möglich, könnten auch Eltern Veränderungen im Sinne des Stimulusmanagements anregen. Das Kind kann sich selbstständig über bestehende Klassenregeln informieren, falls diese nicht bekannt waren, und sein Arbeitsmaterial auf dem Tisch anders organisieren. Zudem kann es als Wochenaufgabe die individuell aufgestellten Arbeitsregeln zu einer Regelkarte ausgestalten.

3.7.2 Baustein B: Erarbeitung von Selbstmanagementmethoden

Material	
Training in der Sitzung	• zu Hause ausgestaltete Regelkarte für das individuelle Arbeitsverhalten • A5: Mein Wenn-Dann-Trick • Arbeitsmaterial entsprechend der Klassenstufe des Kindes (z. B. von https://www.grundschule-arbeitsblaetter.de oder www.grundschulstoff.de, Diktatsammlung von Duden).
Training zu Hause	• Regelkarte für das individuelle Arbeitsverhalten • ggf. A18: Beobachtungsbogen: Arbeiten im Klassenraum

In diesem Baustein werden die im Einstiegsmodul erarbeiteten THOKI-Techniken auf das Arbeiten im Klassenraum angewendet. Der Baustein kann vollständig im alleinigen Kontakt mit dem Kind umgesetzt werden. Der Austausch mit der Lehrkraft zur Umsetzung der Wochenaufgabe ist wünschenswert. Der Baustein kann meist in einer Sitzung durchgeführt werden.

Training in der Sitzung

Bei der Rückmeldung der Wochenaufgabe(n) sprechen Sie mit dem Kind über die Einführung der ggf. vereinbarten Änderungen, z. B. in der Sitzordnung oder der Ordnung auf dem Tisch. Lassen Sie sich auch von möglichen Klassenregeln berichten, falls diese noch nicht bekannt waren oder überprüft werden mussten. Wurden die besprochenen Änderungen eingeführt? Gab es Probleme? Was hat gut geklappt? Ist ein Verstärkersystem an die Ausführung der Wochenaufgabe(n) gekoppelt, darf sich das Kind als Belohnung etwas aus der Schatzkiste aussuchen.

In der Trainingseinheiten erarbeiten Sie mit dem Kind, im Sinne des Selbstmanagements, welche *Drehzahl* wohl für das Arbeiten im Klassenraum gebraucht wird und welche *Tricks zur Regulation der Drehzahl* das Kind in der Situation anwenden könnte. Beispielsweise könnte ein Kind, das zur Unteraktivierung neigt, direkt, bevor es sich an seinen Platz setzt, eine körperliche Übung zum Hochfahren ausführen. Auch zwischen Arbeitsphasen im Unterricht können Übungen überlegt werden, die dem Kind helfen, seine Drehzahl auf die Aufgabe einzustellen. Bei Übungen, die das Aufstehen vom Platz erforderlich machen, muss dies mit der Lehrkraft besprochen werden. Es gibt jedoch auch viele Alternativen, die das Kind im Sitzen ausführen kann. Entwickeln Sie mit dem Kind auch passende *Wenn-Dann-Tricks* für die Situation im Klassenraum und halten Sie diese schriftlich fest. Das Arbeitsblatt A5 kann als Hilfsmittel verwendet werden. Tabelle 18 zeigt beispielhaft die Umsetzung.

> „Als nächstes wollen wir uns überlegen, welche Wenn-Dann-Tricks du im Unterricht anwenden kannst und welche Tricks zur Drehzahl Regulierung du im Unterreicht verwenden kannst. Sicherlich kommen hier nicht alle infrage. Welche Tricks zur Drehzahlregulierung könntest du denn auch im Unterricht anwenden? Gibt es auch etwas, das du vor der Stunde machen könntest? Welche Wenn-Dann-Tricks können dir helfen?"

Anschließend erfolgt eine erste *kurze Simulation,* um die Anwendung der entwickelten THOKI-Tricks auszuprobieren und ggf. anzupassen. Bieten Sie einen strukturierten Arbeitsplatz und setzen Sie die im Stimulusmanagement einführten Veränderungen in Bezug auf die Ordnung auf dem Tisch, die Sitzposition oder das Anbieten von Hilfsmitteln um. Wählen Sie einen realistischen Zeitrahmen, der altersentsprechend einer Arbeitsphase im Unterricht gleicht. Strukturieren Sie das Vorgehen mithilfe der Selbstinstruktionskarten und der Verwendung des Verstärkersystems in der Sitzung. Hängen Sie auch die Klassenregeln und ggf. die zusätzlich erarbeiteten Arbeitsregeln auf. Sie können das Verstärkersystem für die Zeit der Simulation an die Einhaltung der Regeln koppeln. Wählen Sie Aufgaben aus der Klassenstufe des Kindes aus, die jedoch nicht zu anspruchsvoll sind. Der Fokus soll zunächst

Tabelle 18: Beispiel für Selbstmanagement bei Arbeiten im Klassenraum

Selbstinstruktionskarte	Selbstmanagement
Stop! Was ist meine Aufgabe?	Ich muss bei diesen Aufgaben plusrechnen und bei den Aufgaben darunter Minusrechnen.
Habe ich die richtige Drehzahl?	Ich brauche eine Drehzahl von 4 bis 6/im grünen Bereich.
Trick anwenden zum Hoch- oder Runterfahren	Bevor ich mit der Aufgabe beginne, mache ich eine Atemübung, um meine Drehzahl zu senken.
Wenn-Dann-Trick anwenden	Wenn ich bemerke, dass ich meine Aufgabe unterbrochen habe, dann mache ich sofort weiter!
	Wenn andere im Unterricht laut sind, dann ignoriere ich das und arbeite weiter!

auf der Umsetzung der Techniken liegen. Nach der Arbeitsphase reflektieren Sie die Situation mit dem Kind. Was hat gut geklappt? Was könnte noch verbessert werden?

„So, dies ist nun dein Klassenraum und das hier sind deine Arbeitsregeln. Wir haben eben besprochen, welche Tricks zur Regulierung der Drehzahl du anwenden kannst und welche Wenn-Dann-Tricks hilfreich sind. Hier habe ich die Selbstinstruktionskarten, die dir zusätzlich helfen können. Ich habe dir einige Aufgaben mitgebracht, die du nun bearbeiten sollst, und ich werde dir zusehen und die Spielsteindose für die Einhaltung der Regeln in der Hand haben."

Tipp: Der Dudenverlag bietet eine Diktatsammlung *(150 Diktate für die Grundschule)* auf seiner Webseite zum kostenlosen Download an: https://tinyurl.com/5cy695ue. Weitere kostenfreie Diktate bietet z. B. die Webseite https://www.diktate-grundschule.de.

Training zu Hause

Als Wochenaufgabe soll das Kind seine *Selbstbeobachtung* weiter ausbauen. Dabei soll das Kind sich selbst beobachten, wie gut es ihm gelingt, sich an die vereinbarten Arbeitsregeln zu halten. Wählen Sie mit dem Kind ein Unterrichtsfach oder eine Unterrichtsstunde aus, in der es in der kommenden Woche sein Verhalten in Bezug auf die Einhaltung der Arbeitsregeln beobachten will. Sind Sie im Austausch mit der Lehrkraft, weisen Sie diese auf die Aufgabe des Kindes hin, vielleicht kann sie eine Erinnerungshilfe geben. Sie könnten der Lehrkraft eine E-Mail oder eine Mitteilung ins Mitteilungsheft des Kindes schreiben. Fällt es dem Kind besonders schwer, sein eigenes Verhalten einzuschätzen, könnten Sie auch die Lehrkraft bitten, eine Beobachtung für die gleichen Zeiträume und Regeln durchzuführen und in der nächsten Sitzung beide Beobachtungen miteinander vergleichen. Nutzen Sie das Arbeitsblatt *Beobachtungsbogen: Arbeiten im Klassenraum* (A18) als Grundlage und tragen Sie die individuellen Arbeitsregeln als Beobachtungsfokus ein. Im *Austausch mit der Lehrkraft* können auch Möglichkeiten der Anwendung der THOKI-Tricks, insbesondere eine Absprache über mögliche körperliche Übungen, erarbeitet werden. Die Tricks sollen dann nach dem Fertigkeitentraining in der Sitzung für den Unterricht eingeführt werden. Bitten Sie das Kind, zur nächsten Sitzung seine *Schultasche* mit den Materialien für einen beliebigen Schultag mitzubringen.

3.7.3 Baustein C: Fertigkeitentraining in der simulierten Situation

Material	
Training in der Sitzung	• Kopie der Regelkarte für das individuelle Arbeitsverhalten • Schultasche mit Materialien des Kindes • ggf. Arbeitsmaterial entsprechend der Klassenstufe des Kindes • M19: Tipps und Tricks beim Arbeiten im Klassenraum • Abdeckblatt oder Lesepfeil
Training zu Hause	• Regelkarte für das individuelle Arbeitsverhalten • M20: Selbstinstruktionskarten für die Federmappe • ggf. Verstärkersystem im Unterricht

In diesem Baustein wird das Arbeiten im Klassenraum simuliert, und die THOKI-Techniken werden angewendet. Das Zielverhalten wird auf diese Weise trainiert und eingeübt. Der Baustein kann im alleinigen Kontakt mit dem Kind umgesetzt werden. Der Baustein kann meist in 1 bis 2 Sitzungen durchgeführt werden.

Training in der Sitzung

Bei der Rückmeldung der Wochenaufgabe(n) gehen Sie mit dem Kind die Verhaltensbeobachtung zur den Arbeitsregeln gemeinsam durch. Welche Regeln wurden gut eingehalten? Welche sind schwer? Stimmen die Einschätzungen von Kind und ggf. Lehrkraft überein? Ist ein Verstärkersystem an die Ausführung der Wochenaufgabe gekoppelt, darf sich das Kind als Belohnung etwas aus der Schatzkiste aussuchen.

In den Trainingseinheiten erfolgt nun die *Simulation des Arbeitens im Klassenraum*. Versuchen Sie, die Situation in der Sitzung in Ansätzen alltagsnah zu gestalten. Es sollte z. B. auf den Arbeitsplatz des Kindes geachtet und ggf. eingeführte Ordnungen auf dem Tisch sollten beibehalten werden. Auch sollten die vom *Kind mitgebrachten Schulmaterialien* in seinem Schulranzen verwendet werden. Sie können ebenfalls den Unterrichtsbeginn durch ein Klingeln und Betreten des „Klassenraumes" simulieren. Die Arbeitszeit sollte der einer Arbeitsphase im Unterricht ähneln. Verzichten Sie zunächst auf Ablenkungen und Störfaktoren und bauen Sie zunächst das Zielverhalten auf, unter Verwendung der Hilfsmittel, wie Arbeitsregeln und THOKI-Tricks. Die *Umsetzung der Selbstinstruktionskarten* mit Regulierung der Drehzahl und Einsatz des *Wenn-Dann-Tricks* soll vom Kind möglichst eigenständig erfolgen; unterstützen Sie das Kind, soweit dies nötig ist.

Beispiel

Läuten Sie eine Glocke zum Unterrichtsbeginn. Das Kind betritt den „Klassenraum" und geht zu seinem Platz. Bevor es sich auf seinen Stuhl setzt, reguliert es seine Drehzahl und setzt sich anschließend hin. In der Rolle der Lehrkraft fordern Sie das Kind auf, seine Mathesachen rauszuholen und die Seite 50 im Mathebuch aufzuschlagen. Das Kind holt zügig und vollständig seine Unterrichtsmaterialien für das Fach Mathematik aus seiner Schultasche und ordnet die Materialien nach der vereinbarten Ordnung auf dem Tisch an. Erklären Sie die Matheaufgabe und fordern Sie das Kind zum Arbeitsbeginn auf. Das Kind führt seine THOKI-Tricks „Stop! Was ist meine Aufgabe?", „Habe ich die richtige Drehzahl" und „Wenn-Dann Trick einsetzen" bezogen auf die spezifische Matheaufgabe aus und beginnt mit der Arbeitsphase. Benötigt das Kind Hilfe für diese Schritte, unterstützen Sie es und ziehen Sie sich anschließend zurück.

„Heute hast du ja deinen Ranzen mitgebracht, und nun tun wir mal so, als hätten wir jetzt Matheunterricht. Wir starten mit dem Klingeln, und du kommst aus der Pause in deinen Klassenraum. Denk bitte an deine THOKI-Tricks, die Arbeitsregeln und die Ordnung auf deinem Tisch. Ich spiele eine Lehrerin und gebe dir gleich eine Aufgabe, die du dann wirklich bearbeiten sollst. Ich helfe dir mit den Selbstinstruktionskarten."

Fällt es dem Kind auch in der simulierten Situation schwer, die Arbeitsregeln einzuhalten, können diese an das Verstärkersystem der Sitzung gekoppelt werden. Denken Sie jedoch im Verlauf daran, Hilfestellungen schrittweise wieder abzubauen.

In diesem Modul können verschiedene Unterrichtsstunden und angepasste THOKI-Tricks erprobt werden. Das Kind sollte besonders viel Sicherheit in der Verwendung der THOKI-Tricks für unterschiedliche Aufgaben gewinnen, da es sie im Unterricht selbstständig einsetzen muss und die Anforderungen über den Schultag variieren. Besonders der Trick „Stop! Was ist meine Aufgabe" sollte sehr genau für unterschiedliche Aufgaben geübt werden, denn durch die Anwendung lässt sich eine Vielzahl von Fehlern vermeiden und das Arbeiten wird besser strukturiert.

Bearbeiten Sie in diesem Modul auch das Arbeitsmaterial *Tipps und Tricks beim Arbeiten im Klassenraum* (M19). Hier kann insbesondere der *Umgang mit Hilfsmitteln*, wie Abdeckblätter und Lese/Abschreibhilfen, eingeübt werden. Als *Abdeckblatt* eignet sich ein einfarbiger Tonkarton in DIN-A5-Größe. Somit können beispielsweise in Arbeitsbüchern Aufgaben abgedeckt werden, die gerade nicht bearbeitet werden müssen. Dies reduziert die visuelle Ablenkung und führt zu mehr Übersicht.

Lesehilfen, wie beispielsweise ein Lesepfeil, sind Kindern meist aus den ersten Klassenstufen bereits bekannt. Ermutigen Sie die Kinder, diese Hilfsmittel auch längerfristig sowohl beim Lesen als auch beim Abschreiben einzusetzen. Dies erleichtert beim Abschreiben den Blicksprung zwischen Abschreibtext und dem eigenen Heft. Fehler wie Zeilensprünge oder Wortauslassungen werden so reduziert. Zudem wird vermieden, dass das Kind aus Frustration über die

Anstrengungen beim Blicksprung ganze Sätze auswendig aufschreibt und diese nicht Wort für Wort abschreibt, was zu einer höheren Fehlerzahl führt. Auch der eigene Zeigefinger ist ein wichtiges Hilfsmittel. Sind Kinder sicher beim Schreiben, kann der *Zeigefinger* als Orientierungshilfe auf Wörter, Tabellen oder Aufgaben im Buch gelegt werden, und so kann die Zeit für die visuelle Suche beim Weiterarbeiten verkürzt werden. Jüngeren Kindern hilft ein Klebepunkt, denn zum Schreiben werden meist noch beide Hände auf der Tischfläche benötigt. Auch das *Überprüfen der eigenen Arbeit* soll geübt und verbessert werden. Neben dem Einüben einzelner Tricks zum Überprüfen ist es besonders wichtig, die Motivation für die Fehlersuche zu steigern. Da bei Kindern mit Schwierigkeiten der Organisationsfähigkeit, Konzentration und Impulskontrolle häufig viele Flüchtigkeitsfehler entstehen, lohnt es sich, intensiv in diesem Bereich zu arbeiten. Zunächst sollte immer eine Grobprüfung stattfinden. Habe ich die richtige Aufgabe bearbeitet? Habe ich die Aufgabe vollständig bearbeitet? Anschließend kann der Inhalt kontrolliert werden. Geben Sie einzelne Arbeitsaufträge, wie: „Suche Fehler der Groß-/Kleinschreibung!“ „Achte auf Doppellaute!“ Je nach Auftrag kann man Satz für Satz oder Wort für Wort vorgehen. Bei geschriebenen Texten eignet sich auch die Methode des Rückwärtskontrollierens. Lassen Sie das Kind einen selbstgeschriebenen Text nicht von vorne nach hinten, sondern von hinten nach vorne durchgehen. Um die Motivation zur Fehlersuche zu steigern, können fehlerhafte Texte und Aufgaben vorgelegt werden, und das Kind hat die Aufgabe, Fehler zu finden. Erst anschließend muss es eigene Arbeiten kontrollieren. Hierbei könnte das Finden von Fehlern ggf. besonders belohnt werden. Abbildungen 19 und 20 zeigen je ein Beispiel für die Fehlersuche.

Training zu Hause

Falls es dem Kind weitestgehend gelungen ist, das Zielverhalten in der simulierten Situation zu zeigen, soll als Wochenaufgabe im Unterricht trainiert werden. Es soll begonnen werden, die *THOKI-Tricks im Unterricht einzusetzen*. Als Erinnerungshilfe bietet M20 (Selbstinstruktionskarten für die Federmappe) eine Übersicht der Selbstinstruktionskarten in einem kleineren Format, das in der Federmappe hinterlegt werden kann. Zudem soll das Kind sich aktiv an die vereinbarten Arbeitsregeln halten. Bestenfalls sprechen Sie die Einführung direkt mit der Lehrkraft ab und klären sie über die THOKI-Inhalte auf. Gegebenenfalls kann auch der Einsatz eines Verstärkersystems im Unterricht entwickelt werden. Lesen Sie hierzu Kapitel 2.5.2 (Verstärkersysteme). Vereinbaren Sie ggf., eine Rückmeldung der Lehrperson beispielsweise per E-Mail zum Einsatz der THOKI-Techniken zu erhalten.

10 × 6 = 60	7 × 4 = 28	2 × 6 = 12
1 × 4 = 4	5 × 9 = 45	9 × 3 = 27
7 × 7 = 49	4 × 8 = 32	7 × 3 = 21
3 × 3 = 9	8 × 8 = ~~68~~ 56	3 × 10 = 30
2 × 9 = ~~16~~ 18	2 × 3 = 6	4 × 1 = 4
5 × 4 = 20	5 × 6 = 30	6 × 7 = ~~41~~ 42

Abbildung 19: Beispiel für die Fehlersuche bei Mathematikaufgaben

Fritz hat einen Freund. Michael sitzt in der Schule neben ih~~n~~m. Der ist sein Freund.

Lena wohnt in der gleichen Stra~~s~~ße wie Fritz. Sie geht in eine andere Klasse.

Aber sie gehen immer zusammen zur Schule.

Abbildung 20: Beispiel für die Fehlersuche beim Diktat

Soll in der nächsten Sitzung mit dem nächsten Modul begonnen werden, denken Sie über die Möglichkeit nach, ein weiteres Kind, beispielsweise einen Freund des Kindes, Patient*innen von Kolleg*innen oder eigene andere Patient*innen, in die Simulation einzubeziehen. Das Kind soll erneut seine Schultasche mit zur Sitzung bringen.

3.7.4 Baustein D: Fertigkeitentraining in der simulierten Situation bei gesteigertem Schwierigkeitsgrad

Material	
Training in der Sitzung	• Kopie der Regelkarte für das individuelle Arbeitsverhalten • Schultasche mit Materialien des Kindes • ggf. Arbeitsmaterial entsprechend der Klassenstufe des Kindes • ggf. Hilfsmittel wie Abdeckblatt
Training zu Hause	• Regelkarte für das individuelle Arbeitsverhalten • M20: Selbstinstruktionskarten für die Federmappe • ggf. Verstärkersystem im Unterricht

In diesem Baustein wird erneut das Arbeiten im Klassenraum simuliert und unter Anwendung der THOKI-Techniken eingeübt. Dabei wird der Schwierigkeitsgrad erhöht, und Hilfen der therapierenden Person und der Einsatz von Hilfsmitteln werden systematisch abgebaut. Der Baustein kann im alleinigen Kontakt mit dem Kind umgesetzt werden. Die Einbeziehung anderer Kinder ist jedoch besonders hilfreich, um die Anforderung zu steigern. Der Baustein kann meist in 1 bis 2 Sitzungen durchgeführt werden.

Training in der Sitzung

Bei der Rückmeldung der Wochenaufgabe(n) besprechen Sie, wie das Arbeiten im Klassenraum in der vergangenen Woche geklappt hat. Wurden die THOKI-Techniken eingesetzt? Wie hat die Einhaltung der Arbeitsregeln funktioniert? Wie hat ggf. das Verstärkersystem funktioniert? Haben Sie eine Rückmeldung von der Lehrkraft erhalten, beziehen Sie diese in die Reflektion ein. Ist ein Verstärkersystem an die Ausführung der Wochenaufgabe gekoppelt, darf sich das Kind als Belohnung für ausgeführte Wochenaufgaben etwas aus der Schatzkiste aussuchen.

In den Trainingseinheiten liegt der Schwerpunkt darauf, den *Schwierigkeitsgrad für die Simulation der Situation zu erhöhen.* Falls ein weiteres Kind zur Trainingseinheit einbezogen werden kann oder die Trainingseinheit sogar in einer *Kleingruppe* stattfinden kann, führt dies zu einer natürlichen Erhöhung des Schwierigkeitsgrades und ist besonders alltagsnah. Sollen alle Kinder die THOKI-Techniken anwenden, dann sollten diese ebenfalls zuvor in Einzelsitzungen individuell eingeführt worden sein. Sind Kinder mit anderen Schwerpunkten oder ohne therapeutischen Ansatz anwesend, können diese ohne den Einsatz von THOKI-Techniken an der Simulation teilnehmen und die zuvor für die jeweilige Gruppe ausgewählten Aufgaben bearbeiten. Die Arbeitsregeln sollten für alle Kinder gelten und vor dem Start der Simulation eingeführt werden. Falls Sie über entsprechende räumliche Möglichkeiten verfügen, gestalten Sie eine klassenraumähnliche Situation. Der Ablauf der Simulation bleibt dem zuvor im Einzelsetting eingeübtem gleich.

Ist es nicht möglich, andere Kinder in die Simulation einzubeziehen, können Sie den Schwierigkeitsgrad in der Situation selbst erhöhen. Bauen Sie beispielsweise bislang verwendete *Hilfestellungen und Hilfsmittel* ab. Oder erhöhen Sie die Anforderungen durch *Zeitdruck oder schwierigere Aufgaben.* Auch die *Erhöhung der ablenkenden Reize* führt zur Steigerung des Schwierigkeitsgrades. Spielen Sie beispielsweise Geräusche aus einem Klassenzimmer von einem Tonträger ab oder machen selbst störende Nebengeräusche. Sie können auch mit dem Kind vereinbaren, dass Sie in die Rolle eines Mitschülers schlüpfen und versuchen werden, es vom Arbeiten abzuhalten. Erarbeiten Sie an dieser Stelle nochmals gezielt mit dem Kind, wie es mit Ablenkungen umgehen und welche Tricks es dabei anwenden kann (*Stop! Was ist meine Aufgabe?* Ich höre meinem Sitznachbarn nicht zu, wenn er mich beim Arbeiten anspricht; *Wenn-Dann Trick:* Wenn ich bemerke, dass ich aufgehört habe zu arbeiten, dann mache ich sofort weiter!).

Training zu Hause

Als Wochenaufgabe soll erneut *intensiv beim Arbeiten im Klassenraum geübt werden.* Eine weitere Rückmeldung der Lehrkraft über den Einsatz der THOKI-Techniken und das Arbeitsverhalten, beispielsweise auch in einzelnen Unterrichtsstunden, per E-Mail ist wünschenswert. Gegebenenfalls können auch bereits erste Hilfestellungen im Unterricht abgebaut werden. Einige Hilfsmittel, wie beispielsweise die Arbeitsregeln oder ein Verstärkersystem, können jedoch auch über die Bearbeitung des Moduls hinaus eingesetzt werden.

Mögliche schwierige Therapiesituationen

1. *Keine Kooperation mit der Lehrkraft gegeben:* In einigen Fällen ist die Kooperation mit Lehrkräften nur sehr eingeschränkt möglich. Daraus resultiert zumindest ein nur eingeschränkt durchführbares Stimulusmanagement. Zudem kann so dem Kind nur schwer vermittelt werden, dass alle an einem Strang ziehen, und positive wie negative Entwicklungen werden weniger gesehen. Zumindest ein Austausch via E-Mail zu spezifischen Themen ist sehr wünschenswert. Sollte eine Klassenlehrkraft dazu nicht bereit sein, versuchen Sie vielleicht, eine Fachlehrkraft für die Kooperation zu gewinnen. Auch eine Schulbegleitung könnte Ihnen Rückmeldung geben und die Interventionen in der Schule unterstützen. In einigen Fällen ist auch von den Bezugspersonen kein Kontakt zur Schule gewünscht. Versuchen Sie, die Bezugspersonen von den positiven Effekten einer Kooperation zu überzeugen und diese zu ermöglichen.
2. *Hilfsmittel in der Öffentlichkeit anwenden:* Einige Kinder scheuen sich davor, Hilfsmittel in der Öffentlichkeit anzuwenden. Wählen Sie mit diesen Kindern gut aus, was sich im Klassenalltag gut integrieren lässt, und beziehen Sie ggf. eine vertraute Lehrkraft in die Anwendung ein. Die Selbstinstruktionskarten für die Federmappe sind zudem ein sehr diskretes Hilfsmittel, was auch gut in der weiterführenden Schule angewendet werden kann.

3.8 Modul 8: Klassenarbeiten

Indikation
Die Vorbereitung für Klassenarbeiten und das Arbeiten in der Klassenarbeit wird nach der Diagnostik und Exploration von Kind, Bezugsperson und möglichst einer Lehrkraft von therapeutischer Seite als problembehaftet eingeschätzt. Hilfsmittel: Individuelle Problemliste, SIT-ADHS-Eltern, SIT-ADHS-Lehrkraft.
Inhalt und Ziele
Nach einer detaillierten Analyse der Probleme bei der Vorbereitung und Bearbeitung von Klassenarbeiten wird das Zielverhalten für diese Situation erarbeitet. Unter Einsatz der THOKI-Techniken wird die Situation simuliert, und unter steigendem Schwierigkeitsgrad wird das Zielverhalten eingeübt.
Bausteine
A. Problemanalyse und Stimulusmanagement B. Erarbeitung von Selbstmanagementmethoden C. Fertigkeitentraining in der simulierten Situation D. Fertigkeitentraining in der simulierten Situation bei gesteigertem Schwierigkeitsgrad
Anzahl der Sitzungen
In der Regel zwischen 4 und 5 Sitzungen
Teilnehmende
• Kind • wenn möglich, teilweise mit Bezugsperson • Kontakt zur Lehrkraft wünschenswert
Material
Allgemein: • Spielsteinglas mit Spielsteinen, Punkteliste für die Sitzung (A1) • Schatzkiste mit kleinen Verstärkern • Drehzahlmesser (M1) • Selbstinstruktionskarten (M2) *Simulation Klassenarbeit:* • Tisch mit Stühlen, Arbeitsmaterial bzw. Aufgaben entsprechend der Klassenstufe des Kindes, Kopien alter Klassenarbeiten des Kindes, ggf. ein klassenraumähnliches Zimmer *Arbeitsblätter:* • A5: Mein Wenn-Dann-Trick • A16: Zeitschätzliste • A19: Wochenübersicht: Verplante und freie Zeiten

Das Modul 8 *Klassenarbeiten* besteht aus 4 Bausteinen und kann in der Regel in 4 bis 5 Sitzungen durchgeführt werden. Dabei ist es möglich, die einzelnen Bausteine je nach Bedarf auf mehrere Sitzungen aufzuteilen oder Sitzungen zu wiederholen. Häufig entsteht aus dem Modul *Hausaufgaben* ein Übergang zum Modul *Klassenarbeiten,* dessen Einsatz sich besonders bei Kindern, die die weiterführende Schule besuchen, als sehr wichtiges Interventionsmodul erwiesen hat. Die im Kapitel 2.3 eingeführten Therapiemethoden des Stimulusmanagements, des Selbstmanagements, des Fertigkeitentrainings in der simulierten Situation und des Kontingenzmanagements werden eingesetzt. Die im Einstiegsmodul erarbeiteten THOKI-Techniken bilden gemeinsam mit dem bereits erarbeiteten Ablauf einer Sitzung die Grundstruktur der Intervention. Tabelle 19 gibt einen Überblick darüber, wie die vorgestellten Techniken und Therapiemethoden im Modul 8 *Klassenarbeiten* angewendet werden.

Wichtig: Beachten Sie für alle Sitzungen die im Einstiegsmodul erarbeitete Sitzungsroutine (vgl. Kap. 3.1.2).

3.8.1 Baustein A: Problemanalyse und Stimulusmanagement

Material	
Training in der Sitzung	• Beispiele für Kalender und Hausaufgabenhefte • A19: Wochenübersicht: Verplante und freie Zeiten
Training zu Hause	• ggf. neuer Kalender/Terminplaner, neues Hausaufgabenheft

Dieser Baustein dient der detaillierten Betrachtung der problematischen Situation und der anschließenden Erarbeitung erster Veränderungsansätze durch die Modifikation der problemauslösenden Situation. Dies erfolgt im Kontakt mit dem Kind und möglichst im Austausch mit einer Lehrkraft und einer Bezugsperson. Während die Bezugsperson Informationen zur Vorbereitung für Klassenarbeiten geben kann, können Lehrkräfte Hinweise zum Arbeitsverhalten während der Klassenarbeit geben. Ein gemeinsames Therapiegespräch mit Ihnen, dem Kind und der Bezugsperson sowie telefonischer Kontakt zur Lehrkraft sind wünschenswert. Der Baustein kann meist in einer Sitzung durchgeführt werden.

Training in der Sitzung

In der Trainingseinheit des Bausteins A wird gemeinsam mit dem Kind die *Vorbereitung auf Klassenarbeiten* und das *Arbeitsverhalten während der Klassenarbeit* möglichst genau betrachtet. Fragen, die zur Vorbereitung bearbeitet werden sollen, sind beispielsweise:

- Hast du schon mal vergessen, dass ein Test/eine Arbeit geschrieben wird?
- Wie merkst du dir, wann der nächste Test/die nächste Arbeit kommt?
- In welchen Fächern werden Tests/Arbeiten geschrieben?
- Wie und wann kündigen Lehrkräfte den nächsten Test/die nächste Arbeit an?
- Wie bereitest du dich auf einen Test/eine Arbeit vor? Wann? Wie oft? Wo?
- Wer hilft dir bei der Vorbereitung? Wen kannst du bei Schwierigkeiten fragen?

Sammeln Sie Informationen und versuchen Sie herauszuarbeiten, welche Schwierigkeiten das Kind wahrnimmt. Wenn möglich, wird nun eine Be-

Tabelle 19: Therapiemethoden für Modul 8 – Klassenarbeiten

Therapiemethode	Beispielhafte Anwendung in Modul 8
Problemsituation/Problemverhalten genau erfassen	• es werden keine Hilfsmittel genutzt, um Termine zu organisieren • Kind vergisst, einzelne Aufgaben zu bearbeiten • Kind kommt mit der Bearbeitungszeit nicht aus
Stimulusmanagement	• Kalender/Hausaufgabenheft nutzen • Arbeitsplatz organisieren • Kopfhörer nutzen
Selbstmanagement (mithilfe der Selbstinstruktionskarten)	• Aufgabe: Ich versuche, alle Aufgaben vollständig zu bearbeiten • Drehzahl: 4 bis 6 • Runterfahren: Seegras-Übung • Wenn-Dann-Trick: Wenn ich eine Aufgabe bearbeitet habe, dann hake ich diese auf dem Aufgabenzettel ab! • Kalender nutzen, Selbstinstruktionskarten für Federmappe nutzen
Fertigkeitentraining (mithilfe der Selbstinstruktionskarten)	• Termine und Lernzeiten in der Sitzung planen und verwalten • Klassenarbeiten in der Sitzung unter verschiedenen Bedingungen (mit Hilfsmitteln, Therapeut*in, in der Gruppe) bearbeiten • veränderten Umgang mit Terminen, Lernzeiten und Klassenarbeiten im Alltag einüben
Kontingenzmanagement	• Sitzung: Spielsteinglas mit Verhaltensaufgabe „nicht ablenken lassen" • Wochenaufgabe: Schatzkiste für „geplante Lernzeiten im Kalender notieren" • zu Hause: Punkte sammeln fürs Einhalten der Lernzeiten

zugsperson zum Gespräch hinzugebeten. Gemeinsam mit Kind und Bezugsperson werden nun die gewonnenen Informationen mit den Informationen und Einschätzungen der Bezugsperson abgeglichen. Nutzen Sie auch die Ihnen bereits vorliegenden Informationen aus der Diagnostik. Gemeinsam werden anschließend Problembereiche identifiziert und Schwierigkeiten konkretisiert.

Um das Arbeitsverhalten während der Klassenarbeiten zu betrachten, sind Informationen vom Kind und der Lehrkraft hilfreich, aber auch die gezielte Durchsicht von alten Klassenarbeiten. Hier können meist typische Fehler und vermeidbare Fehlerquellen identifiziert werden. Sie können anschließend besser einen Plan entwickeln, welche Fähigkeiten im Bereich „Arbeitsverhalten während der Klassenarbeit" trainiert werden sollten.

Ziel der Problemanalyse ist es, die Stimuli zu identifizieren, die problematisches Verhalten auslösen, um anschließend mögliche Veränderungen im Sinne des Stimulusmanagements anzuregen. Häufige Ansatzpunkte, die hier im Rahmen des Stimulusmanagements zu betrachten sind, sind:

- Kalender für Tests und Arbeiten,
- Begleitung der Vorbereitung konkret festlegen,
- Zeiten identifizieren, zu denen Lernen gut möglich ist,
- die Nutzung von Hilfsmitteln wie Kopfhörer, Abdeckblätter, Abschreibhilfen.

Im erst Schritt muss erreicht werden, dass das Kind nicht mehr von Tests und Arbeiten „überrascht" wird. Nutzt das Kind ein Hausaufgabenheft, motivieren Sie es, Termine für Tests und Arbeiten zu vermerken. Einige weiterführende Schulen arbeiten mit richtigen Planern, in denen der Termin bereits beim richtigen Datum eingetragen werden und dann im zweiten Schritt die Lernzeit vorher an den Tagen markiert werden kann. In der Grundschule sind meist die Bezugspersonen oder die Lehrkräfte stärker in die Planung und Erinnerung eingebunden. In vielen Fällen ist es jedoch auch in der weiterführenden Schule leichter, wenn die Information über anstehende Klassenarbeitstermine zu Hause geteilt wird. Beispielsweise führt ein *Kalender*, der an einem zentralen Ort in der Wohnung hängt und in den Arbeiten/Tests und Lernzeiten eingetragen werden, zu Übersichtlichkeit und besserer Planung. Die Arbeit mit diesen Hilfsmitteln muss meist im Fertigkeitentraining eingeübt werden und deren Einsatz kann zumindest anfangs mit einem Belohnungssystem verstärkt werden. In einigen Fällen ist auch der Austausch mit der Lehrkraft wichtig, um ggf. über die Art der Ankündigung zu Tests und Arbeiten zu sprechen. Beispielsweise ist es hilfreich, wenn Ankündigungen nicht nur mündlich erfolgen, sondern auch schriftlich an der Tafel festgehalten werden. Bei besonderen Schwierigkeiten könnte auch vereinbart werden, dass das Kind sein Hausaufgabenheft vorzeigen muss und die Lehrkraft den eingetragenen Termin abzeichnet.

Entscheidend ist es auch zu klären, in welchen Umfang und von welcher Person das Kind *Begleitung* für die Vorbereitung auf Klassenarbeiten erhalten muss. Generell sollten die Bezugspersonen versuchen, einen Überblick über anstehende Klassenarbeiten und Tests zu haben, um so auch die Bemühungen des Kindes und positives Lernverhalten wertzuschätzen und zu verstärken. Inhaltliche Anleitung ist nicht zwingend bei allen Kindern notwendig und kann auch nicht von allen Bezugspersonen geleistet werden. Aber die Koordination von Terminen und die Motivierung für Lernzeiten sollten von allen Bezugspersonen unterstützt werden. Wissen Sie beispielsweise aus der Hausaufgabensituation oder der Exploration, dass die Arbeitsbeziehung zu den Bezugspersonen angespannt ist, kann es sinnvoll sein, zu überlegen, Lernzeiten für Klassenarbeiten an Dritte wie Tanten, Onkel, Nachbarn, Freund*innen oder eine bezahlte Nachhilfe abzugeben.

Wichtig ist es schon im Vorfeld, *Zeiten* im Wochenablauf für mögliche Lerneinheiten zu identifizieren. Wann sind beispielsweise kurze Schultage? An welchen Tagen gibt es wenige oder keine Hausaufgaben? An welchen Tagen sind Nachmittage frei von Trainings und AGs? Wann könnte eine Lerneinheit am Wochenende am sinnvollsten stattfinden? Erstellen Sie gemeinsam mit dem Kind einen Wochenplan, in dem die Nachmittage und das Wochenende im Fokus stehen und nicht die Schulfächer am Vormittag. Nutzen Sie das Arbeitsblatt *Wochenübersicht: Verplante und freie Zeiten* (A19).

Wurden in anderen Modulen bereits *Hilfsmittel zum Arbeiten* eingeführt, dann kann überlegt werden, diese auch für Klassenarbeiten zu nutzen. Besonders das Abdeckblatt hat sich auch für den Einsatz in der weiterführenden Schule als sehr hilfreich gezeigt.

Training zu Hause

Im Training zu Hause sollen die in den Sitzungen erarbeiteten Veränderungen der Situation vorbereitet werden. Gegebenenfalls sollen neue Materialien, wie Kalender oder Terminplaner, angeschafft und Absprachen mit Dritten zur Betreuung von Lernzeiten getroffen werden. Soll ein Kalender zur Planung von Klassenarbeiten und Lernzeiten eingeführt werden, bitten Sie die Bezugsperson, bereits feststehende Familientermine, z. B. Wochenendausfüge oder Arztbesuche, einzutragen.

3.8.2 Baustein B: Erarbeitung von Selbstmanagementmethoden

Material	
Training in der Sitzung	• ggf. neu angeschaffter Kalender/Terminplaner, Hausaufgabenheft • A5: Mein Wenn-Dann-Trick • Arbeitsmaterial entsprechend der Klassenstufe des Kindes (z. B. von https://www.grundschule-arbeitsblaetter.de oder www.grundschulstoff.de, Diktatsammlung von Duden).
Training zu Hause	• ggf. Kalender/Terminplaner

In diesem Baustein werden die im Einstiegsmodul erarbeiteten THOKI-Techniken auf die Vorbereitung auf Klassenarbeiten und das Arbeitsverhalten während der Klassenarbeit angewendet. Der Baustein kann vollständig im alleinigen Kontakt mit dem Kind umgesetzt werden. Der Baustein kann meist in einer Sitzung durchgeführt werden.

Training in der Sitzung

Bei der Rückmeldung der Wochenaufgabe lassen Sie sich ggf. die Neuanschaffungen wie Kalender oder Terminplaner zeigen und sprechen Sie ggf. über neue Absprachen für Lernzeiten. Machen Sie sich ggf. eine Kopie des Kalenders, um in den folgenden Modulen damit zu arbeiten.

In der Trainingseinheit erarbeiten Sie mit dem Kind, im Sinne des Selbstmanagements, welche Tricks das Kind bei der Vorbereitung auf Klassenarbeiten unterstützen könnten. Beispielsweise können *Wenn-Dann-Tricks* helfen, die neuen Hilfsmittel einzusetzen:

- Wenn die Lehrerin einen Termin für eine Klassenarbeit nennt, dann trage ich diesen sofort in meinen Terminplaner/in mein Hausaufgabenheft ein.
- Wenn ich in meinem Terminplaner/meinem Hausaufgabenheft einen Termin für eine Klassenarbeit sehe, dann trage ich ihn sofort in der Küche in den großen Kalender ein.
- Wenn ich in meinem Terminplaner/Hausaufgabenheft einen Termin für eine Klassenarbeit sehe, dann berichte ich sofort meiner Mutter davon.

„Als nächstes wollen wir uns überlegen, welche Wenn-Dann-Tricks dir bei der Vorbereitung auf Klassenarbeiten helfen können und welche Tricks zur Drehzahlregulierung du beim Üben für Klassenarbeiten verwenden kannst."

Für das *Arbeiten während der Klassenarbeiten* sollten alle THOKI-Techniken konkret vorbereitet werden. Welche *Drehzahl* benötige ich und wie kann ich diese vor der Arbeit herstellen und ggf. während der Arbeit erneut einstellen? Welche *Tricks zur Regulation der Drehzahl* lassen sich in dieser Situation anwenden? Viele Übungen können dabei aus dem Modul 7 (Arbeiten im Klassenraum) übertragen werden. Entwickeln Sie mit dem Kind auch passende *Wenn-Dann-Tricks* für Klassenarbeiten. Diese können allgemein für alle Klassenarbeiten gelten, aber in vielen Fällen lohnt es sich, auch konkret für einzelne Fächer oder auch einzelne Aufgabenstellungen in einer konkreten Arbeit angepasste Wenn-Dann-Tricks zu entwickeln:

- Wenn ich die Textaufgabe gelesen habe, dann unterstreiche ich die wichtigen Informationen.
- Wenn ich das Aufgabenblatt bekomme, dann suche ich als erstes die Aufgabe zum Past Perfect und bearbeite diese.

Das Arbeitsblatt A5 (Mein Wenn-Dann-Trick) kann als Hilfsmittel verwendet werden. Tabelle 20 zeigt beispielhaft die Umsetzung.

Anschließend erfolgt eine erste kurze *Simulation*, um die Anwendung der entwickelten THOKI-Tricks auszuprobieren und ggf. anzupassen. Geht es vor allem um die Vorbereitung auf Klassenarbeiten, dann beginnen Sie mit den Materialien, wie Kalender und Terminplaner, beispielhaft zu arbeiten und besprechen Sie, wie das Kind diese in der Wochenaufgabe im Alltag einführen kann. Trainieren Sie das Arbeitsverhalten während der Klassenarbeit, bieten Sie einen strukturierten Arbeitsplatz und wählen Sie einen realistischen Zeitrahmen, der altersentsprechend einem Test im Unterricht gleicht. Strukturieren Sie das Vorgehen mithilfe der Selbstinstruktionskarten und der Verwendung des Verstärkersystems in der Sitzung. Wählen Sie Aufgaben aus der Klassenstufe des Kindes aus, die jedoch nicht zu anspruchsvoll sind. Der Fokus soll zunächst auf der Umsetzung der Techniken liegen. Nach der Arbeitsphase reflektieren Sie die Situation mit dem Kind. Was hat gut geklappt? Was könnte noch verbessert werden?

Tabelle 20: Beispiel für Selbstmanagement bei Klassenarbeiten

Selbstinstruktionskarte	Selbstmanagement
Stop! Was ist meine Aufgabe?	Ich bearbeite die Aufgaben 1a, b, und c zügig und sorgfältig nacheinander.
Habe ich die richtige Drehzahl?	Ich brauche eine Drehzahl von 4 bis 6/im grünen Bereich.
Trick anwenden zum Hoch- oder Runterfahren	Bevor ich mit der Aufgabe beginne, mache ich eine Atemübung, um meine Drehzahl zu senken.
Wenn-Dann-Trick anwenden	Wenn ich die Aufgabenstellung gelesen habe, dann sage ich mir im Kopf vor, wie die Aufgabe geht und welche Hilfsmittel ich dafür habe! Wenn ich eine Aufgabe bearbeitet habe, dann hake ich diese auf dem Aufgabenzettel ab!

Training zu Hause

Als Wochenaufgabe sollen *Hilfsmittel, wie Terminplaner oder Kalender, installiert* werden und für mögliche Termine bereitstehen. Machen Sie sich für die weiteren Sitzungen eine Kopie des Kalenders. Das Kind soll den Terminplaner auch zu den folgenden Sitzungen mitbringen. Für das Training am Arbeitsverhalten während der Klassenarbeit bitten Sie das Kind, *Kopien alter, aber möglichst aktueller Klassenarbeiten* aus verschiedenen Fächern mitzubringen oder ggf. Kopien machen zu lassen. Steht bereits eine konkrete Klassenarbeit an, bitten Sie das Kind, seine Schulmaterialien für dieses Fach mit zu den Sitzungen zu bringen.

3.8.3 Baustein C: Fertigkeitentraining in der simulierten Situation

Material	
Training in der Sitzung	• Kalender/Terminplaner des Kindes • Schulmaterial des Kindes für ein Fach, in dem eine Klassenarbeit/ein Test ansteht • Kopien alter Klassenarbeiten des Kindes aus unterschiedlichen Fächern • A16: Zeitschätzliste
Training zu Hause	• Kalender/Terminplaner • in der Sitzung erarbeiteter Rahmenplan für Klassenarbeiten • A16: Zeitschätzliste • ggf. Verstärkersystem

In diesem Baustein werden die Vorbereitung auf Klassenarbeiten und das Arbeitsverhalten während der Klassenarbeit konkret eingeübt. Der Baustein kann im alleinigen Kontakt mit dem Kind umgesetzt werden, die Einbeziehung der Lehrkraft ist wünschenswert. Der Baustein kann meist in 2 Sitzungen durchgeführt werden.

Training in der Sitzung

Bei der Rückmeldung der Wochenaufgabe besprechen Sie mit dem Kind, ob es seinen Terminplaner/sein Hausaufgabenheft täglich mit in die Schule genommen hat. Gab es in der letzten Woche Termine für Arbeiten oder Tests, die angekündigt wurden? Wenn ja, hat das Kind diese eingetragen und ggf. zu Hause einer Bezugsperson davon berichtet oder die Termine in den Kalender eingetragen? Falls Sie am Arbeitsverhalten während der Klassenarbeiten arbeiten wollen: Konnten alte Klassenarbeiten mitgebracht werden? Ist ein Verstärkersystem an die Ausführung der Wochenaufgabe gekoppelt, darf sich das Kind als Belohnung etwas aus der Schatzkiste aussuchen.

In den Trainingseinheiten erfolgt nun die Simulation der Vorbereitung einer anstehenden Klassenarbeit. Es geht darum, dem Kind Hilfestellungen zu vermitteln, seine Planung für die Vorbereitung einer Klassenarbeit zu verbessern. Im ersten Schritt steht dabei das Terminmanagement im Vordergrund, und im zweiten Schritt muss die inhaltliche Planung geübt werden. Bestenfalls kann mit einer real anstehenden Arbeit geübt werden; ansonsten können die ersten Schritte auch für eine fiktive Arbeit durchdacht werden. Beginnen Sie, mit dem Kind, einen *Rahmenplan für Klassenarbeiten* zu erarbeiten, den es immer für die Vorbereitung auf Klassenarbeiten zur Planung nutzen kann. Dieser kann individuell von Kind zu Kind variieren. Machen Sie sich eine Kopie des Plans für weitere Sitzungen. Mögliche Punkte für diesen Rahmenplan sind:

- Wann wird die Arbeit geschrieben?
- Wie oft und in welchen Umfang muss ich für diese Arbeit lernen?
- An welchen Tagen mache ich meine Lerneinheiten?
- Welche Inhalte muss ich lernen?
- Brauche ich Hilfe beim Lernen? Wenn ja, wer unterstützt mich?

Gehen Sie anschließend den Plan für eine konkrete Klassenarbeit gemeinsam durch. Erarbeiten Sie mithilfe der Kopie des Kalenders mit den Familienterminen konkrete Möglichkeiten für Lernzeiten und trage Sie diese in den Kalender ein. Machen Sie sich eine Kopie und geben Sie dem Kind das Original mit. Der folgende Kasten zeigt ein Beispiel für den allgemeinen Rahmenplan, Abbildung 21 ein Beispiel für die konkrete Planung.

Allgemeiner Rahmenplan – Beispiel

Schritt 1: Wann schreibe ich den Test/die Arbeit?

Schritt 2: Was muss ich lernen? Wieviel Zeit brauche ich dafür?

Schritt 3: An welchen Tagen lerne ich?

Schritt 4: Lernen

Ist der Termin für die Klassenarbeit bekannt und sind die Lernzeiten geplant, folgt nun die inhaltliche *Arbeit zur Auswahl von Lerninhalten und deren sinnvoller Aufteilung*. Nutzen Sie ggf. Hilfsmittel, wie Lernpläne, Übungsaufgaben oder Probearbeiten, die das Kind aus der Schule erhält. In anderen Fällen ist es nötig, den Wissenstand über Lerninhalte beim Kind zu verbessern und eine Strategie zu entwickeln, wie es sich informieren kann. Eventuell hat das Kind mündliche Ausführungen von der Lehrkraft über die Inhalte der kommenden Arbeit nicht mitbekommen oder diese nicht aufgeschrieben und wieder vergessen. Es gibt mehrere Ansatzmöglichkeiten, diese Information für das Kind besser zur Verfügung zu stellen. Das Kind könnte angehalten werden, sofort, wenn die Lehrkraft Information über Inhalte zu Arbeiten bekanntgibt, diese unter den Termin in seinen Terminplaner zu schreiben. Das Kind könnte einen zuverlässigen Klassenkamerad*innen bitten, es über die Inhalte der kommenden Arbeit zu infomieren oder seine Einschätzung abzugleichen. Es könnte auch Kontakt zur Lehrkraft aufgenommen und gebeten werden, Inhalte der Klassenarbeiten möglichst schriftlich festzuhalten. Sind die Inhalte bekannt oder Strategien entwickelt, wie die Information verbessert wird, üben Sie mit dem Kind, Lernstrategien zu entwickeln. Es geht bei diesen Einheiten nicht um Nachhilfe und inhaltliche Hilfe zu den Themen. Es geht darum, das Kind anzuleiten, das Arbeitsvolumen besser einschätzen zu können, Schwerpunkte im Lernplan zu setzen und überschaubare Arbeitspakete zu machen. In einigen Fällen ist es auch sinnvoll, einzelne neue Strategien, z.B. zum Vokabellernen, auszuprobieren. Auch beim Lernen sollen – wie bei den Hausaufgaben – die THOKI-Techniken eingesetzt werden. Greifen Sie dabei auf Erfahrungen aus den Modulen *Hausaufgaben* oder *Arbeiten im Klassenraum* zurück.

Zur *langfristigen Planung von Lernzeiten* gehört an dieser Stelle ggf. auch die Installation von festen Lernzeiten für Vokabeln oder Fächer, mit denen das Kind inhaltlich Schwierigkeiten hat. Suchen Sie gemeinsam mit dem Kind in seinem Wochenplan einen geeigneten Zeitpunkt für eine Lernzeit aus, z.B. jeden Montag vor dem Fußballtraning 30 Minuten Englischvokabeln lernen. An dieser Stelle ist es meistens ratsam, auf ein Verstärkersystem für die Durchführung dieser Lernzeit zurückzugreifen.

Englisch-Klassenarbeit

1. 01. Februar (Montag)
2. 4× ca. 1 Stunde
3. Eventuell Fahrt zu den Großeltern, deswegen Montag, Dienstag, Mittwoch Englisch lernen und am Sonntagabend nochmal alles wiederholen
4. Lernen

Abbildung 21: Beispiel für die konkrete Planung zur Vorbereitung auf eine Klassenarbeit

Tipp: Nutzen Sie ein Verstärkersystem für die Umsetzung von Lernzeiten.

Um das *Arbeitsverhalten in der Klassenarbeit* zu verbessern, können der Einsatz der THOKI-Techniken, ein Training des Zeitmanagements und die Analyse vorheriger Fehler hilfreich sein. Steigen Sie zunächst in die Nutzung der THOKI-Techniken in Übungsklausuren ein. Versuchen Sie, die Situation in der Sitzung in Ansätzen alltagsnah zu gestalten. Die Arbeitszeit sollte mindestens der eines Tests im Unterricht gleichen. Die Umsetzung der Selbstinstruktionskarten mit Regulierung der Drehzahl und Einsatz des Wenn-Dann-Tricks soll vom Kind möglichst eigenständig erfolgen. Unterstützen Sie das Kind, soweit dies nötig ist.

Analysieren Sie im zweiten Schritt gemeinsam mit dem Kind alte Klassenarbeiten auf typische Fehlerquellen und entwickeln Sie Strategien, um diese zu vermeiden. Tabelle 21 zeigt mögliche Beispiele.

> „Wir wollen uns nun gemeinsam einige deiner Klassenarbeiten anschauen. Es geht dabei nicht um die einzelnen Noten oder Fehler. Sondern es geht darum, Schwierigkeiten zu erkennen, die mehrfach auftreten, und dann zu überlegen, wie man dies vermeiden könnte, und auch, um zu sehen, was gut geklappt hat und was du immer so machen solltest."

Nutzen Sie Strategien, die das Kind in den Modulen 6 (Hausaufgaben) oder 7 (Arbeiten im Klassenraum) bereits kennengelernt hat. Auch zum Bereich der Eigenkorrektur finden Sie hier Anregungen. Das Zeitmanagement während der Arbeit fällt einigen Kindern besonders schwer. Für erste Trainingsansätze nutzen Sie die Zeitschätzliste (A16) und verbessern Sie so die Fähigkeit, den zeitlichen Umfang von Aufgaben besser einzuschätzen. Anschließend nutzen Sie alte Klassenarbeiten oder Probeaufgaben, um Zeiten einzuteilen, und trainieren Sie, besonders am Ende ein Zeitfenster für Korrekturen zu nutzen.

Training zu Hause

Es kann Teil der Wochenaufgabe sein, sich auf eine *anstehende Klassenarbeit oder einen Test vorzubereiten* und vereinbarten Lernzeiten einzuhalten. Die Wochenaufgabe könnte auch sein, sich über die Inhalte der nächsten Arbeit zu informieren oder ein System für die Informationsgewinnung zu installieren. Zum Training für das Arbeitsverhalten in der Klassenarbeit können Elemente, wie das Einschätzen der Arbeitszeit mittels der Zeitschätzliste oder die Aufteilung beispielsweise umfangreicher Hausaufgaben in Arbeitsblöcke, gut im Alltag zu Hause eingeübt werden. Der Einsatz der THOKI-Techniken kann in Lernzeiten oder bei den Hausaufgaben eingeübt werden. Außerhalb der Schule oder bei einer Nachhilfe ist jedoch die Durchführung einer ganzen Probeklassenarbeit nicht realistisch und würde für die weitere Arbeit in den Sitzungen demotivieren.

3.8.4 Baustein D: Fertigkeitentraining in der simulierten Situation bei gesteigertem Schwierigkeitsgrad

Material	
Training in der Sitzung	• Kalender/Terminplaner des Kindes • Rahmenplan für Klassenarbeiten • Schulmaterial des Kindes für ein Fach, in dem eine Klassenarbeit/ein Test ansteht

Tabelle 21: Typische Fehlerquellen in Klassenarbeiten und hilfreiche Strategien

Fehlerquelle	Mögliche Strategie
die letzte Aufgabe wurde nicht geschafft, obwohl diese leicht war oder sich auf das Thema bezog, auf das sich das Kind am besten vorbereitet hatte	erwägen, die Aufgaben nicht der Reihenfolge nach, sondern einzelne leichtere Aufgaben zuerst zu bearbeiten
Aufgaben oder Aufgabenteile werden übersehen	Abhaken der bearbeiteten Aufgaben auf dem Aufgabenblatt, Abdeckblatt nutzen
es wurden sehr viele Flüchtigkeitsfehler gemacht	besonderen Wert auf das Einüben von Eigenkorrekturen und Kontrollzeiten legen

Material	
Training zu Hause	• Kalender/Terminplaner • Rahmenplan für Klassenarbeiten • ggf. Verstärkersystem

Tipp: Der Baustein D profitiert von der Umsetzung im Gruppensetting.

In diesem Baustein werden erneut die Vorbereitung auf Klassenarbeiten und das Arbeitsverhalten während der Klassenarbeit simuliert und unter Anwendung der THOKI-Techniken eingeübt. Dabei wird der Schwierigkeitsgrad erhöht und Hilfen der therapierenden Person und der Einsatz von Hilfsmitteln werden systematisch abgebaut. Der Baustein kann im alleinigen Kontakt mit dem Kind umgesetzt werden, ggf. unter Einbeziehung weiterer Kinder. Der Baustein kann meist in einer Sitzung durchgeführt werden.

Training in der Sitzung

Bei der Rückmeldung der Wochenaufgabe besprechen Sie, ob ggf. geplante Lernzeiten für eine anstehende Klassenarbeit umgesetzt wurden. Wie hat die Zeiteinteilung geklappt? Wurden Informationen über Inhalte der nächsten Klassenarbeit eingeholt? Wurde mit der Zeitschätzliste geübt und wurden die THOKI-Techniken eingesetzt? Ist ein Verstärkersystem an die Ausführung der Wochenaufgabe gekoppelt, darf sich das Kind als Belohnung für ausgeführte Wochenaufgaben etwas aus der Schatzkiste aussuchen.

In der Trainingseinheit liegt der Schwerpunkt darauf, den Schwierigkeitsgrad für die Simulation der Situation zu erhöhen. Das Kind könnte *eigenständig* ohne Ihre Hilfe die *Vorbereitung für eine Klassenarbeit mithilfe des Rahmenplans* für Klassenarbeiten anfertigen. Steht derzeit keine Klassenarbeit an, kann der Rahmenplan auch gut für andere Schulprojekte oder umfangreiche Hausaufgaben angewendet werden.

Für das Arbeitsverhalten in der Klassenarbeit erhöhen Sie die Anforderungen vor allem durch *Zeitdruck* und den *Abbau von bislang verwendeten Hilfestellungen und Hilfsmitteln*. Auch die Anforderungen an die Fehlervermeidung oder Fehlerkorrektur am Ende könnte erhöht werden (z. B.: „Es sind nur 3 Fehler erlaubt“). Besonders die Umsetzung im Gruppensetting würde den Schwierigkeitsgrad steigern.

Training zu Hause

Als Wochenaufgabe steht meist die *konkrete Umsetzung der Lernzeiten für anstehende Klassenarbeiten oder Tests* im Vordergrund. Auch die Nutzung eines Verstärkersystems für zu Hause ist denkbar. Dies könnte auch über die Bearbeitung des Moduls hinaus eingesetzt werden.

Mögliche schwierige Therapiesituationen

Abneigung gegen die Fehlersuche. Viele Kinder hegen eine große Abneigung gegenüber der Fehlersuche nach Bearbeitung einer Aufgabe. Aber besonders Kinder mit ADHS neigen zu Flüchtigkeitsfehlern und können besonders stark von einer guten Fehlersuche profitieren. Investieren Sie Zeit in den Motivationsaufbau und verdeutlichen Sie dem Kind, wie schnell es durch eine Fehlersuche am Ende sein Gesamtergebnis verbessern kann.

3.9 Modul 9: Ärger in Spielsituationen

Indikation
Spielsituationen werden nach der Diagnostik und Exploration von Kind und Bezugsperson von therapeutischer Seite als problembehaftet eingeschätzt. Hilfsmittel: Individuelle Problemliste, SIT-ADHS-Eltern.
Inhalt und Ziele
Nach einer detaillierten Analyse der Probleme in Spielsituationen werden mögliche Veränderungen erarbeitet. Unter Einsatz der THOKI-Techniken werden Spielsituationen simuliert, und unter steigendem Schwierigkeitsgrad wird das Zielverhalten eingeübt.
Bausteine
A. Problemanalyse und Stimulusmanagement B. Erarbeitung von Selbstmanagementmethoden C. Fertigkeitentraining in der simulierten Situation D. Fertigkeitentraining in der simulierten Situation bei gesteigertem Schwierigkeitsgrad
Anzahl der Sitzungen
In der Regel zwischen 3 und 4 Sitzungen
Teilnehmende
• Kind • wenn möglich, teilweise mit Bezugsperson
Material
Allgemein: • Spielsteinglas mit Spielsteinen, Punkteliste für die Sitzung (A1) • Schatzkiste mit kleinen Verstärkern • Drehzahlmesser (M1) • Selbstinstruktionskarten (M2) *Simulation Spielsituationen:* • diverses Spielmaterial, unterschiedliche Spielumgebungen *Arbeitsblätter:* • A5: Mein Wenn-Dann-Trick • A20: Regelkarte Fair Play *Material:* • M21: Regelkarte Fair Play - Beispiel • ggf. M22: Bildmaterial Fair Play

Das Modul 9 *Ärger in Spielsituationen* besteht aus 4 Bausteinen und kann in der Regel in 3 bis 4 Sitzungen durchgeführt werden. Dabei ist es möglich, die einzelnen Bausteine je nach Bedarf auf mehrere Sitzungen aufzuteilen oder Sitzungen zu wiederholen. Die im Kapitel 2.3 eingeführten Therapiemethoden des Stimulusmanagements, des Selbstmanagements, des Fertigkeitentrainings in der simulierten Situation und des Kontingenzmanagements werden eingesetzt. Die im Einstiegsmodul erarbeiteten THOKI-Techniken bilden gemeinsam mit dem bereits erarbeiteten Ablauf einer Sitzung die Grundstruktur der Intervention. Tabelle 22 gibt einen Überblick darüber, wie die vorgestellten Techniken und Therapiemethoden im Modul 9, *Ärger in Spielsituationen,* angewendet werden.

Wichtig: Beachten Sie für alle Sitzungen die im Einstiegsmodul erarbeitete Sitzungsroutine (vgl. Kap. 3.1.2).

Tabelle 22: Therapiemethoden für Modul 9 – Ärger in Spielsituationen

Therapiemethode	Beispielhafte Anwendung in Modul 9
Problemsituation/Problemverhalten genau erfassen	• gerät auf dem Spielplatz in Streit • meist kommt es am späten Nachmittag zum Streit • Kind hat Schwierigkeiten, zu verlieren
Stimulusmanagement	• Anzahl der Spielpartner*innen begrenzen • Uhrzeiten verändern • Beschäftigungen vorgeben • Regelkarte erstellen
Selbstmanagement (mithilfe der Selbstinstruktionskarten)	• Aufgabe: cool bleiben, wenn ich hinten liege oder verliere • Drehzahl: 4 bis 7 • Runterfahren: Atemübung • Wenn-Dann-Trick: Wenn eine meiner Figuren rausgeworfen wird, dann atme ich tief ein und aus und würfele sofort! • Regelkarte nutzen
Fertigkeitentraining (mithilfe der Selbstinstruktionskarten)	• verschiedene Spielsituationen (Regelspiel, Hof, Spielplatz) unter verschiedenen Bedingungen (mit Hilfsmitteln, mit Geschwistern, mit Freund*innen) in der Sitzung simulieren • veränderten Umgang mit Spielsituationen im Alltag einüben
Kontingenzmanagement	• Sitzung: Spielsteinglas mit Verhaltensaufgabe angelehnt an die Regeln der Regelkarte • Wochenaufgabe: Schatzkiste für „Video von Spielsituation mitbringen" • zu Hause: Spielsteinglas in Spielsituation einsetzen

3.9.1 Baustein A: Problemanalyse und Stimulusmanagement

Material	
Training in der Sitzung	• A20: Regelkarte Fair Play • M21: Regelkarte Fair Play – Beispiel
Training zu Hause	• in der Sitzung erarbeitete Regeln (A20) • ggf. M22: Bildmaterial Fair Play

Dieser Baustein dient der konkreten Identifikation und detaillierten Betrachtung problematischer Spielsituationen und der anschließenden Erarbeitung erster Veränderungsansätze durch die Modifikation der problemauslösenden Situation. Vorwiegend erfolgt dies im Kontakt mit dem Kind; insbesondere in diesem Baustein ist jedoch die Mitarbeit einer Bezugsperson, im Rahmen eines gemeinsamen Therapiegesprächs mit Ihnen, dem Kind und der Bezugsperson, sinnvoll. Der Baustein kann meist in einer Sitzung durchgeführt werden.

Training in der Sitzung

In der Trainingseinheit des Bausteins A werden gemeinsam mit dem Kind *Schwierigkeiten in Spielsituationen genau betrachtet.* Der Fokus liegt in diesem Modul auf der Bearbeitung von Konflikten mit Spielpartner*innen und der Anleitung zur Ärger- und Impulskontrolle. Andere Aspekte des Spielens werden im Modul *Freizeit* bearbeitet. Hilfreiche Fragen zur Exploration sind:

- Wo kommt es zu Ärger beim Spielen? Auf dem Spielplatz? In der Pause? In der Nachmittags-/Fremdbetreuung? Beim Spiel zu Hause? Beim Besuch bei Freund*innen?
- Mit wem gibt es Ärger beim Spielen? Befreundete Kinder? Mitschüler*innen? Geschwister? Eltern?
- Gibt es typische Spielsituationen, bei denen es vermehrt zu Ärger kommt? Zum Beispiel: Brettspiele? Fußball? Freispiel auf dem Hof? Toben?
- Wie läuft so eine Situation typischerweise ab? Was passiert beim Streit?

Wenn möglich, wird nun eine Bezugsperson zum Gespräch hinzugebeten. Lassen Sie das Kind die Bezugsperson aus dem Wartebereich holen, und nutzen Sie die Gelegenheit, das Kind seine Drehzahl kontrollieren zu lassen. Gemeinsam mit Kind und Bezugsperson werden nun die gewonnenen Informationen über Ärger in Spielsituationen mit den Informationen und Einschätzungen der Bezugsperson abgeglichen. Ziel der Problemanalyse ist es, die Stimuli zu identifizieren, die problematisches Verhalten auslösen, um anschließend mögliche Veränderungen im Sinne des Stimulusmanagements anzuregen.

Im Stimulusmanagement geht es um mögliche äußere Veränderungen der Spielsituation. Es ist für jedes Kind sehr unterschiedlich, welche Maßnahmen in diesem Bereich hilfreich sind. Mögliche Ansatzpunkte des Stimulusmanagements sind:

- Eine Spielsituation zunächst vollständig vermeiden.
- Kontakt zu bestimmten Spielpartner*innen regulieren.
- Anzahl der Spielpartner*innen begrenzen.
- Uhrzeiten für bestimmte Spielinteraktionen beachten.
- Regeln für unterschiedliche Spielsituationen formulieren.

In einigen Fällen ist es tatsächlich sinnvoll, eine *Spielsituation (zunächst) vollständig zu vermeiden.* Kommt es beispielsweise nachmittags nach dem Schultag auf dem Spielplatz ständig zu Auseinandersetzungen, könnte ein Spielplatzbesuch zunächst durch Spielen mit einzelnen Spielpartner*innen in einem anderen Umfeld ersetzt werden, und Spielplatzbesuche könnten auf das Wochenende beschränkt werden. In vielen Fällen können diese Einschränkungen nach abgeschlossenem Training für die Situation wieder aufgehoben werden. Andere Situationen bleiben für einige Kinder mit ADHS über einen langen Zeitraum überfordernd und dürfen längerfristig begrenzt werden.

Den *Kontakt zu einigen Spielpartner*innen zu begrenzen* oder stärker zu regulieren, stellt eine Methode im Stimulusmanagement dar, die viele Eltern bereits intuitiv nutzen. Dabei geht es nicht darum, ein generelles Verbot für bestimmte Spielpartner*innen aufzustellen, sondern vielmehr darum, Umgebung, Zeiten und Inhalten für Spielkontakte zwischen bestimmten Spielpartner*innen zu modifizieren. Auch kann es sinnvoll sein, für bestimmte Spielsituationen die Anzahl an Mitspielern zu begrenzen.

Beispiel: Das Fußballspiel im Hof klappt zu zweit prima, wenn aber ein drittes Kind mitspielt, kommt es ständig zum Streit.

Ebenso können bestimmte *Tageszeiten,* die ggf. mit einer schlechten Form oder angespannten Grundstimmung einhergehen, vom gemeinsamen Spiel ausgenommen werden.

Beispiel: Nachmittags spielen die Geschwister meist friedlich miteinander. Wird nach dem Abendessen im Kinderzimmer weitergespielt, eskaliert die Situation jedoch oft.

Ein sehr wichtiger Schritt ist das Verdeutlichen und *klare Festlegen von Regeln.* Dies kann das kurze erneute Durchsprechen der Spielregeln vor Beginn eines Brettspiels sein, jedoch auch das generelle Aufstellen von Spielregeln und Erstellen einer Regelkarte, beispielweise zum Thema Fair Play (A20). Beachten Sie auch, dass unstrukturierte Situationen, wie das Spiel im Hof, im Garten, auf dem Spielplatz etc. bestimmte Regeln beinhalten und klar herausgestellt werden können. Als Beispiel kann M21 (Regelkarte Fair Play – Beispiel) gezeigt werden (vgl. Abb. 22).

Training zu Hause

Im Training zu Hause sollen mögliche Veränderungen aus dem Stimulusmanagement umgesetzt und ausprobiert werden. Wurde eine Regelkarte erarbeitet, soll diese zu Hause ausgestaltet (ggf. mithilfe von Bildmaterial M22) und zur nächsten Sitzung mitgebracht werden.

3.9.2 Baustein B: Erarbeitung von Selbstmanagementmethoden

Material	
Training in der Sitzung	• zu Hause ausgestaltete Regelkarte für das Fair Play • A5: Mein Wenn-Dann-Trick
Training zu Hause	• Regelkarte für das Fair Play

In diesem Baustein werden die im Einstiegsmodul erarbeiteten THOKI-Techniken in Spielsituationen angewendet. Der Baustein kann vollständig im alleinigen Kontakt mit dem Kind umgesetzt werden. Die Einbeziehung einer Bezugsperson für die Ausführung der Wochenaufgabe ist förderlich, jedoch nicht zwingend. Der Baustein kann meist in einer Sitzung oder während eines Teils einer Sitzung durchgeführt werden.

Training in der Sitzung

Bei der Rückmeldung der Wochenaufgabe besprechen Sie, welche Regeln aus dem Stimulusmanagement während der Woche zu Hause umgesetzt wurden, und lassen Sie sich ggf. die ausgestaltete Regelkarte zeigen. Machen Sie sich eine Kopie der Karte, um diese in den folgenden Sitzungen zu verwenden. Ist ein Verstärkersystem an die Ausführung der Wochenaufgabe gekoppelt, darf sich das Kind als Belohnung etwas aus der Schatzkiste aussuchen.

In der Trainingseinheit erarbeiten Sie möglichst für eine *Regelspielsituation* und eine *Freispielsituation* die *Anwendung der THOKI-Techniken*. Erarbeiten Sie gemeinsam, welche Drehzahl für die Situationen gebraucht wird und welche *Tricks* zur Regulation der Drehzahl das Kind in den Situationen anwenden könnte. In der therapeutischen Praxis hat sich gezeigt, dass sich der Drehzahlmesser auch dafür eignet, ein Konzept für ein Ärgerausmaß zu entwickeln und darüber die Selbststeuerung zu verbessern. Danach entwickeln Sie mit dem Kind auch passende *Wenn-Dann-Tricks* für die Situation und halten Sie diese schriftlich fest. Das Arbeitsblatt A5 (Mein Wenn-Dann-Trick) kann als Hilfsmittel verwendet werden. Wählen Sie individuell für das Kind die relevanten Spielsituationen aus. Tabelle 23 und Tabelle 24 zeigen den Einsatz der Selbstmanagement-Techniken in einer Regelspielsituation und einer Freispielsituation.

M21

Regelkarte Fair Play – Beispiel

Nicht hauen

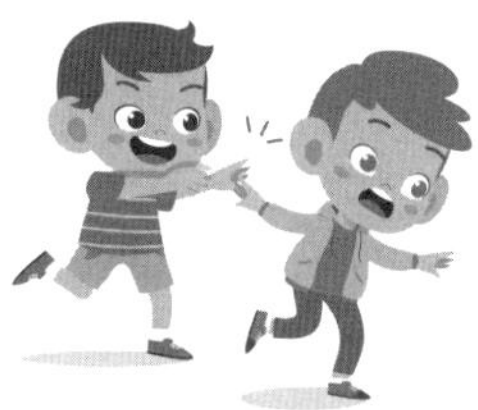

Nicht schummeln

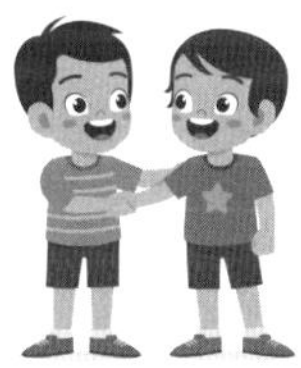

Cool bleiben beim Verlieren

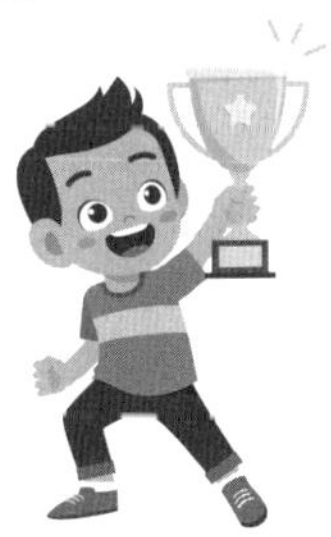

Nicht andere ärgern, wenn man gewinnt

Abbildung 22:
Beispiel für Regeln des Fair Play (M21)

Tabelle 23: Beispiel für Selbstmanagement beim Regelspiel

Selbstinstruktionskarte	Selbstmanagement
Stop! Was ist meine Aufgabe?	Überlegen, welche Figur ich setzen sollte, und cool bleiben, wenn eine meiner Figuren rausgeworfen wird.
Habe ich die richtige Drehzahl?	Für die Aufgabe brauche ich eine Drehzahl von 4 bis 6/im grünen Bereich.
Trick anwenden zum Hoch- oder Runterfahren	Bevor ich beginne, mache ich einen Baum, um meine Drehzahl zu senken.
Wenn-Dann-Trick anwenden	Wenn eine meiner Figuren rausgeworfen wird, dann atme ich einmal tief ein und aus und würfele sofort!
Überprüfen! Habe ich noch die richtige Drehzahl?	Ich kontrolliere meine Drehzahl und reguliere diese, wenn ich es brauche.
Super! Geschafft!	Super! Das Spiel hat Spaß gemacht!

Tabelle 24: Beispiel für Selbstmanagement beim Freispiel

Selbstinstruktionskarte	Selbstmanagement
Stop! Was ist meine Aufgabe?	Im Hausflur bin ich leise, und wenn Viktor mich auf dem Hof ärgert, dann komme ich rein.
Habe ich die richtige Drehzahl?	Für die Aufgabe brauche ich eine Drehzahl von 6 bis 8/im grünen oder gelben Bereich.
Trick anwenden zum Hoch- oder Runterfahren	Bevor ich losgehe, mache ich eine Atemübung, um meine Drehzahl zu senken.
Wenn-Dann-Trick anwenden	Wenn Viktor mich ärgert, dann nehme ich meinen Ball und gehe rein!

In freien Situationen ist es für die Kinder besonders schwierig, ihre Aufgabe für die Situation zu erkennen. Werden jedoch Anforderungen klar formuliert und ausgesprochen, reduziert dies mögliche Konflikte und gibt dem Kind die Chance auf eine positive Erfahrung in der Situation. Üben Sie mit dem Kind, Anforderungen in freien Situationen besser zu erkennen und Aufgaben in eigenen Worten zu formulieren. *Wenn-Dann-Tricks* (A5) können genutzt werden, um die Impulskontrolle bei Konflikten zu stärken.

„Welche Wenn-Dann-Tricks könnten dir in dieser Situation helfen, deine Wut zu kontrollieren?“

Training zu Hause

Viele Kinder können an dieser Stelle bereits erste THOKI-Tricks im Alltag ausprobieren. In anderen Fällen oder Situationen sollte zunächst der Baustein C (Training in der simulierten Situation) durchgeführt werden.

3.9.3 Baustein C: Fertigkeitentraining in der simulierten Situation

Material	
Training in der Sitzung	• Kopie der Regelkarte für das Fair Play • diverses Spielmaterial
Training zu Hause	• Regelkarte für das Fair Play • ggf. Verstärkersystem (Punkteliste und Wunschliste [A9/A10] oder Spielsteinglas) • ggf. Videoaufnahmegerät (z.B. Smartphone)

In diesem Baustein werden verschiedene Spielsituationen hergestellt und die THOKI-Techniken angewendet. Das Zielverhalten wird so trainiert und eingeübt. Der Baustein kann im alleinigen Kontakt mit dem Kind umgesetzt werden, die Einbeziehung einer Bezugsperson ist jedoch wünschenswert. Der Baustein kann meist in einer Sitzung durchgeführt werden und lässt sich im Verlauf in die Spielphasen anderer Sitzungen integrieren.

Training in der Sitzung

Bei der Rückmeldung der Wochenaufgabe besprechen Sie, welche THOKI-Tricks das Kind in welcher Situation ausprobiert hat. Welche Probleme gab es? Was hat gut geklappt? Ist ein Verstärkersystem an die Ausführung der Wochenaufgabe gekoppelt, darf sich das Kind als Belohnung etwas aus der Schatzkiste aussuchen.

In der Trainingseinheit werden nun verschiedene Spielsituationen hergestellt. Verwenden Sie die vorbereiteten Hilfsmittel wie die *Regelkarte* und die *Selbstinstruktionskarten*. Nutzen Sie sowohl Regelspiele als auch freie Spielsituationen. Denken Sie auch an die Möglichkeit, den Therapieraum zu verlassen und andere Räume bzw. das Außengelände zu nutzen. Regulieren Sie den Schwierigkeitsgrad anhand der Auswahl des Spielmaterials und der Situation. Üben Sie den Einsatz der THOKI-Techniken für die verschiedenen Spiele. Denken Sie daran, dass einige Kinder auch von dieser Trainingssituation kleine Unterbrechungen und Pausen brauchen, obwohl Sie ein Spiel beinhalten. Besonders Kindern, denen die Ärgerkontrolle sehr schwer fällt, sollten *Pausen* ohne hohe Ansprüche an die Ärgerkontrolle gegeben werden. Auch der Einsatz eines Verstärkersystems, beispielsweise mit dem Spielsteinglas, ist möglich. Nehmen Sie zunehmend beim Einsatz der THOKI-Techniken eine passivere Rolle ein.

Üben Sie den Ablauf für eine Spielsituation gut mit dem Kind ein und beziehen Sie, sobald das Kind weitestgehend das Zielverhalten zeigt, eine Bezugsperson ein. Die Bezugsperson kann zunächst eine Beobachterrolle einnehmen und dann im Verlauf mitspielen.

Training zu Hause

Falls es dem Kind (und der Bezugsperson) weitestgehend gelungen ist, das Zielverhalten in einer konkreten Spielsituation zu zeigen, kann diese Situation in den meisten Fällen als Wochenaufgabe zu Hause trainiert werden. Die *Regelkarte* und die *THOKI-Tricks* sollen dabei zu Hause beim gleichen Spiel eingesetzt werden. Fällt dem Kind die Ärgerkontrolle sehr schwer, kann auch der Einsatz eines Verstärkersystems an diese Situation gekoppelt werden. Übungssituationen könnten gefilmt und zur nächsten Sitzung mitgebracht werden.

3.9.4 Baustein D: Fertigkeitentraining in der simulierten Situation bei gesteigertem Schwierigkeitsgrad

Material	
Inhalt	• Kopie der Regelkarte für das Fair Play • diverses Spielmaterial
Training zu Hause	• Regelkarte für das Fair Play • ggf. Verstärkersystem (Punkteliste und Wunschliste [A9/A10] oder Spielsteinglas) • ggf. Videoaufnahmegerät (z. B. Smartphone)

In diesem Baustein werden erneut Spielsituationen unter Anwendung der THOKI-Techniken eingeübt. Dabei wird der Schwierigkeitsgrad erhöht und Hilfen der therapierenden Person werden abgebaut. Die Einbeziehung einer Bezugsperson und ggf. von Geschwistern und Freund*innen ist in diesem Baustein sehr sinnvoll. Der Baustein kann meist in einer Sitzung durchgeführt werden.

Training in der Sitzung

Bei der Rückmeldung der Wochenaufgabe besprechen Sie, ggf. unter Zuhilfenahme des Videos, wie die Spielsituation zu Hause abgelaufen ist. Wie hat es geklappt? Wurden die THOKI-Techniken genutzt? Wurde ein gemeinsamer Ausflug geplant oder durchgeführt? Welche Probleme gab es? Wie hat die Einhaltung der Regeln funktioniert? Wie hat ggf. das Verstärkersystem funktioniert? Ist ein Verstärkersystem an die Ausführung der Wochenaufgabe gekoppelt, darf sich das Kind als Belohnung für ausgeführte Wochenaufgaben etwas aus der Schatzkiste aussuchen.

In der Trainingseinheit liegt der Schwerpunkt darauf, den *Schwierigkeitsgrad für die Simulation der Situation zu erhöhen* und Hilfen abzubauen. Das Kind sollte seine Hilfsmittel und THOKI-Techniken selbstständig anwenden. Geben Sie im Verlauf auch ihre Rolle als mitspielende Person ab. Gibt es im Alltag Schwierigkeiten bei Situationen, in denen die Bezugsperson der*die Spielpartner*in ist, simulieren Sie diese in der Therapiesitzung. Sind es vorwiegend Schwierigkeiten mit Geschwistern oder Freund*innen, versuchen Sie unbedingt, diese in die Sitzung einzuladen. Nichts ändert eine Spielsituation so sehr wie das gemeinsame Spiel mit einem anderen Kind. Klären Sie auch mit dem anderen Kind und der Bezugsperson die Spielregeln, die für alle gelten. Ziehen Sie sich dann jedoch möglichst aus der Situation in eine Beobachterrolle zurück und greifen Sie nur bei Schwierigkeiten ein. Der Schwierigkeitsgrad kann dann durch *unterschiedliches Spielmaterial* und *unterschiedliche Spielsituationen* weiter gesteigert werden.

Training zu Hause

Falls es weitestgehend gelungen ist, das Zielverhalten in der erschwerten simulierten Situation zu zeigen, soll als Wochenaufgabe erneut *intensiv geübt* werden. Vereinbaren Sie dafür konkrete Übungsspiele mit Bezugspersonen, Geschwistern und Freund*innen. Lassen Sie ggf. erneut ein kurzes Video drehen oder schalten sie sich live dazu. Ein bereits installiertes Verstärkersystem kann dabei weitergeführt werden.

Mögliche schwierige Therapiesituationen

1. *Wutausbrüche in der Therapiesituation:* Insbesondere in diesem Modul sollten Sie die Frustrationstoleranz des Kindes immer gut im Blick behalten. Sie können verstärkt mit dem Kind daran üben, mit den THOKI-Techniken die Wut besser zu kontrollieren, z. B. durch den Einsatz des Drehzahlmessers zur Selbstreflektion, eine Aufgabe zum Runterfahren oder Wenn-Dann-Tricks gegen impulsives Verhalten. Kommt es in der Sitzung zu einem Wutausbruch, begleiten Sie das Kind hindurch. Bleiben Sie ruhig, zeigen Sie Verständnis („Ich verstehe, dass du wütend bist."), machen Sie verträgliche Angebote zum Wutabbau (z. B. auf ein Kissen hauen) und lösen Sie, wenn nötig, die Situation auf, sobald das Kind dieses Angebot annehmen kann. Sie müssen anschließend nicht zur ursprünglichen Spielsituation zurückkehren.
2. *Ausgeprägte Störung des Sozialverhaltens:* Eine ausgeprägte Störung des Sozialverhaltens muss ggf. mit weiteren Interventionen, beispielsweise mit dem *Therapieprogramm für Kinder mit aggressivem Verhalten* (THAV; Görtz-Dorten et al. 2019), dem *Sozialen computerunterstützten Training für Kinder mit aggressivem Verhalten* (ScouT; Görtz-Dorten et al., 2016) oder dem *Therapieprogramm für Kinder mit hyperkinetischem und oppositionellem Problemverhalten* (THOP; Döpfner, Schürmann & Frölich, 2019) bearbeitet werden.

3.10 Modul 10: Aufräumen

Indikation
Das Zimmeraufräumen oder Ordnung-Halten in der Wohnung wird nach der Diagnostik und Exploration von Kind und Bezugsperson von therapeutischer Seite als problembehaftet eingeschätzt. Hilfsmittel: Individuelle Problemliste, SIT-ADHS-Eltern.
Inhalt und Ziele
Nach einer detaillierten Analyse der Probleme beim Aufräumen und Ordnung-Halten wird das Zielverhalten mit den Beteiligten erarbeitet. Unter Einsatz der THOKI-Techniken wird die Aufräumsituation simuliert, und das Zielverhalten wird unter steigendem Schwierigkeitsgrad eingeübt. Es werden weitere Hilfsmittel zur verbesserten Strukturierung erarbeitet und eingeführt.
Bausteine
A. Problemanalyse und Stimulusmanagement B. Erarbeitung von Selbstmanagementmethoden C. Fertigkeitentraining in der simulierten Situation D. Fertigkeitentraining in der simulierten Situation bei gesteigertem Schwierigkeitsgrad
Anzahl der Sitzungen
In der Regel zwischen 3 und 5 Sitzungen
Teilnehmende
• Kind • wenn möglich, teilweise mit Bezugsperson
Material
Allgemein: • Spielsteinglas mit Spielsteinen, Punkteliste für die Sitzung (A1) • Schatzkiste mit kleinen Verstärkern • Drehzahlmesser (M1) • Selbstinstruktionskarten (M2) *Simulation Aufräumen:* • unterschiedliche Settings zum Aufräumen, Material zum Aufräumen von zu Hause und/oder im Therapieraum/Spielzimmer *Arbeitsblätter:* • A5: Mein Wenn-Dann-Trick • A21: Regelkarte Ordnung *Material:* • M23: Regelkarte Zimmer aufräumen – Beispiel • M24: Regelkarte Ordnung zu Hause – Beispiel • M25: Regelkarte Ordnung in der Sitzung – Beispiel • M26: Bildmaterial Ordnung

Das Modul 10 *Aufräumen* besteht aus 4 Bausteinen und kann in der Regel in 3 bis 5 Sitzungen durchgeführt werden. Dabei ist es möglich, die einzelnen Bausteine je nach Bedarf auf mehrere Sitzungen aufzuteilen. Die im Kapitel 2.3 eingeführten Therapiemethoden des Stimulusmanagements, des Selbstmanagements, des Fertigkeitentrainings in der simulierten Situation und des Kontingenzmanagements werden eingesetzt. Die im Einstiegsmodul erarbeiteten THOKI-Techniken bilden gemeinsam mit dem bereits erarbeiteten Ablauf einer Sitzung die Grundstruktur der Intervention. Tabelle 25 gibt einen Überblick, wie die vorgestellten Techniken und Therapiemethoden im Modul *Aufräumen* angewendet werden.

Tabelle 25: Therapiemethoden für Modul 10 – Aufräumen

Therapiemethode	Beispielhafte Anwendung in Modul 10
Problemsituation/Problemverhalten genau erfassen	• Kinderzimmer ist sehr unordentlich • Kind verstreut Spielsachen in der Wohnung • Kind braucht viel Anleitung zum Aufräumen
Stimulusmanagement	• Aussortieren • neue Ordnungssysteme installieren • Zimmer in Aufräumbereiche einteilen • Regelkarte zum Aufräumen und Ordnung-Halten erstellen
Selbstmanagement (mithilfe der Selbstinstruktionskarten)	• Aufgabe: Zimmer aufräumen nach meiner Regelkarte • Drehzahl: 4 bis 7 • Hochfahren: Sprünge hin und her • Wenn-Dann-Trick: Wenn ich etwas Interessantes finde, dann lege ich es auf das Regal und spiele später damit! • Regelkarte, Fotos nutzen
Fertigkeitentraining (mithilfe der Selbstinstruktionskarten)	• verschiedene Aufräumsituationen (Therapiezimmer, Chaoskiste von zu Hause, Spielzimmer) in der Sitzung simulieren • verändertes Aufräumverhalten im Alltag einüben und ggf. über Fotos und Video anleiten
Kontingenzmanagement	• Sitzung: Spielsteinglas mit Verhaltensaufgabe „bei der Aufgabe bleiben" • Wochenaufgabe: Schatzkiste für „Fotos vom aufgeräumten Zimmer zeigen" • zu Hause: Spielsteinglas bei Aufräumaktion

Wichtig: Beachten Sie für alle Sitzungen die im Einstiegsmodul erarbeitete Sitzungsroutine (vgl. Kap. 3.1.2).

3.10.1 Baustein A: Problemanalyse und Stimulusmanagement

Material	
Training in der Sitzung	• A21: Regelkarte Ordnung • M23: Regelkarte Zimmer aufräumen – Beispiel • M24: Regelkarte Ordnung zu Hause – Beispiel • M25: Regelkarte Ordnung in der Sitzung – Beispiel
Training zu Hause	• in der Sitzung erarbeitete Regeln (A21) • M26: Bildmaterial Ordnung • ggf. Videoaufnahmegerät (z. B. Smartphone)

Dieser Baustein dient der detaillierten Betrachtung der problematischen Situation und anschließenden Erarbeitung erster Veränderungsansätze. Vorwiegend erfolgt dies im Kontakt mit dem Kind, insbesondere in diesem Baustein ist jedoch die Mitarbeit einer Bezugsperson, im Rahmen eines gemeinsamen Therapiegesprächs mit Ihnen, dem Kind und der Bezugsperson, sinnvoll. Der Baustein kann meist in 1 bis 2 Sitzungen durchgeführt werden.

Training in der Sitzung

In der Trainingseinheit des Bausteins wird die Aufräumsituation gemeinsam mit dem Kind möglichst genau betrachtet. Meist ist das Aufräumen des Kinderzimmers und das Ordnung-Halten in der Wohnung relevant, aber auch andere Schwierigkeiten mit Ordnung und Aufräumen sind denkbar und können berücksichtigt werden. Am einfachsten verschaffen Sie sich einen Überblick, indem Sie sich Fotos oder ein kurzes Video des Kinderzimmers oder des betreffenden Ortes mitbringen lassen. Fragen Sie das Kind des Weiteren nach Regeln und Absprachen bezüglich des Aufräumens:

- Wer räumt das Kinderzimmer in der Regel auf? Wer hilft?
- Hast du Aufräumregeln für dein Kinderzimmer?
- Mit welchen Spielsachen in deinem Zimmer spielst du ganz oft?
- Wo kommt der Müll hin?

- Was passiert mit dreckiger Wäsche?
- Gibt es einen festen Tag/eine feste Uhrzeit, an dem bzw. an der du dein Kinderzimmer aufräumen sollst?
- Was musst du in der Wohnung ordentlich halten?

Anhand des Videos oder der Fotos lassen sich oft schnell Möglichkeiten erkennen, dem Kind zu helfen, leichter aufzuräumen und Ordnung zu halten. Oft geht es darum, eine größere Aufräumaktion zu planen und im Anschluss das alltägliche Aufräumen und Ordnung-Halten zu bearbeiten. Entwickeln Sie zunächst Ansätze und Ideen für die erste Aufräumaktion, die zur Verbesserung der Grundordnung führen. Im Kinderzimmer gilt dabei insbesondere bei Kindern mit Schwierigkeiten im Bereich der Organisation, Konzentration und Impulskontrolle die Devise „weniger ist mehr". Oft gibt es viel Spielzeug oder Gesammeltes, das nicht mehr oder nur noch selten benutzt wird. Dabei ist es wichtig, mit dem Kind gut zu besprechen, welche Sachen ihm derzeit ganz wichtig sind und welche Spielsachen vielleicht in einer Kister verstaut werden können oder ob es auch Dinge gibt, die vielleicht aussortiert werden könnten. Ein übersichtliches Kinderzimmer lenkt weniger ab und ist leichter ordentlich zu halten. Aber auch eine „Rumpelecke" oder einen „Spieleteppich" darf es in jedem Kinderzimmer geben.

Wenn möglich, wird nun eine Bezugsperson zum Gespräch hinzugebeten. Gemeinsam mit Kind und Bezugsperson können Ideen entwickelt werden; was im Kinderzimmer verändert werden könnte.

- Welche Bereiche müssen aufgeräumt werden?
- Was kann aussortiert werden?
- Könnten Kisten mit unterschiedlichen Spielsachen angelegt werden?
- Wo steht der Mülleimer?

Im zweiten Schritt sollen Regeln für das Aufräumen und Ordnung-Halten erarbeitet werden (A21: Regelkarte Ordnung). Hierbei kann es beispielsweise eine Regelkarte speziell für das Kinderzimmer geben und eine für die Wohnung allgemein. Die Regeln beim Aufräumen und Ordnung-Halten werden so eindeutig festgelegt und ggf. auch begrenzt. Dem Kind wird seine Aufgabe bewusster und diese wird überschaubarer. Die Regeln sollten individuell für die Familie ausgewählt werden. Bespiele bieten die Materialien M23 (Regelkarte Zimmer aufräumen - Beispiel) und M24 (Regelkarte Ordnung zu Hause - Beispiel). Auch für die Therapiesitzung könnten Ordnungsregeln mithilfe des Materials M25 (Regelkarte Ordnung in der Sitzung - Beispiel) erarbeitet und eingeführt werden.

Sollte es nicht möglich sein, eine Bezugsperson beim Stimulusmanagement einzubeziehen, ist dieser Teil nur eingeschränkt durchführbar. Jedoch sind auch im Kontakt mit dem Kind allein einige Maßnahmen umsetzbar. Insbesondere für das Kinderzimmer können Aufräumregeln definiert werden.

„Wir haben vorhin einige Ideen gehabt, wie man im Zimmer von Max besser Ordnung halten könnte. Die möchte Max Ihnen jetzt vorstellen. Und vielleicht können wir ja das eine oder andere umsetzen."

Training zu Hause

Die Wochenaufgaben bestehen darin, die *Regelkarten auszugestalten* und ggf. gemeinsam mit einer Bezugsperson die *Aufräumaktion vorzubereiten* sowie ggf. Kisten, ein neues Regal oder Ähnliches zu organisieren. Bei Grundschulkindern sollten die Schritte mithilfe von bereitgestellten Bildmaterialien (M26: Bildmaterial Ordnung) verdeutlicht werden. Ältere Kindern könnten die Regelkarte mit dem Computer aufschreiben und ausdrucken oder die Inhalte auf einem farbigen Blatt auflisten. Denken Sie daran, sich eine Kopie von den erstellten Arbeitsblättern zu machen, bevor Sie sie mit nach Hause geben. Einige Familien sind an dieser Stelle auch schon sehr motiviert und setzen die erste Aufräumaktion direkt um. In anderen Fällen werden erst die weiteren Bausteine bearbeitet. Lassen Sie die ausgestalteten Regelkarten zur nächsten Sitzung mitbringen und ggf. Aufräumaktionen mit Fotos oder Video dokumentieren.

3.10.2 Baustein B: Erarbeitung von Selbstmanagementmethoden

Material	
Training in der Sitzung	• zu Hause ausgestaltete Regelkarten für Ordnung • A5: Mein Wenn-Dann-Trick • „Aufräummaterial" im Therapieraum oder Spielzimmer
Training zu Hause	• Regelkarten für Ordnung • in der Sitzung erstellter Aufräumplan • Ordnungsmaterial für zu Hause anschaffen (z. B. Kisten, Kartons, Regal) • ggf. Videoaufnahmegerät (z. B. Smartphone)

Im Baustein B (Erarbeitung von Selbstmanagementmethoden) werden die im Einstiegsmodul erarbeiteten und bereits in den Therapiesitzungen erprobten THOKI-Techniken auf die Abendsituation angewendet. Der Baustein kann vollständig im alleinigen Kontakt mit dem Kind umgesetzt werden. Die Einbeziehung einer Bezugsperson für die Ausführung der Wochenaufgabe ist förderlich, jedoch nicht zwingend. Der Baustein kann meist in einer Sitzung durchgeführt werden.

Training in der Sitzung

Bei der Rückmeldung der Wochenaufgabe zeigt das Kind die ausgestalteten Regelkarten und berichtet ggf. von den Vorbereitungen der Aufräumaktion. Machen Sie sich eine Kopie von den Regelkarten, um diese in den Sitzungen zu nutzen. Ist ein Verstärkersystem an die Ausführung der Wochenaufgabe gekoppelt, darf sich das Kind nun als Belohnung etwas aus der Schatzkiste aussuchen.

In der Trainingseinheit erarbeiten Sie mit dem Kind, im Sinne des Selbstmanagements, welche *Aufgaben* das Kind beim Aufräumen hat, welche *Drehzahl* für die Situation gebraucht wird und welche *Tricks zur Regulation der Drehzahl* das Kind in der Situation anwenden könnte. Beispielsweise könnte ein überaktiviertes Kind vor dem Aufräumen Tricks zum Runterfahren anwenden. Entwickeln Sie mit dem Kind passende *Wenn-Dann-Tricks* für die Aufräumsituation und halten Sie diese schriftlich fest. Das Arbeitsblatt A5 (Mein Wenn-Dann-Trick) kann als Hilfsmittel verwendet werden. Tabelle 26 zeigt beispielhaft die Umsetzung.

> „Als nächstes wollen wir uns überlegen welche Tricks dir beim Aufräumen helfen könnten. Wir überlegen, welche Aufgaben du hast, welche Drehzahl du brauchst und was für Wenn-Dann-Tricks hilfreich sein könnten."

Die Aufräumregeln und Selbstinstruktionskarten können auch gut zu einem Plan (Aufräumplan) zusammengefasst werden. Abbildung 23 zeigt ein Beispiel.

Anschließend erfolgt die erste kurze Simulation einer Aufräumsituation. Es sollte sich dabei um einen kurzen Einstieg handeln, bei dem es primär darum geht, die Anwendung der entwickelten THOKI-Tricks auszuprobieren. Um die Situation zu simulieren, nutzen Sie Ihren Therapie- oder Spieleraum. Es könnte beispielsweise das Spieleregal aufgeräumt, Müll im Zimmer aufgesammelt oder Kleidungsstücke zur Garderobe gebracht werden. Besprechen Sie mithilfe der STOP-Karte genau, welche Aufgaben konkret zu erfüllen sind. Spielen Sie die Situation zunächst nur mit dem Kind durch. Strukturieren Sie die Situation mithilfe der THOKI-Selbstinstruktionskarten. Falls dies nötig ist, können Sie kurze Spielstopps einlegen, um das Kind anzuleiten, seine THOKI-Tricks einzusetzen. Es ist sinnvoll, für die Zeit der Simulation die Verhaltensaufgabe für das Verstärkersystem speziell auf die Situation auszurichten. Es könnte beispielsweise vereinbart werden, dass Sie einen Spielstein aus dem Glas entfernen, wenn Sie das Kind zum Weitermachen ermahnen müssen oder wenn es Teile der Aufgabe vergisst. Reflektieren Sie anschließend die Simulation mit dem Kind.

> „So, nun wollen wir mal ausprobieren, wie das klappt. Ich weiß, das ist nicht dein Zuhause und das nicht dein Zimmer, aber auch hier kann man üben aufzuräumen. Am besten machen wir zuerst einen Plan, wie du vorgehen könntest. Du hast deine Wenn-Dann-Tricks und weißt, wie

Tabelle 26: Beispiel für Selbstmanagement beim Aufräumen

Selbstinstruktionskarte	Selbstmanagement
Stop! Was ist meine Aufgabe?	Beim Aufräumen muss ich am Ball bleiben und die Regeln von meiner Aufräumkarte zügig und sorgfältig erfüllen.
Habe ich die richtige Drehzahl?	Für die Aufgabe brauche ich eine Drehzahl von 4 bis 6/im grünen Bereich.
Trick anwenden zum Hoch- oder Runterfahren	Bevor ich mit dem Aufräumen beginne, mache ich eine Übung zum Runterfahren, wie die Kerze oder den Baum.
	Bevor ich mit dem Aufräumen beginne, mache ich eine Übung zum Hochfahren, wie den Hampelmann.
Wenn-Dann-Trick anwenden	Wenn ich beim Aufräumen etwas Interessantes finde, dann lege ich es auf das Regal und spiele später damit!

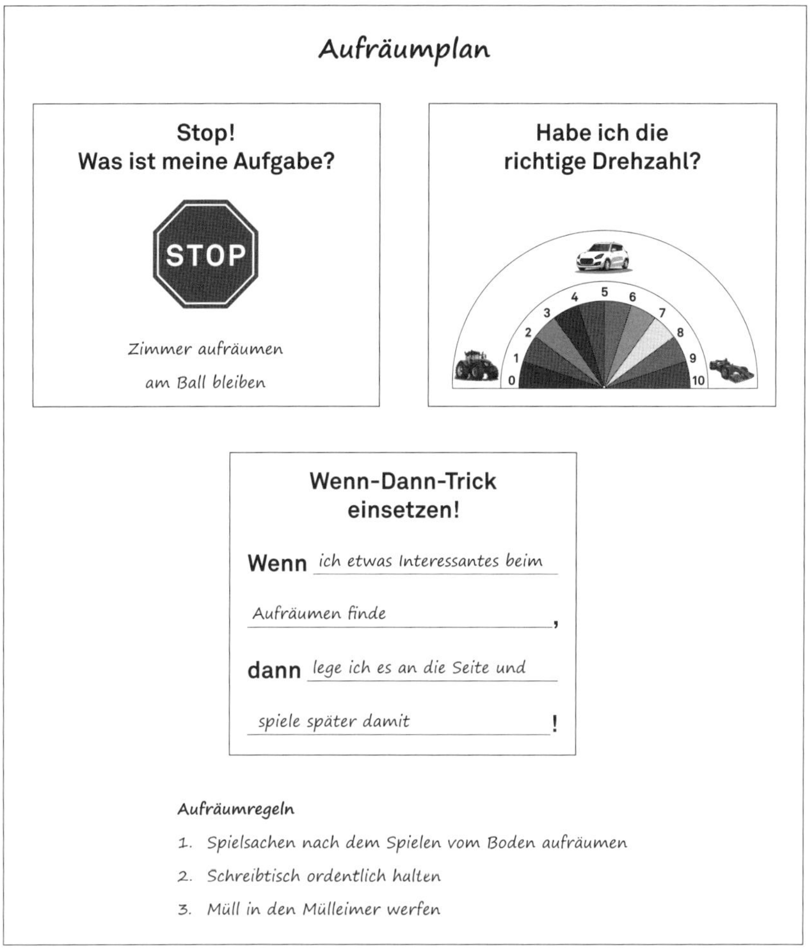
Aufräumplan
Stop!
Was ist meine Aufgabe?
STOP
Zimmer aufräumen
am Ball bleiben
Habe ich die
richtige Drehzahl?
0 1 2 3 4 5 6 7 8 9 10
Wenn-Dann-Trick
einsetzen!
Wenn ich etwas Interessantes beim
Aufräumen finde,
dann lege ich es an die Seite und
spiele später damit!
Aufräumregeln
1. Spielsachen nach dem Spielen vom Boden aufräumen
2. Schreibtisch ordentlich halten
3. Müll in den Mülleimer werfen

Abbildung 23:
Beispiel für einen Aufräumplan mit Selbstinstruktionskarten und Aufräumregeln

du dich hoch- oder runterregulieren kannst, und ich helfe dir mit den Selbstinstruktionskarten, an alles zu denken."

Training zu Hause

Als Wochenaufgabe sollen der ggf. in der Sitzung erstellte *Aufräumplan aufgehängt* und festgelegt werden, was aufgeräumt werden muss. Vereinbarte Anschaffungen für mehr Ordnung, z. B. Kartons, Regal, Kisten, sollten jetzt vorhanden sein. Gegebenenfalls kann auch schon ein kleiner Auftrag erteilt werden, z. B. eine Bücherecke, eine Autokiste oder Kleidung mithilfe der THOKI-Tricks aufzuräumen. Dies sollte jedoch nur bei hoher Motivation des Kindes und guter Umsetzung der THOKI-Tricks vereinbart werden. Der Fortschritt oder auch die Orte, die für das Aufräumen festgelegt wurden, können mit Fotos oder einem Video dokumentiert werden. Lassen Sie sich für den Baustein C *„Aufräummaterial" von zu Hause mitbringen*. Es könnte eine Chaos-Kiste aus dem Kinderzimmer mitgebracht oder eine Tüte mit herumliegenden Spielsachen aus der Wohnung gesammelt werden.

3.10.3 Baustein C: Fertigkeitentraining in der simulierten Situation

Material	
Training in der Sitzung	• Kopien der Regelkarten für Ordnung • Kopie des Aufräumplans • „Aufräummaterial" von zu Hause
Training zu Hause	• Regelkarten für Ordnung • Aufräumplan • Ordnungsmaterial für zu Hause (z. B. Kisten, Kartons, Regal) • ggf. Verstärkersystem (Punkteliste und Wunschliste [A9/A10] oder Spielsteinglas) • ggf. Videoaufnahmegerät (z. B. Smartphone)

In diesem Baustein wird die Aufräumsituation dargestellt, und die THOKI-Techniken werden angewendet. Das Zielverhalten wird so trainiert und eingeübt. Der Einsatz von Verstärkersystemen wird erprobt. Der Baustein kann im alleinigen Kontakt mit dem Kind umgesetzt werden, die Einbeziehung einer Bezugsperson ist jedoch wünschenswert. Der Baustein kann meist in 1 bis 2 Sitzungen durchgeführt werden.

„Das hat ja schon wirklich prima geklappt. Jetzt bin ich mal gespannt, ob du es auch schaffst, meine nächste Aufgabe so gut zu lösen. Ich habe nebenan im Raum ein wenig Unordnung gemacht, und ich bin gespannt, ob du es auch dort schaffst, so gut aufzuräumen. Wir gehen erst mal gemeinsam rüber und machen einen Plan, was man hier alles aufräumen könnte."

Training in der Sitzung

Bei der Rückmeldung der Wochenaufgabe besprechen Sie, ob der Aufräumplan aufgehängt wurde und ob ggf. das Ordnungsmaterial, wie Kisten oder Boxen, bereitsteht. Lassen Sie sich ggf. das Video vom Aufräumen der Bücherecke, der Autokiste oder der Kleidung zeigen. Was hat gut geklappt? Wurden die THOKI-Tricks angewendet? Wurde die Regelkarte zum Aufräumen berücksichtigt? Wo gab es Schwierigkeiten? Wurde „Aufräummaterial" von zu Hause mitgebracht? Ist ein Verstärkersystem an die Ausführung der Wochenaufgabe gekoppelt, darf sich das Kind nun als Belohnung etwas aus der Schatzkiste aussuchen.

In der Trainingseinheit erfolgt die Simulation des Aufräumens. Versuchen Sie, die Situation möglichst alltagsnah zu gestalten und planen Sie mehr Zeit ein als bei der ersten kurzen Simulation des vorherigen Bausteins. Wurde „Aufräummaterial" von zu Hause mitgebracht, nutzen Sie dieses. Die Alltagsnähe wird so gesteigert, und das Kind kann motiviert werden, da es in der Sitzung etwas aufräumt, was es zu Hause dann nicht mehr aufräumen muss. Wurde kein „Aufräummaterial" von zu Hause mitgebracht oder werden mehrere Sitzungen in diesem Baustein durchgeführt, gestalten Sie selbst eine Umgebung, die aufgeräumt werden muss. Orientieren Sie sich dabei z. B. an den für das Kind entwickelten Aufräumregeln. Was muss das Kind zu Hause aufräumen, was auch bei ihnen im Therapie- oder Spielzimmer vorhanden ist? Die Aufgaben oder auch Räume können dabei wechseln.

„So, nun wollen wir mal ausprobieren, wie das klappt. Ich weiß, das ist nicht dein Zuhause und das nicht dein Zimmer, aber wir haben hier einige Sachen von dir, und ich bin mal gespannt, ob du diese Kiste aufräumen kannst. Am besten machen wir zuerst einen Plan, wie du vorgehen könntest. Ich helfe dir mit den Selbstinstruktionskarten, an alles zu denken."

In dieser Simulation sind die Planung und konkrete Festlegung der Aufgaben (Stop! Was ist meine Aufgabe?) besonders wichtig, da diese beim Aufräumen oft variieren. Besprechen Sie also mit dem Kind für die konkrete Situation, was aufgeräumt werden muss. Lassen Sie anschließend die Situation beginnen. Das Kind soll möglichst eigenständig aufräumen und die Regelkarte und die THOKI-Tricks als Hilfsmittel nutzen. Nutzen Sie das Verstärkersystem der Sitzung zur Motivation und koppeln Sie dieses beispielsweise an die Regelkarte.

Sobald Sie die Einhaltung der Regeln und den Einsatz der THOKI-Techniken sicher mit dem Kind eingeübt haben, kann eine Bezugsperson, zunächst in einer Beobachterrolle, hinzugebeten werden. Im Verlauf kann dann die Bezugsperson ihre anleitende Rolle einnehmen. Reflektieren Sie die Simulation mit dem Kind und ggf. der Bezugsperson. Erachten Sie es als sinnvoll, ein Verstärkersystem für die Aufräumsituation einzuführen, ziehen Sie eine Bezugsperson hinzu. Entwickeln Sie gemeinsam ein Verstärkersystem. Es könnte beispielsweise ein Punktesystem mit Wunschliste an die Regelkarte gekoppelt werden. Insbesondere beim Thema Ordnung-Halten ist dies sinnvoll. Für einmalige oder größere Aufräumaktionen können auch Sonderbelohnungen vereinbart werden. Wird ein wöchentliches Aufräumen zu einer festen Zeit installiert, könnte auch eine direkte Belohnung nach dem Aufräumen nachgeschaltet werden. Beispiele:

- 30 Minuten Medienzeit,
- Spielzeit mit Mama/Papa,
- Lieblingsessen.

„Zu Hause kann Mama oder Papa ja aber nicht immer mit der Dose beim Aufräumen zusehen. Aber Mama und Papa können schon darauf achten, wie gut du dich an die Regeln hältst, und dafür Punkte verteilen. Die Punkte kann man dann in Belohnungen von unserer Liste eintauschen. Wie viele Punkte kann man sich denn z. B. beim Aufräumen wohl verdienen?"

Training zu Hause

Als Wochenaufgabe sollte eine *Aufräumaktion* festgelegt werden. Die vorbereiteten Ordnungsmaterialien sollten eingeführt und eine Grundordnung im Kinderzimmer/bei den Sachen des Kindes hergestellt werden. Legen Sie gemeinsam mit dem Kind und der Bezugsperson genau fest, wann diese Aufräumaktion stattfinden soll, und halten Sie genau fest, was dabei gemacht werden soll. Die Umsetzung kann mit Fotos oder Videos dokumentiert werden, und auch eine Sonderbelohnung Ihrerseits könnte besprochen werden, falls eine Motivationssteigerung nötig ist. Es bietet sich an, einen Teil der Aufräumaktion per Videokonferenz zu begleiten. Wurde ein Verstärkersystem für zu Hause eingeführt, lassen Sie sich ggf. auch die Punkteliste mit der Anzahl der erreichten Punkte mitbringen.

3.10.4 Baustein D: Fertigkeitentraining in der simulierten Situation bei gesteigertem Schwierigkeitsgrad

Material	
Training in der Sitzung	• Kopien der Regelkarten für Ordnung • Kopie des Aufräumplans • „Aufräummaterial“ von zu Hause oder Material zum Aufräumen im Therapieraum oder Spielzimmer
Training zu Hause	• Regelkarten für Ordnung • ggf. Aufräumplan • ggf. weiteres Ordnungsmaterial für zu Hause • ggf. Verstärkersystem (Punkteliste und Wunschliste [A9/A10] oder Spielsteinglas)

In diesem Baustein wird zum einen die Aufräumsituation erneut simuliert und dabei der Schwierigkeitsgrad erhöht. Zum anderen wird der Fokus auf das anspruchsvollere Ordnung-Halten gelenkt. Der Baustein kann im alleinigen Kontakt mit dem Kind umgesetzt werden, die Einbeziehung einer Bezugsperson ist jedoch wünschenswert. Der Baustein kann meist in 1 bis 2 Sitzungen durchgeführt werden.

Training in der Sitzung

Bei der Rückmeldung der Wochenaufgabe lassen Sie sich ggf. von der durchgeführten Aufräumaktion berichten oder auch Fotos/Videos zeigen. Besprechen Sie ggf. unter Betrachtung der gesammelten Punkte, wie die Situation geklappt hat. Was hat gut geklappt? Welche Schritte sind schwierig? Wie hat ggf. das Verstärkersystem funktioniert? Ist ein Verstärkersystem an die Ausführung der Wochenaufgabe gekoppelt, darf sich das Kind nun als Belohnung etwas aus der Schatzkiste aussuchen.

In der Trainingseinheit kann der Schwierigkeitsgrad für die Aufräumsituation erhöht werden. Nutzen Sie die Aufräummöglichkeiten, die das Kind aus dem vorherigen Baustein kennengelernt hat. Reduzieren Sie dann Hilfestellungen, lenken Sie das Kind gezielt von der Ausführung ab oder führen Sie Zeitlimits ein. Behalten Sie nur Hilfestellungen bei, die das Kind auch zu Hause weiterhin nutzen soll. Versuchen Sie, das Kind gezielt zu stören, indem Sie beispielsweise Spielangebote machen oder laut ein interessantes Video einschalten. Wählen Sie die Zeitgrenzen aus Ihren bisherigen Erfahrungen bei den Aufräumübungen. Nach erfolgreich durchgeführter Situation reflektieren Sie diese und besprechen Sie eventuelle Anpassungen für zu Hause.

An dieser Stelle kann auch ein tieferer Einstieg in die Arbeit zum Thema Ordnung-Halten stattfinden. Nutzen Sie die in Baustein A (Problemanalyse und Stimulusmanagement) entwickelte Regelkarte „Ordnung zu Hause“. Sollte noch keine Regelkarte zu diesem Thema gestaltet worden sein, tun Sie dies nun oder steigen Sie erneut in das Thema ein. Welche Punkte sind beim Sachen-in-Ordnung-Halten in der Familie wichtig? Was muss das Kind in Ordnung halten? Beispiele sind:

- Sachen aufhängen nach der Schule?
- Schuhe wegräumen?
- Benutztes Geschirr zurück in die Küche/in die Spüle stellen?
- Haustiere versorgen?
- Spielsachen aus anderem Zimmer wegräumen?
- Dreckige Wäsche in den Wäschekorb werfen?
- Im Badezimmer keine nassen Handtücher auf dem Boden liegen lassen/keine Pfützen hinterlassen?
- Essen wieder in den Kühlschrank zurückstellen?

Ziehen Sie zur Auswahl der Regeln eine Bezugsperson hinzu. Achten Sie darauf, Prioritäten zu setzen und nur die wichtigsten Punkte in die Regelkarte aufzunehmen. Überdenken Sie ggf. auch gemeinsam Veränderungen am Verstärkersystem und nehmen Sie ggf. Regeln für das Ordnung-Halten hinzu.

Führen Sie auch Regeln für das Ordnung-Halten in der Sitzung ein. Diese Regeln können über einen längeren Zeitraum in der Therapie eingeübt werden. Beispiele sind:

- Jacke ordentlich aufhängen.
- Tür schließen nach dem Reinkommen.
- Spielsachen wegräumen nach dem Spiel.

Training zu Hause

Als Wochenaufgabe soll zu Hause weiter geübt werden. Meist geht es im Verlauf darum, Ordnung zu halten und zwischendurch einzelne Aufräumaktionen zu begleiten. Ein bereits installiertes Verstärkersystem kann dabei weitergeführt werden.

Mögliche schwierige Therapiesituationen

1. *Ordnungsmaterial wird nicht besorgt:* Wird das Ordnungsmaterial nicht besorgt und zieht sich dieser Aspekt sehr in die Länge, sammeln Sie Kartons und Plastikbehälter (z.B. Obstverpackungen) und stellen Sie diese ggf. dem Kind zur Verfügung.
2. *Unterstützung durch Bezugspersonen ist nicht gegeben:* Erfahren Sie und das Kind keine oder nur sehr geringe Unterstützung vonseiten der Bezugspersonen zur Umsetzung dieses Moduls, lassen Sie sich das Chaos in die Sitzung mitbringen. Vieles kann in Kisten und Kästen sortiert und aufgeräumt werden. Nutzen Sie die Möglichkeit, das Kind beim Aufräumen zu Hause per Videotelefonie zu begleiten und anzuleiten.

3.11 Modul 11: Freizeit

Indikation
Die Freizeitgestaltung wird nach der Diagnostik und Exploration von Kind und Bezugsperson von therapeutischer Seite als problembehaftet eingeschätzt. Das Modul kann besonders vor/in Schulferien große Relevanz besitzen. Hilfsmittel: Individuelle Problemliste, SIT-ADHS-Eltern.
Inhalt und Ziele
Nach einer detaillierten Analyse der Probleme in der Freizeit werden mögliche Veränderungen erarbeitet. Unter Einsatz der THOKI-Techniken werden Freizeitsituationen simuliert, und unter steigendem Schwierigkeitsgrad wird das Zielverhalten eingeübt.
Bausteine
A. Problemanalyse und Stimulusmanagement B. Erarbeitung von Selbstmanagementmethoden C. Fertigkeitentraining in der simulierten Situation D. Fertigkeitentraining in der simulierten Situation bei gesteigertem Schwierigkeitsgrad
Anzahl der Sitzungen
In der Regel zwischen 3 und 4 Sitzungen
Teilnehmende
• Kind • wenn möglich, teilweise mit Bezugsperson
Material
Allgemein: • Spielsteinglas mit Spielsteinen, Punkteliste für die Sitzung (A1) • Schatzkiste mit kleinen Verstärkern • Drehzahlmesser (M1) • Selbstinstruktionskarten (M2) *Simulation Freizeit:* Spielmaterial, ggf. tragbares elektronisches Gerät des Kindes, auf dem es Medien nutzt (z. B. tragbare Spielkonsole) • *Arbeitsblätter:* • A5: Mein Wenn-Dann-Trick • A19: Wochenübersicht: Verplante und freie Zeiten • ggf. A22: Regelkarte Medien *Material:* • M27: Ideensammlung Freizeit – Beispiel • M28: Regelkarte Medien – Beispiel • M29: Bildmaterial Medien

Das Modul 11 *Freizeit* besteht aus 4 Bausteinen und kann in der Regel in 3 bis 4 Sitzungen durchgeführt werden. Dabei ist es möglich, die einzelnen Bausteine je nach Bedarf auf mehrere Sitzungen aufzuteilen oder Sitzungen zu wiederholen. Die im Kapitel 2.3 eingeführten Therapiemethoden des Stimulusmanagements, des Selbstmanagements, des Fertigkeitentrainings in der simulierten Situation und des Kontingenzmanagements werden eingesetzt. Die im Einstiegsmodul erarbeiteten THOKI-Techniken bilden gemeinsam mit dem bereits erarbeiteten Ablauf einer Sitzung die Grundstruktur der Intervention. Tabelle 27 gibt einen Überblick darüber, wie die vorgestellten Techniken und Therapiemethoden im Modul *Freizeit* angewendet werden.

Wichtig: Beachten Sie für alle Sitzungen die im Einstiegsmodul erarbeitete Sitzungsroutine (vgl. Kap. 3.1.2).

3.11.1 Baustein A: Problemanalyse und Stimulusmanagement

Material	
Training in der Sitzung	• A19: Wochenübersicht: Verplante und freie Zeiten • ggf. A22: Regelkarte Medien • M27: Ideensammlung Freizeit – Beispiel • M28: Regelkarte Medien – Beispiel
Training zu Hause	• in der Sitzung erarbeitete Inhalte (z. B. Wochenübersicht [A19], Ideensammlung Freizeit, Regeln für Medien [A22]) • M29: Bildmaterial Medien

Dieser Baustein dient der detaillierten Betrachtung der problematischen Situation und der anschließenden Erarbeitung erster Veränderungsansätze durch die Modifikation der problemauslösenden Situation. Vorwiegend erfolgt dies im Kontakt mit dem Kind; insbesondere in diesem Baustein ist jedoch die Mitarbeit einer Bezugsperson, im Rahmen eines gemeinsamen Therapiegesprächs mit Ihnen, dem Kind und der Bezugsperson, sinnvoll. Der Baustein kann meist in 1 bis 2 Sitzungen durchgeführt werden.

Training in der Sitzung

In der Trainingseinheit des Bausteins wird gemeinsam mit dem Kind die Freizeitgestaltung möglichst genau betrachtet. Berücksichtigen Sie dabei die Bereiche Aktivitäten in Vereinen und Gruppen, Mediennutzung, sich allein beschäftigen und Freizeit mit Bezugspersonen. Bedenken Sie auch Unterschiede zwischen der Zeit in der Woche, am Wochenende und in den Ferien. Konflikte mit Gleichaltrigen beim Spielen werden im Modul *Ärger in Spielsituation* (vgl. Kap. 3.9) bearbeitet. Hilfreiche Fragen sind:

- Wo erlebt das Kind Streitpunkte und Schwierigkeiten?

Aktivitäten in Vereinen und Gruppen:

- Bist du in einem Verein, in einer AG?
- Hast du ein festes Hobby?
- Würdest du gerne etwas ausprobieren?
- Gibt es Probleme bei deinem Hobby/deiner AG?

Tabelle 27: Therapiemethoden für Modul 11 – Freizeit

Therapiemethode	Beispielhafte Anwendung in Modul 11
Problemsituation/Problemverhalten genau erfassen	• keine Hobbys oder Freizeitbeschäftigungen • Kind fällt es schwer, sich zu verabreden • Kind kann sich nur schlecht allein beschäftigen
Stimulusmanagement	• Wochenüberblick über die Freizeit geben • Liste gegen Langeweile erstellen • Hobbys anregen • Medienzeiten regeln
Selbstmanagement (mithilfe der Selbstinstruktionskarten)	• Aufgabe: bei Langeweile allein eine Beschäftigung finden • Drehzahl: 4 bis 7 • Hochfahren: Heiße Herdplatte • Wenn-Dann-Trick: Wenn mir langweilig wird, dann mache ich zuerst eine Sache von meiner Liste gegen Langeweile! • Regelkarte, Liste gegen Langeweile, Wochenüberblick Freizeit
Fertigkeitentraining (mithilfe der Selbstinstruktionskarten)	• verschiedene Freizeitsituationen (Ausflug, allein beschäftigen, Medienzeit beenden) in der Sitzung unter verschiedenen Bedingungen (nur Therapeut*in, mit Bezugsperson) simulieren • veränderten Umgang mit dem Thema Freizeit im Alltag einüben
Kontingenzmanagement	• Sitzung: Spielsteinglas mit Verhaltensaufgabe „cool bleiben" • Wochenaufgabe: Schatzkiste für „THOKI-Tricks im Alltag eingesetzt" • zu Hause: Punkte sammeln bei erfolgreicher Freizeitaktivität

Mediennutzung:
- Welche Medien (TV/Spielekonsole/Smartphone/Tablet) werden zum Spielen genutzt?
- Gibt es Regeln für die Nutzung der Medien?
- Gibt es Probleme beim Einhalten von Zeiten und Absprachen?

Sich allein beschäftigen:
- Womit beschäftigst du dich zu Hause?
- Hast du oft Langeweile und weißt nicht, was du spielen/machen sollst?
- Wann musst du dich allein beschäftigen?

Freizeit mit Bezugspersonen:
- Gibt es eine Zeit am Tag/in der Woche, in der die Familie etwas zusammen unternimmt?
- Was spielst du gerne mit deinen Eltern?
- Was macht ihr am Wochenende?
- Wozu hättest du Lust?

Wenn möglich, wird nun eine Bezugsperson zum Gespräch hinzugebeten. Gemeinsam mit Kind und Bezugsperson werden nun die gewonnenen Informationen über die Freizeit mit den Informationen und Einschätzungen der Bezugsperson abgeglichen. Ziel der Problemanalyse ist es, die Stimuli zu identifizieren, die problematisches Verhalten auslösen, um anschließend mögliche Veränderungen im Sinne des Stimulusmanagements anzuregen.

Die Auswahl der Bereiche, die im Stimulusmanagement bearbeitet werden, hängt individuell mit den bestehenden Freizeitstrukturen und den auftretenden Problemen zusammen. Häufige Ansatzpunkte des Stimulusmanagements sind:
- Überblick über die freie Zeit geben,
- Spielzeiten mit Bezugspersonen installieren,
- Aktivitäten in Vereinen/Gruppen anregen,
- eine Liste gegen Langeweile erstellen,
- die Zeiten und den Umgang mit Medien klar regeln.

Überblick über die freie Zeit geben

Vielen Kindern mit Organisationsschwierigkeiten fällt es schwer, einen Wochenüberblick zu haben und mögliche Zeiten zur Freizeitgestaltung, z. B. Verabredungen mit Freund*innen, zu erkennen. In extremen Fällen kann dies zu einer Isolation der Kinder beitragen. Ein Beispiel aus der Praxis:

Beispiel

Paula (9 Jahre): Auf den ersten Blick ist Paula eine gut integrierte Grundschülerin. In den Schulpausen ist sie eine beliebte Spielpartnerin und verbringt die Pausen mit einer Gruppe von gleichaltrigen Mädchen. In der Freizeit turnt Sie zweimal in der Woche in einem Verein. Jedoch bleiben Verabredungen mit Gleichaltrigen außerhalb dieser Situationen aus. Paula beklagt, keine Freundinnen zu haben, und langweilt sich an Wochenenden und an den freien Nachmittagen. Auch ihre Mutter gibt an, dass Paula intensive Freundschaften bislang nicht aufbauen konnte. Eine ausführliche Exploration ergibt:
- Paula kann keine Auskunft geben, an welchen Wochentagen sie Zeit für Verabredungen hätte und wann sie sich am Wochenende verabreden darf.
- Mehrfach hat sie Einladungen zum Spielen abgelehnt oder konnte nicht direkt Auskunft geben, ob sie an dem Tag Zeit hätte. Anschließend vergaß sie dann ganz, dies bei ihrer Mutter nachzufragen, oder sie vergaß beim nächsten Treffen, das Kind nochmal auf die Verabredung anzusprechen oder das andere Kind hatte inzwischen schon anderweitige Pläne gemacht.
- Fragte sie selbst eine Schulfreundin, ob sie spielen könnte, war diese oft schon verabredet oder hatte an dem Wochentag einen festen Termin. Sie hatte keinen Überblick über die festen Termine ihrer möglichen Spielpartnerinnen.

Das Beispiel zeigt, dass sich verschiedene Ansatzpunkte ergeben, um Kinder wie Paula bei der Freizeitplanung zu unterstützen. Führen Sie eine ausführliche Exploration durch und erstellen Sie anschließend mit dem Kind, unter Zuhilfenahme von Auskünften einer Bezugsperson, einen Wochenüberblick. Nutzen Sie auch den Stundenplan als Orientierungshilfe, legen Sie jedoch nicht den Fokus auf die Schulzeit, sondern auf die Freizeit. Tragen Sie feste Termine, wie Trainings und Gruppen ein, und beziehen Sie das Wochenende mit ein. Identifizieren Sie Möglichkeiten für Verabredungen und für freie Spielzeiten und visualisieren Sie dies. Sie können das Arbeitsblatt *Wochenübersicht: Verplante und freie Zeiten* (A19) als Hilfsmittel nutzen. Machen Sie sich anschließend eine Kopie für die Arbeit in den weiteren Sitzungen.

Spielzeiten mit Bezugspersonen installieren

Durch gemeinsames Spielen können Bezugspersonen ihre Kinder in vielerlei Hinsicht unterstützen. Eine feste Spaß- und Spielzeit kann die Möglichkeit bieten, gezielt positive Erlebnisse mit dem Kind zu schaffen und so die Beziehung zu stärken. Kleine Wort- und Denkspiele können Wartezeiten und Leerläufe überbrücken und so beispielsweise Unruhe oder Streit zwischen Geschwistern vermeiden. Ein gemeinsamer Aufenthalt im Freien gleicht meist Kinder und Eltern aus. Sportliche Aktivitäten kanalisieren Energien und können Erfolgserlebnisse schaffen. Regelspiele können Durchhaltevermögen und Frustrationstoleranz fördern.

Schätzen Sie die Beziehung zwischen Kind und Bezugsperson als problembehaftet und von negativen Erfahrungen geprägt ein, so überlegen Sie, eine feste Spaß- und Spielzeit einzuführen. Geschwisterkinder sollen an dieser Zeit nicht teilnehmen und die Bezugsperson soll sich ausschließlich auf das Kind konzentrieren. Schwierigkeiten und Probleme sollen zu dieser Zeit in den Hintergrund rücken und nicht thematisiert werden. Insbesondere Konstruktionsspiele, Rollenspiele und kreative Beschäftigungen eignen sich (vgl. M27: Ideensammlung Freizeit - Beispiel). Tisch- und Regelspiele führen häufiger zu Problemen, beispielsweise bei der Regeleinhaltung, und sollten eher nicht in der Spaß- und Spielzeit eingesetzt werden. Überlegen Sie gemeinsam mit dem Kind und der Bezugsperson, wann und wie häufig eine solche Spaß- und Spielzeit umgesetzt werden kann. Dabei sollte ein Zeitrahmen von ungefähr 20 Minuten eingeplant werden. Erstellen Sie anschließend gemeinsam mit dem Kind und der Bezugsperson eine Ideensammlung mit möglichen Beschäftigungen.

Kommt es in Warte- und Leerlaufzeiten häufig zu Konflikten, können kleine Wort- und Denkspiele oder auch Geschicklichkeitsaufgaben zum Einsatz kommen. Sammeln Sie mit dem Kind Ideen und lassen Sie das Kind diese der Bezugsperson vorstellen. Auch für gemeinsame sportliche Aktivitäten oder Spielideen im Freien können Sie eine Ideenliste mit dem Kind erstellen und die Umsetzung dann mit der Bezugsperson besprechen. Versuchen Sie, das Kind und die Bezugsperson zu animieren, viel draußen zu unternehmen und jeden Tag aktive/sportliche Zeiten zu haben. Eine Ideensammlung zu Denk- und Geschicklichkeitsspielen und Aktivitäten im Freien finden Sie im Material M27 (Ideensammlung Freizeit - Beispiel). Tisch- und Regelspiele stellen häufig hohe Anforderungen an Kinder mit Problemen der Organisation, Konzentration oder Impulskontrolle. Führen Sie vor der Einführung im Alltag die Bausteine C und D als Hilfestellung durch.

Aktivitäten in Vereinen/Gruppen anregen

Es ist wichtig, dass Kinder Gruppenzugehörigkeit nicht nur in der Schule, sondern auch in anderen Kontexten erleben. Ist der schulische Kontext problembehaftet, ist dies besonders wichtig. Zudem können beispielsweise sportliche Aktivitäten helfen, überschüssige Energie zu kanalisieren, und nach einem Aufenthalt im Freien sind Kinder meist ausgeglichener. Sollte das Kind nicht in einem Verein sein und außerhalb der Schule an keiner Gruppe teilnehmen, versuchen Sie unbedingt, dies anzuregen. Prinzipiell kommen alle Arten von Sportvereinen, aber auch die Freiwillige Feuerwehr, Pfadfinder und Gruppen von Kirchen oder der Jugendhilfe für Aktivitäten in Gruppen und Vereinen infrage. Überlegen Sie bei Sportvereinen, ob sich für das Kind eher ein Mannschaftssport oder eine Einzelsportart eignet. Um eine neue Aktivität aufzunehmen, ist meist die Mitarbeit einer Bezugsperson unabdingbar. Besprechen Sie mit der Bezugsperson, welche zeitlichen und finanziellen Möglichkeiten der Familie zur Verfügung stehen, und vermitteln Sie die oben genannten positiven Aspekte von Aktivitäten in Vereinen und Gruppen. Erarbeiten Sie mit dem Kind, welche Interessen es hat, und motivieren Sie es, indem Sie beispielsweise Angebote konkret vorstellen oder von Kindern berichten, die bereits eine dieser Aktivitäten ausführen.

Liste gegen Langeweile erstellen

Kinder, die sich schlecht konzentrieren können und Organisationsschwierigkeiten haben, klagen häufig über Langeweile. Es fällt ihnen oft schwer, eine passende Idee zu haben, um ein Spiel zu beginnen und sich allein zu beschäftigen. Häufig werden dann schnell Bezugspersonen einbezogen: „Ich weiß nicht, was ich machen soll! Mir ist so langweilig!" In dieser Situation kann eine Liste gegen Langeweile Abhilfe schaffen. Erstellen Sie mit dem Kind eine Liste mit Beschäftigungsmöglichkeiten, die es allein umsetzen kann. Sammeln Sie dafür zunächst, was dem Kind einfällt, womit es sich allein beschäftigen kann. Überlegen Sie dann gemeinsam, ob es noch weitere Beschäftigungsmöglichkeiten gibt, und machen Sie Vorschläge, die das Kind ausprobieren könnte. Auch die Spielzeit in den Sitzungen bietet sich an, um Neues auszuprobieren und Vorschläge von Ihnen einzubringen. Anregungen bietet M27 (Ideensammlung Freizeit - Beispiel). Gestalten Sie anschließend gemeinsam mit dem Kind eine Übersicht. Nutzen Sie dafür bei jüngeren Kindern immer Zeichnungen oder Bilder. Die Übersicht kann im Verlauf des Moduls ergänzt werden. Abbildung 24 zeigt ein Beispiel aus der Praxis.

> „Wir wollen nun mal überlegen, was es vielleicht noch für andere/neue Dinge gibt, mit denen du dich beschäftigen kannst. Ich habe auch

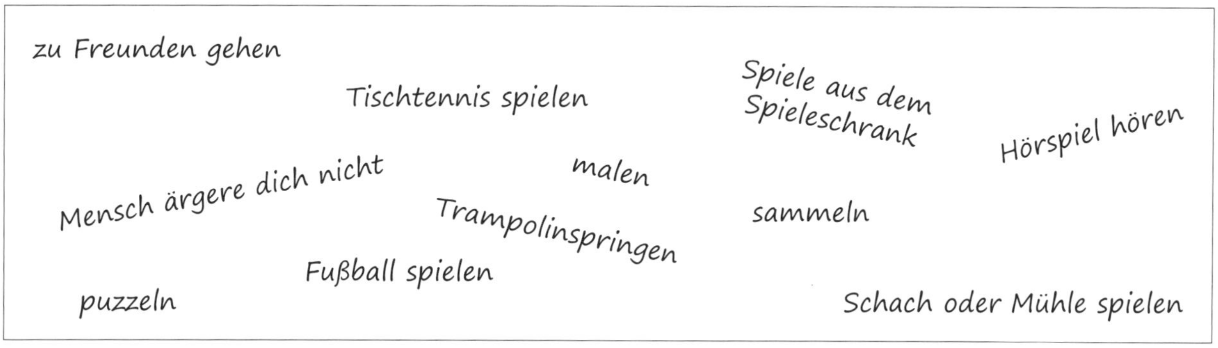

Abbildung 24: Ideen gegen Langeweile

noch eine Liste mit Ideen mitgebracht, und wir können hier auch etwas davon ausprobieren“

Die Zeiten und den Umgang mit Medien klar regeln

Medienkonsum ist in vielen Familien ein Streitthema. Zu Medien zählen dabei Fernseher, feste sowie tragbare Spielekonsolen, Computer, aber auch Tablets und Smartphones. Insbesondere für Kinder mit ADHS haben Medien eine sehr hohe Attraktivität und das Beenden der Mediennutzung fällt ihnen oft sehr schwer. Übermäßiger Medienkonsum steigert jedoch meist Unruhe und Konzentrationsprobleme. Es ist also besonders wichtig, Kinder mit ADHS bei der Mediennutzung anzuleiten. Es geht dabei nicht darum, Kinder vollständig von Medien fernzuhalten, sondern den Medienkonsum zeitlich zu begrenzen und Inhalte sinnvoll auszuwählen. Sicherlich haben die Bezugspersonen hier eine besondere Vorbildfunktion und sollten möglichst in die Arbeit einbezogen werden. Auf Internetseiten wie www.spielbar.de oder www.spieleratgeber-nrw.de finden Eltern weiterführende Informationen.

Überlegen Sie zunächst, ob die Festlegung einer Tages- bzw. Wochenbeschränkung der Medienzeit für das Kind sinnvoll ist. Erarbeiten Sie gemeinsam mit dem Kind und einer Bezugsperson, welche Medien vom Kind genutzt werden, und rechnen Sie den aktuellen Medienkonsum einmal in Minuten zusammen. Bezugspersonen sind oft unsicher, wieviel Medienzeit für ihr Kind sinnvoll ist. Eine generelle Antwort dafür gibt es natürlich nicht, jedoch haben sich folgende Zeiten als Richtwerte bewährt:

- Kinder unter 3 Jahren: 0 Minuten.
- Kinder von 3 bis 5 Jahren: ungefähr 30 Minuten pro Tag.
- Kinder von 6 bis 9 Jahren: ungefähr 60 bis 90 Minuten pro Tag.
- Kinder von 10 bis 13 Jahren: ungefähr 90 bis 120 Minuten pro Tag.

Gleichen Sie den aktuellen Medienkonsum des Kindes mit den Richtwerten ab und überlegen Sie gemeinsam, welche Medienzeit für das Kind pro Tag vereinbart werden soll. Bei älteren Kindern bietet sich auch ein Wochenkonto für die Medienzeit an. Um die Kinder bei einem selbstständigeren Umgang mit ihrer Medienzeit anzuleiten, können beispielsweise „Spielchips“ verwendet werden. Jeder „Spielchip“ steht dann für 15 Minuten Medienzeit. Das Kind erhält seine Spielchips für den Tag (bei älteren Kindern: für die gesamte Woche) und wenn es Medien nutzen möchte, muss es entsprechende Spielchips an die Bezugsperson abgeben. Für die Woche und das Wochenende können dabei unterschiedliche Regelungen getroffen werden. Die Zeiteinhaltung könnte über eine Eieruhr oder an diversen Geräten über einen Timer kontrolliert werden. Stellen Sie zunächst gemeinsam konkrete Regeln (A22: Regelkarte Medien) über Zeiten und Inhalte der Medien auf, nutzen Sie Arbeitsmaterial M28 (Regelkarte Medien – Beispiel) als Anregung. Weitere Interventionen zur Modifikation von intensivem Medienkonsum können auch dem Therapieprogramm THOP (Döpfner, Schürmann & Frölich, 2019) entnommen werden.

Training zu Hause

Im Training zu Hause sollen die Veränderungen in den in den Sitzungen bearbeiteten Bereichen umgesetzt oder Ideen im Alltag überprüft werden.

Überblick über die freie Zeit geben

Geben Sie dem Kind den in der Sitzung erstellten Wochenüberblick (A19) mit nach Hause. Der Überblick soll mit dem Alltag abgeglichen und ggf. soll Fehlendes ergänzt werden. Die Mitarbeit einer Bezugsperson ist wünschenswert. Zudem könnte das Kind beauftragt werden, die festen Termine und freien Zeiten seiner besten Freund*innen oder der Kinder, zu denen es sich mehr Kontakt wünscht, zu erfragen und aufzuschreiben.

Spielzeiten mit Bezugspersonen installieren

Sie können mit dem Kind vereinbaren, ein Türschild für die Spaß- und Spielzeit zu gestalten. Das Auf- und Abhängen des Türschildes kann dann Anfang und Ende der besonderen Spielzeit kennzeichnen. Unter Einbeziehung der Bezugsperson kann auch die erste Spaß- und Spielzeit durchgeführt werden. Wort-, Denk- und Geschicklichkeitsspiele können im Alltag ausprobiert werden. Es kann auch sinnvoll sein, Kind und Bezugspersonen noch einmal genau beobachten zu lassen, in welchen Situationen diese Spiele nützlich seinen könnten. Für gemeinsame sportliche Aktivitäten oder Aktivitäten im Freien können die Bezugspersonen und das Kind weitere Ideen sammeln und die angefangenen Listen ergänzen.

Aktivitäten in Vereinen/Gruppen anregen

Hat das Kind in der Sitzung keine Ideen entwickeln können, was es ausprobieren möchte, oder ließ es sich schlecht motivieren, beauftragen Sie das Kind, Freund*innen oder Mitschül*inner zu befragen, ob diese Aktivitäten in Gruppen und Vereinen besuchen. Konnten in der Sitzung bereits konkrete Ideen entwickelt werden, vereinbaren Sie mit der Bezugsperson, bis zum folgenden Termin Kontakt mit dem Verein oder der Organisation aufzunehmen.

Liste gegen Langeweile erstellen

Das Kind soll bis zur folgenden Sitzung weitere Ideen für Beschäftigungen sammeln. Das Kind kann auch beauftragt werden, Freund*innen und Familie nach Ideen zu fragen.

Die Zeiten und den Umgang mit Medien klar regeln

Wurden Regeln für die Nutzung von Medien festgelegt, sollen diese in einer Regelkarte visualisiert werden. Bezugsperson und Kind sollen zu Hause eine Regelkarte gestalten und diese zur nächsten Sitzung mitbringen. Sie können das Bildmaterial M29 (Bildmaterial Medien) mitgeben. Haben Sie in der Sitzung festgestellt, dass die Bezugsperson bislang sehr wenig von den Inhalten der Medien des Kindes kennt, oder sind Ihnen Sendungen oder Spiele aufgefallen, die ggf. nicht für das Kind geeignet scheinen, beauftragen Sie das Kind, der Bezugsperson die Spiele oder Fernsehsendungen zu zeigen. Kind und Bezugsperson sollen die Sendungen gemeinsam anschauen und die Bezugsperson soll die Spiele selbst spielen. Dies kann dann in der nächsten Sitzung gemeinsam mit Ihnen reflektiert werden.

3.11.2 Baustein B: Erarbeitung von Selbstmanagementmethoden

Material	
Training in der Sitzung	• ggf. zu Hause ausgestaltete Wochenübersicht, Liste gegen Langeweile, ausgestaltete Regelkarte für Medien • A5: Mein Wenn-Dann-Trick
Training zu Hause	• ggf. Wochenübersicht, Liste gegen Langeweile, Regelkarte für Medien

In diesem Baustein werden die im Einstiegsmodul erarbeiteten THOKI-Techniken auf verschiedene Freizeitsituationen angewendet. Der Baustein kann vollständig im alleinigen Kontakt mit dem Kind umgesetzt werden. Die Einbeziehung einer Bezugsperson für die Ausführung der Wochenaufgabe ist förderlich, jedoch nicht zwingend. Der Baustein kann meist in einer Sitzung durchgeführt werden.

Training in der Sitzung

Bei der Rückmeldung der Wochenaufgabe(n) lassen Sie sich die erweiterten Listen, ausgestalteten Regelkarten und Ideensammlungen zeigen. Machen Sie sich Kopien von Karten und Listen, um diese ggf. in den folgenden Sitzungen zu verwenden. Lassen Sie sich ggf. berichten, ob das Kind gemeinsam mit den Eltern Medien genutzt hat, seine Freund*innen nach möglichen Spielzeiten befragt hat oder ob die Spaß- und Spielzeit durchgeführt wurde. Ist ein Verstärkersystem an die Ausführung der Wochenaufgabe(n) gekoppelt, darf sich das Kind als Belohnung etwas aus der Schatzkiste aussuchen.

In der Trainingseinheit erarbeiten Sie zunächst, für welche Freizeitsituationen das Kind seine THOKI-

Tricks sinnvoll einsetzen kann. Die THOKI-Techniken können gut vor jeder Art von Spielaktivität eingesetzt werden, sei es die Spaß- und Spielzeit, ein Familienausflug oder das Treffen der Pfadfindergruppe. Wenn-Dann-Tricks können helfen, an Hilfsmittel, wie die Langeweile-Liste, zu denken oder beim Beenden der Medienzeit cool zu bleiben. Auch die Belohnungskarte ist in solchen Situationen hilfreich. Im Sinne des Selbstmanagements erarbeiten Sie gemeinsam, welche *Drehzahl* für die Situation gebraucht wird und welche *Tricks zur Regulation der Drehzahl* das Kind in der Situation anwenden könnte. Danach entwickeln Sie mit dem Kind auch passende *Wenn-Dann-Tricks* für die Situation und halten diese schriftlich fest. Das Arbeitsblatt A5 (Mein Wenn-Dann-Trick) kann als Hilfsmittel verwendet werden. Bedenken Sie, dass Wenn-Dann-Tricks auch losgelöst von den anderen Tricks eingesetzt werden können. Im gesamten Freizeitbereich gibt es vielfältige Situationen, die durch den Einsatz der THOKI-Techniken unterstützt werden können. Wählen Sie individuell für das Kind die relevanten Situationen aus. Die Tabellen 28, 29 und 30 zeigen den Einsatz in unterschiedlichen Freizeitsituationen.

„Was könnte in dieser Situation deine Aufgabe sein? Beantworte mir mal das Kärtchen: „Stop! Was ist meine Aufgabe?", z. B.:

- An der Straße nicht toben.
- In der Nähe von Mama bleiben.
- Streit mit Jonas meiden."

In der Freizeit können insbesondere der *Stop!-Was-ist-meine-Aufgabe?-Trick* und der *Wenn-Dann-Trick* sehr hilfreich sein, denn in freien Situationen ist es für die Kinder besonders schwierig, ihre Aufgabe für die Situation zu erkennen. Werden jedoch Anforderungen klar formuliert und ausgesprochen, reduziert dies mögliche Konflikte und gibt dem Kind die Chance auf eine positive Erfahrung in der Situation. Üben Sie mit dem Kind, Anforderungen in freien Situationen besser zu erkennen und Aufgaben mit eigenen Worten zu formulieren. *Wenn-Dann-Tricks* können als Erinne-

Tabelle 28: Beispiel für Selbstmanagement beim Familienausflug

Selbstinstruktionskarte	Selbstmanagement
Stop! Was ist meine Aufgabe?	Ich bleibe beim Ausflug in der Nähe meiner Eltern und halte mich an Absprachen.
Habe ich die richtige Drehzahl?	Ich kontrolliere meine Drehzahl und reguliere diese, wenn ich es brauche.
Super! Geschafft!	Super! Der Ausflug hat Spaß gemacht, und ich habe mich gut an meine Aufgabe gehalten.

Tabelle 29: Beispiel für Selbstmanagement beim Aufbrechen zum Fußballtraining

Selbstinstruktionskarte	Selbstmanagement
Stop! Was ist meine Aufgabe?	Ich muss meine Tasche für das Fußballtraining vollständig packen.
Habe ich die richtige Drehzahl?	Für die Aufgabe brauche ich eine Drehzahl von 4 bis 6/im grünen Bereich.
Trick anwenden zum Hoch- oder Runterfahren	Bevor ich beginne, mache ich eine Kerze, um meine Drehzahl zu senken.
Wenn-Dann-Trick anwenden	Wenn die Tasche fertig ist, dann fahre ich direkt los!

Tabelle 30: Beispiel für Selbstmanagement bei der Medienzeit

Selbstinstruktionskarte	Selbstmanagement
Wenn-Dann-Trick anwenden	Wenn der Timer an der PlayStation abgelaufen ist, dann gehe ich zum nächsten Speicherort und beende das Spiel!

rungsstütze oder Motivationshilfe für zeitlich nachfolgende Situationen genutzt werden. Wann vergisst das Kind in seiner Freizeit häufig etwas? Worüber ärgert es sich regelmäßig? Wozu muss es immer wieder motiviert werden? Identifizieren Sie gemeinsam mit dem Kind Situationen, in denen ein *Wenn-Dann-Trick* hilfreich sein könnte, und formulieren Sie verschieden Tricks aus. Nutzen Sie das Arbeitsblatt A5 (Mein Wenn-Dann-Trick). Beispiele:

- Wenn ich mit dem Fahrrad nach Hause komme, dann mache ich das Tor hinter mir zu.
- Wenn mir langweilig wird, dann mache ich eine Aktivität von meiner Liste gegen Langeweile.

Training zu Hause

Der Einsatz von Wochenübersichten, Regelkarten oder Listen, beispielsweise der Liste gegen Langeweile, kann unter Absprache mit der Bezugsperson eingeführt werden. Die Hilfsmittel sollen zu Hause an zentralen Orten aufgehängt werden, und der Einsatz soll erprobt werden. In anderen Fällen sollte zunächst das Training in der simulierten Situation abgewartet werden, bevor ein Einsatz zu Hause empfohlen wird. Ebenso ist mit den THOKI-Tricks zu verfahren. Viele Kinder können an dieser Stelle bereits erste THOKI-Tricks im Alltag ausprobieren. In anderen Fällen oder Situationen sollte zunächst der Baustein C (Fertigkeitentraining in der simulierten Situation) durchgeführt werden.

3.11.3 Baustein C: Fertigkeitentraining in der simulierten Situation

Material	
Training in der Sitzung	• ggf. Kopien der Wochenübersicht, Liste gegen Langeweile, Regelkarte für Medien • Spielmaterial von der Liste gegen Langeweile • ggf. tragbares elektronisches Gerät des Kindes, auf dem es Medien nutzt (z. B. tragbare Spielkonsole)
Training zu Hause	• ggf. Wochenübersicht, Liste gegen Langeweile, Regelkarte für Medien • ggf. Verstärkersystem (Punkteliste und Wunschliste [A9/A10] oder Spielsteinglas) • ggf. Videoaufnahmegerät (z. B. Smartphone)

In diesem Baustein werden Situationen aus dem Bereich „Freizeit“ simuliert und die THOKI-Techniken angewendet. Das Zielverhalten wird so trainiert und eingeübt. Der Baustein kann im alleinigen Kontakt mit dem Kind umgesetzt werden, die Einbeziehung einer Bezugsperson ist jedoch wünschenswert. Der Baustein kann meist in einer Sitzung durchgeführt werden.

Training in der Sitzung

Bei der Rückmeldung der Wochenaufgabe besprechen Sie, ob ggf. Hilfsmittel, wie Regelkarte und Ideensammlungen, eingesetzt wurden. Welche THOKI-Tricks hat das Kind in welcher Situation ausprobiert? Wurde die Regelkarte aufgehängt? Welche Probleme gab es? Was hat gut geklappt? Ist ein Verstärkersystem an die Ausführung der Wochenaufgabe gekoppelt, darf sich das Kind als Belohnung etwas aus der Schatzkiste aussuchen.

In der Trainingseinheit erfolgt die Simulation von Situationen aus der Freizeit. Hier werden beispielhaft die folgenden Situationen beschrieben: Liste gegen Langeweile einsetzen, Medienzeit beenden und ein Ausflug mit der Familie. Jedoch sind viele weitere Situationen aus dem Freizeitbereich vorstellbar, die in der Sitzung simuliert werden könnten. Suchen Sie eine für das Kind relevante Situation aus und versuchen Sie dabei immer die Situation in der Sitzung so alltagsnah wie möglich zu gestalten. Verwenden Sie die vorbereiteten Hilfsmittel, wie Regelkarten, Ideenlisten und die Selbstinstruktionskarten. Tabelle 31 zeigt Möglichkeiten des Selbstmanagements bei der Liste gegen Langeweile.

Liste gegen Langeweile einsetzen

Spielen Sie mit dem Kind durch, wann und wie es die Liste gegen Langeweile einsetzen kann. Dazu benötigen Sie die Kopie der Liste des Kindes, und einige auf der Liste aufgeführte Beschäftigungsmöglichkeiten müssen in Ihren Räumlichkeiten zur Verfügung stehen. Streichen Sie Beschäftigungsmöglichkeiten, die dem Kind bei Ihnen nicht zur Verfügung stehen, auf der kopierten Liste durch. Sprechen Sie mit dem Kind nochmals die THOKI-Techniken für die Situation durch.

Sagen Sie dem Kind, dass Sie jetzt gleich in eine Beobachterfunktion gehen und vielleicht auch noch am Schreibtisch etwas arbeiten werden. Das Kind soll also seine Hilfsmittel selbstständig einsetzen und sich so lange allein beschäftigen, bis Sie die Situa-

Tabelle 31: Beispiel für Selbstmanagement mit der Liste gegen Langeweile

Selbstinstruktionskarte	Selbstmanagement
Stop! Was ist meine Aufgabe?	Wenn mir langweilig ist, hole ich meine Liste gegen Langeweile und mache eine der Sachen, die auf der Liste stehen.
Habe ich die richtige Drehzahl?	Um eine Spielidee zu haben, brauche ich eine Drehzahl von 4 bis 6/ im grünen Bereich.
Trick anwenden zum Hoch- oder Runterfahren	Wenn ich unteraktiviert und schlapp bin, mache ich ein paar Hampelmänner, um meine Drehzahl zu erhöhen.
Wenn-Dann-Trick anwenden	Wenn ich mir eine Beschäftigung ausgesucht habe, dann fange ich sofort an!

tion auflösen. Leiten Sie den Beginn der Situation ein und nehmen Sie dann Ihre passive Rolle ein, indem Sie sich beispielsweise an Ihren Schreibtisch setzen oder sich auf Ihre Unterlagen konzentrieren. Beobachten Sie das Kind jedoch und greifen Sie ein, wenn es ohne Hilfestellung nicht weiterkommt. Lassen Sie das Kind 5 bis 15 Minuten in der Simulation. Es soll wirklich in ein Spiel einsteigen und in die Situation kommen, sich allein beschäftigen zu müssen. Insbesondere Kindern mit ADHS kann es sehr schwerfallen, allein in die Beschäftigung einzusteigen. Bemerken Sie, dass das Kind große Schwierigkeiten damit hat, gestalten Sie die Anforderung um. Nachdem sich das Kind eine Beschäftigung von der Liste ausgesucht und seine THOKI-Tricks eingesetzt hat, holen Sie gemeinsam das Spielmaterial (z.B. Tierfiguren) und entwickeln Sie gemeinsam eine Spielidee. Beginnen Sie kurz das Spiel und lassen Sie das Kind dann allein weiterspielen. Passen Sie die Zeit, die es allein spielt, den Fähigkeiten des Kindes an. Muss das Kind beim Einstieg ins Spiel angeleitet werden, ist es sinnvoll, eine Bezugsperson einzubeziehen. Nachdem das Kind unter Ihrer Anleitung das Zielverhalten gezeigt hat, holen Sie eine Bezugsperson hinzu und lassen Sie sie die Situation beobachten und im zweiten Schritt dann Ihre Rolle übernehmen. Leiten Sie auch die Bezugsperson in ihrem Verhalten an.

„Stell dir vor, du bist bei dir zu Hause, du kannst dich gerade nicht mit Freund*innen verabreden und deine Eltern haben gerade keine Zeit, etwas mit dir zu machen. Du beginnst dich zu langweilen und musst dich jetzt eine Weile allein beschäftigen."

Familienaktivitäten

Um Familienaktivitäten in der Sitzung zu simulieren, muss mindestens eine Bezugsperson, in folgenden Schritten gerne auch weitere Familienmitglieder, in die Therapie einbezogen werden. Es bietet sich an, einen kleinen Ausflug, z.B. zu einem in der Nähe gelegenen Spielplatz, zu planen und gemeinsam durchzuführen. Sprechen Sie den gesamten Ablauf durch, vom Start aus dem Therapiezimmer, dem Jacke-Anziehen, dem Weg zum Spielplatz, der Zeit auf dem Spielplatz, dem Ende der Zeit auf dem Spielplatz bis hin zum Rückweg. Gehen Sie gemeinsam mit dem Kind und der Bezugsperson die THOKI-Tricks für die Situation durch. Welche Aufgaben sind zu benennen? Wann ist es sinnvoll, seine Drehzahl zu regulieren? Welcher Wenn-Dann-Trick soll eingesetzt werden?

Gegebenenfalls ist es auch sinnvoll, ein Verstärkersystem zu nutzen. Sie können dabei eine Verhaltensregel für den Einsatz des Spielsteinglases definieren und dieses aus dem Therapiezimmer mitnehmen oder das Einhalten einer Regel wie „Das Ende der Zeit auf dem Spielplatz wird einmal angekündigt, beim zweiten Mal gehen wir ohne Streit gemeinsam los" mit der Schatzkiste belohnen. Wenn Sie denken, dass es leichter ist und dies nötig ist, die Situation zunächst ohne die Anwesenheit einer Bezugsperson einzuüben, ist dies auch möglich. Üben Sie dann den Ablauf zunächst mit dem Kind und beziehen Sie die Bezugsperson erst ein, sobald das Kind weitestgehend das Zielverhalten zeigt.

Medienzeit beenden

Am einfachsten lassen Sie das Kind ein tragbares Gerät, auf dem es derzeit Medien nutzt, z.B. eine Spielekonsole oder ein Smartphone, mit zur Therapie bringen. Nutzt das Kind keine tragbaren Medien, überlegen Sie, ob es Möglichkeiten gibt, in Ihrem Therapieumfeld Fernseher oder Spielekonsolen für die Simulation zu nutzen. Verwenden Sie die gleiche Art und Weise (z.B. Eieruhr, Timer am Gerät) wie zu Hause, um die Dauer der Medienzeit zu überprüfen.

Zudem benötigen Sie die Kopie der Regelkarte der Familie und die Selbstinstruktionskarten.

Schauen Sie sich das Spiel oder die Sendung zunächst genau an. Überlegen Sie gemeinsam mit dem Kind, welche Zeiteinheit sich für das Spiel oder die Sendung eignet. Berücksichtigen Sie Besonderheiten von Spielen, wie Runden, Levels und Speicherorte. Bei vielen Spielen führt ein abruptes Ende zum Verlust vom Spielfortschritt und damit zu einer zusätzlich erschwerten Beendigungssituation. Überlegen Sie also im Vorhinein, wann gute Zeitpunkte sind, das Spiel zu unterbrechen. Überlegen Sie auch, die Spielzeit etwas zu kürzen und noch etwas Zeit einzuplanen, um zum Speicherort zu gelangen. Formulieren Sie gemeinsam einen Wenn-Dann-Trick, um die Motivation zu erhöhen, sich an die Absprache zu halten. Beispiele:

- Wenn die Eieruhr klingelt, dann gehe ich sofort zum nächsten Speicherort und schalte danach aus.
- Wenn ich vier Runden gefahren bin, dann speichere ich das Spiel und schalte aus.

> „Du darfst jetzt für 10 Minuten mit deiner Spielekonsole spielen. Dafür kannst du dich auf den Flur setzen. Ich komme mit und stelle dir die Eieruhr auf 9 Minuten, damit du noch Zeit hast, das Spiel zu speichern. Benutze deinen Wenn-Dann-Trick vorher, und dann kommst du wieder in den Raum, wenn der Wecker geklingelt hat, und du dein Spiel gespeichert hast. Ich werde mir auch eine Uhr stellen, um das zu überprüfen. Solltest du es nicht schaffen, klaue ich dir drei Spielsteine aus der Dose; schaffst du es, dann behältst du sie!“

Vereinbaren Sie nun mit dem Kind die Zeit, die Art und Weise der Zeitmessung und wo das Kind spielen wird. Lassen Sie das Kind möglichst nicht im Therapieraum spielen, denn in der Alltagssituation spielt es ja meist auch nicht in Anwesenheit der Bezugsperson. So kann es, wie im Alltag auch, in das Spiel eintauchen, und die Herausforderung, aus dem Spiel auszusteigen, ähnelt der Situation zu Hause. Legen Sie je nach Bedarf an Hilfestellung fest, was nach Ablauf der Spielzeit passieren soll. Soll das Kind zu Ihnen in den Therapieraum zurückkommen? Holen Sie das Kind ab? Fordern Sie das Kind zunächst auf und holen Sie es dann ab? Überlegen Sie auch, ob es sinnvoll ist, ein Verstärkersystem an die Durchführung zu koppeln. Simulieren Sie nun die Situation. Erinnern Sie das Kind daran, seinen Wenn-Dann-Trick vor Spielbeginn durchzuführen, und gehen Sie dann gemeinsam an den vereinbarten Ort zum Spielen. Stellen Sie gemeinsam die Eieruhr/den Timer ein, und lassen Sie das Kind dann für die abgesprochene Zeit allein. Holen Sie das Kind nach Ablauf der Zeit ab, oder warten Sie ggf., bis das Kind in den Therapieraum zurückkehrt. Loben Sie das Kind bei erfolgreicher Beendigung seiner Spielzeit; nutzen Sie die entsprechende Selbstinstruktionskarte (Super! Geschafft!) und ggf. die Verstärkung aus dem Verstärkersystem. Konnte das Kind das Zielverhalten zeigen, holen Sie ggf. eine Bezugsperson hinzu, um diese die Umsetzung beobachten zu lassen.

Training zu Hause

Falls es dem Kind (und der Bezugsperson) weitestgehend gelungen ist, das Zielverhalten in der simulierten Situation zu zeigen, soll als Wochenaufgabe zu Hause weiter trainiert werden. Die Hilfsmittel und THOKI-Tricks sollen zu Hause eingesetzt werden. Das Kind übernimmt diese Aufgabe selbstständig oder erhält ggf. Anleitung von einer Bezugsperson, so, wie es in der Sitzung eingeübt wurde.

Liste gegen Langeweile

Das Kind setzt die Liste und seine THOKI-Tricks selbstständig ein. Die Bezugsperson kann an den Einsatz erinnern, das Kind motivieren oder, wenn dies in der Sitzung eingeführt wurde, das Kind in das Spiel begleiten.

Familienaktivitäten

Das Kind und die Bezugsperson erhalten den Auftrag, einen kleinen Ausflug auszuwählen und diesen vorzubereiten. Wo soll es hingehen? Welche Situationen treten dabei auf? Welche Regeln soll es geben? Wann helfen welche THOKI-Tricks? Hat der Ausflug in der Sitzung unter Ihrer Anleitung und mithilfe der THOKI-Tricks und klar formulierter Regeln bereits sehr gut geklappt, dann kann die Familie auch direkt angeleitet werden, zu Hause einen kleinen Ausflug durchzuführen. Der Ausflug sollte zunächst nur mit Personen durchgeführt werden, die auch bereits in der Sitzung anwesend waren. Betonen Sie gegenüber Kind und Bezugsperson nochmals, dass dies eine Trainingszeit ist und anders ablaufen soll als sonstige Aktivitäten in der Woche. Der Ausflug soll gut geplant werden, Regeln sollen klar abgesprochen werden und die THOKI-Tricks sollen eingesetzt werden. Bereiten Sie den Ausflug ggf. gemeinsam vor.

Medienzeit beenden

Hat das Kind in der Sitzung das Zielverhalten zeigen können und konnte die Bezugsperson die Simulation in der Sitzung beobachten, kann zu Hause trainiert werden. Bleiben Sie zunächst beim gleichen Medium und auch beim gleichen Spiel für das Training zu Hause. Überlegen Sie gemeinsam, ob die Situation zu Hause genauso durchgeführt werden kann oder ob Anpassungen gemacht werden müssen. Überlegen Sie ggf., ein Belohnungssystem für das Training zu Hause zu installieren. Lassen Sie eventuell auch ein kurzes Video aufzeichnen. Bedarf es zunächst weiterem Training in der Sitzung, verschieben Sie diese Wochenaufgabe.

Kind und Bezugsperson sollten auch beauftragt werden, sich Spiele und Sendungen auf mögliche Zeitintervalle und Besonderheiten beim Sichern des Spielfortschritts anzuschauen und eine Liste zu machen und diese zur nächsten Sitzung mitzubringen.

3.11.4 Baustein D: Fertigkeitentraining in der simulierten Situation bei gesteigertem Schwierigkeitsgrad

Material	
Training in der Sitzung	• ggf. Kopien der Wochenübersicht, Liste gegen Langeweile, Regelkarte für Medien • ggf. Spielmaterial von der Liste gegen Langeweile • ggf. tragbares elektronisches Gerät des Kindes, auf dem es Medien nutzt (z. B. tragbare Spielkonsole)
Training zu Hause	• ggf. Wochenübersicht, Liste gegen Langeweile, Regelkarte für Medien • ggf. Verstärkersystem (Punkteliste und Wunschliste [A9/A10] oder Spielsteinglas) • ggf. Videoaufnahmegerät (z. B. Smartphone)

In diesem Baustein wird erneut eine Situation aus der Freizeit simuliert und unter Anwendung der THOKI-Techniken eingeübt. Dabei wird der Schwierigkeitsgrad erhöht, und Hilfen der therapierenden Person und der Einsatz von Hilfsmitteln werden systematisch abgebaut. Der Baustein kann im alleinigen Kontakt mit dem Kind umgesetzt werden, die Einbeziehung einer Bezugsperson und ggf. weiterer Familienmitglieder ist jedoch wünschenswert. Der Baustein kann meist in 1 bis 2 Sitzungen durchgeführt werden.

Training in der Sitzung

Bei der Rückmeldung der Wochenaufgabe(n) besprechen Sie ggf. unter Zuhilfenahme des Videos, wie die bearbeitete Freizeitsituation abgelaufen ist. Beispielsweise: Wurde die Liste gegen Langeweile eingesetzt? Wie hat es geklappt? Wurden die THOKI-Techniken genutzt? Wurde ein gemeinsamer Ausflug geplant oder durchgeführt? Welche Probleme gab es? Wurde das Beenden der Medienzeit trainiert? Wie hat die Einhaltung der Regeln funktioniert? Wie hat ggf. das Verstärkersystem funktioniert? Ist ein Verstärkersystem an die Ausführung der Wochenaufgabe gekoppelt, darf sich das Kind als Belohnung für ausgeführte Wochenaufgaben etwas aus der Schatzkiste aussuchen.

In den Trainingseinheiten liegt der Schwerpunkt darauf, den Schwierigkeitsgrad für die Simulation der Situation zu erhöhen und Hilfen abzubauen. Beispielhaft werden hier die Situationen *Familienaktivitäten* und *Medienzeit* vorgestellt.

Familienaktivitäten

Um den Schwierigkeitsgrad in der Situation zu erhöhen, können Sie Ihre Hilfen reduzieren. Sie könnten dem Kind und der Bezugsperson die vorherigen Absprachen für einen neuen Ausflug überlassen und nur in besonderen Fällen Hilfestellung leisten. Sie könnten die Aktivität eher passiv als beobachtende Person begleiten und Kind und Bezugspersonen nur noch begrenzt anleiten. Zudem könnten weitere Familienmitglieder in die Simulation einbezogen werden. Beispielsweise könnte ein Geschwisterkind ebenfalls teilnehmen und so die Situation verändern und neue Herausforderungen schaffen.

Medienzeit

Um den Schwierigkeitsgrad in der Situation zu erhöhen, könnten Sie das Feld der genutzten Medien und Spiele ausweiten und unterschiedliche Zeitgrenzen ausprobieren. Sie können sich ebenfalls in Ihrer Anleitung zurückziehen und die Umsetzung dem Kind selbstständig überlassen oder die Bezugsperson anleiten, die Situation zu gestalten. Auch der Umgang mit einem Zeitkonto könnte eingeübt werden. So könnten

Sie über mehrere Sitzungen ein Spielzeitkonto in der Sitzung führen und das Kind sich die Zeiten selbstständig einteilen lassen.

Training zu Hause

Falls es dem Kind (und der Bezugsperson) weitestgehend gelungen ist, das Zielverhalten in der erschwerten simulierten Situation zu zeigen, soll dies als Wochenaufgabe erneut intensiv geübt werden. Gegebenenfalls sollen auch zu Hause bereits erste Hilfestellungen abgebaut werden. Einige Hilfsmittel, wie beispielsweise die Regelkarte oder ein Verstärkersystem, können jedoch auch über die Bearbeitung des Moduls hinaus eingesetzt werden. Lassen Sie ggf. erneut ein kurzes Video drehen. Sprechen Sie auch mit der Bezugsperson nochmals über mögliche Zeitgrenzen einzelner Spiele und warum es wichtig ist, diese individuell zu wählen, um das Beenden zu erleichtern und Konflikte zu minimieren. Klappt die Einteilung der Medienzeit immer besser, ist auch an die Einführung eines Wochenzeitkontos zu denken.

Mögliche schwierige Therapiesituationen

1. *Ärger über Langeweile und Unselbstständigkeit:* Kinder sowie Bezugspersonen ärgern sich manchmal stark über Langeweile und Unselbstständigkeit im Freizeitverhalten. Besprechen Sie, dass dies auch Teil der Symptomatik ist und mit den Fertigkeiten, schlechter planen zu können und schlechter ins Spiel zu finden, zusammenhängt. Beides kann in diesem Modul gut trainiert werden.
2. *Medienzeiten zu beenden fällt besonders schwer:* Vielen Kindern fällt es schwer, ihre Medienzeit zu beenden. Infomieren Sie insbesondere auch Bezugspersonen, wann es wie und wo sinnvoll ist, einzelne Spiele zu unterbrechen. Oft ist es auch sinnvoll, Medienzeiten nur in einem Block am Tag zu erlauben, um nicht mehrfach die Medienzeit beenden zu müssen. Informieren Sie sich auch über technische Hilfsmittel, wie Abschaltfunktionen bei Spielekonsolen, eingebaute Timer, die auffordern, das Spiel zu beenden, oder eingeschränkte WLAN-Zeiten für zu Hause.

3.12 Modul 12: Warten und Übergänge

Indikation
Situationen, in denen das Kind Warten muss, oder Übergangssituationen werden nach der Diagnostik und Exploration von Kind und Bezugsperson von therapeutischer Seite als problembehaftet eingeschätzt. Hilfsmittel: Individuelle Problemliste, SIT-ADHS-Eltern.
Inhalt und Ziele
Nach einer detaillierten Analyse der Probleme und der Auswahl konkreter Warte- oder Übergangssituationen wird das Zielverhalten für diese Situationen erarbeitet. Unter Einsatz der THOKI-Techniken wird die Situation simuliert, und unter steigendem Schwierigkeitsgrad wird das Zielverhalten eingeübt.
Bausteine
A. Problemanalyse und Stimulusmanagement B. Erarbeitung von Selbstmanagementmethoden C. Fertigkeitentraining in der simulierten Situation D. Fertigkeitentraining in der simulierten Situation bei gesteigertem Schwierigkeitsgrad
Anzahl der Sitzungen
In der Regel zwischen 3 und 4 Sitzungen
Teilnehmende
• Kind • wenn möglich, teilweise mit Bezugsperson
Material
Allgemein: • Spielsteinglas mit Spielsteinen, Punkteliste für die Sitzung (A1) • Schatzkiste mit kleinen Verstärkern • Drehzahlmesser (M1) • Selbstinstruktionskarten (M2) *Simulation Warten und Übergänge:* • Telefon, verschiedene Räume, die genutzt werden können (z. B. Therapieraum, Wartebereich, Nebenraum), ggf. individuelle Materialien für die Simulation (Sportbeutel o. Ä.) *Arbeitsblätter:* • A5: Mein Wenn-Dann-Trick • A23: Ablaufplan • A24: Beobachtungsbogen Warten und Übergänge

Das Modul 12 *Warten und Übergänge* besteht aus 4 Bausteinen und kann in der Regel in 3 bis 4 Sitzungen durchgeführt werden. Die im Kapitel 2.3 eingeführten Therapiemethoden des Stimulusmanagements, des Selbstmanagements, des Fertigkeitentrainings in der simulierten Situation und des Kontingenzmanagements werden eingesetzt. Die im Einstiegsmodul erarbeiteten THOKI-Techniken bilden gemeinsam mit dem bereits erarbeiteten Ablauf einer Sitzung die Grundstruktur der Intervention. Tabelle 32 gibt einen Überblick darüber, wie die vorgestellten Techniken und Therapiemethoden in diesem Modul angewendet werden.

Wichtig: Beachten Sie für alle Sitzungen die im Einstiegsmodul erarbeitete Sitzungsroutine (vgl. Kap. 3.1.2).

Tabelle 32: Therapiemethoden für Modul 12 – Warten und Übergänge

Therapiemethode	Beispielhafte Anwendung in Modul 12
Problemsituation/Problemverhalten genau erfassen	• trödelt beim Verlassen des Hauses • stört Mutter bei Telefonaten • braucht zu lange, um sich für den Sportunterricht umzuziehen
Stimulusmanagement	• Ort für kurze ungestörte Telefonate festlegen • Stoßzeiten bei Einkäufen und Terminen meiden
Selbstmanagement (mithilfe der Selbstinstruktionskarten)	• Aufgabe: Mama beim Telefonat im Arbeitszimmer nicht unterbrechen • Drehzahl: 4 bis 6 • Runterfahren: Seegrasübung • Wenn-Dann-Trick: Wenn mir etwas ganz Wichtiges einfällt, dann schreibe/male ich es auf! • Stoppschild, Erinnerungskarten nutzen
Fertigkeitentraining (mithilfe der Selbstinstruktionskarten)	• verschiedene Warte- und Übergangssituationen (Warten im Wartezimmer, Umziehen für Sportunterricht, Fertigmachen zum Hausverlassen) in der Sitzung unter verschiedenen Bedingungen (nur Therapeut*in, mit Bezugsperson, bei Störungen) simulieren • veränderten Umgang mit Warte- und Übergangssituationen im Alltag einüben
Kontingenzmanagement	• Sitzung: Spielsteinglas mit Verhaltensaufgabe „nicht unterbrechen" • Wochenaufgabe: Schatzkiste für „Ablaufplan ausgestalten" • zu Hause: z.B. Punkte sammeln bei ungestörtem Telefonat

3.12.1 Baustein A: Problemanalyse und Stimulusmanagement

Material	
Training in der Sitzung	• A23: Ablaufplan
Training zu Hause	• in der Sitzung erarbeiteter Ablaufplan (A23) • A24: Beobachtungsbogen Warten und Übergänge

Dieser Baustein dient der konkreten Definition problematischer Warte- und/oder Übergangssituationen und der anschließenden Erarbeitung erster Veränderungsansätze durch die Modifikation der problemauslösenden Situation. Dies erfolgt im Kontakt mit dem Kind und möglichst im Austausch mit einer Bezugsperson. Der Baustein kann meist in einer Sitzung oder während des Teils einer Sitzung durchgeführt werden.

Training in der Sitzung

In der Trainingseinheit des Bausteins werden gemeinsam mit dem Kind Warte- und Übergangssituationen genau betrachtet. Nutzen Sie die Informationen aus dem SIT-ADHS-Eltern zu diesem Abschnitt und gehen Sie mit dem Kind konkrete Beispiele durch. Denken Sie dabei an Situationen wie:

- Bezugsperson telefoniert,
- Bezugsperson trifft in der Öffentlichkeit auf Bekannte und unterhält sich,
- Verlassen der Wohnung,
- Wartezimmer,
- Anstehen im Supermarkt oder in der Bäckerei,
- Umziehen für den Sportunterricht,
- Wechsel des Klassenraumes,
- ...

Legen Sie möglichst gemeinsam mit einer Bezugsperson konkrete Situationen fest, die bearbeitet werden sollen. Welche Verhaltensprobleme treten in diesen Situationen auf? Beispielsweise: quengeln, trödeln, Material vergessen, weglaufen? Versuchen Sie nun im Sinne des Stimulusmanagements Veränderungen der äußeren Situation anzuregen, soweit dies die Situationen zulassen. Beispiele für mögliche Ansatzpunkte im Stimulusmanagement sind:

- Ort für ungestörte Telefonate festlegen,
- Zeiten für kurze Gespräche in der Öffentlichkeit festlegen,
- wenn möglich, Termine mit kurzen Wartezeiten und leeren Wartezimmern wählen,
- Stoßzeiten bei Einkäufen vermeiden.

Ablaufpläne sind ein wichtiges Hilfsmittel für unstrukturierte Situationen, wie viele Übergänge es sind. Der Ablauf in diesen Situationen wird somit verdeutlicht und festgelegt, und unstrukturierte Handlungen werden somit geplant und laufen meist reibungsloser ab. Sowohl für das Kind als auch für Bezugspersonen kann dies sehr hilfreich sein. Orientieren Sie sich dabei an Ablaufplänen aus den Modulen 2 *(Morgenroutine)* und 4 *(Abendroutine)*. Beispielhaft seien an dieser Stelle das Verlassen der Wohnung oder das Aufbrechen bei Schulschluss zu nennen. Erarbeiten Sie gemeinsam einen Ablaufplan für diese Situation, nutzen Sie dafür das Arbeitsblatt A23 (Ablaufplan); bei jüngeren Kindern denken Sie an die Visualisierung durch Zeichnungen oder Bilder. Abbildung 25 zeigt ein Beispiel.

Training zu Hause

Im Training zu Hause kann der Beobachtungsbogen A24 *(Warten und Übergänge)* zur Konkretisierung von Schwierigkeiten oder als Rückmeldung über erste Veränderungen genutzt werden. Haben Sie in der Sitzung einen Ablaufplan für eine Situation erarbeitet, soll dieser zu Hause von dem Kind, ggf. mithilfe der Bezugsperson, fertig gestaltet werden.

A23

Ablaufplan

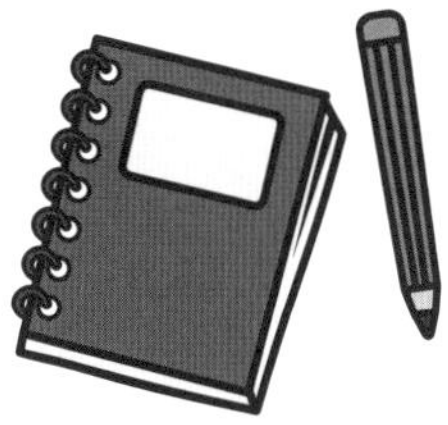

Schulschluss – Packliste

1. Kleber, Hausaufgaben eintragen
2. Hausaufgaben einpacken
3. Brotdose
4. Flasche
5. Mäppchen
6. Stuhl hochstellen
7.

Illustration: © stock.adobe.com/wordspotrayal

Abbildung 25:
Beispiel für die Erarbeitung eines Ablaufplans zum Schulschluss (A23)

3.12.2 Baustein B: Erarbeitung von Selbstmanagementmethoden

Material	
Training in der Sitzung	• zu Hause ausgestalteter Ablaufplan • ggf. ausgefüllter Beobachtungsbogen Warten und Übergänge (A24) • A5: Mein Wenn-Dann-Trick
Training zu Hause	• Ablaufplan • ggf. Fotoapparat/Smartphone

In diesem Baustein werden die im Einstiegsmodul erarbeiteten THOKI-Techniken auf die in der Problemanalyse ausgewählten Situationen aus dem Bereich *Warten und Übergänge* angewendet. Der Baustein kann vollständig im alleinigen Kontakt mit dem Kind umgesetzt werden. Der Baustein kann meist in einer Sitzung oder während des Teils einer Sitzung durchgeführt werden.

Training in der Sitzung

Bei der Rückmeldung der Wochenaufgabe reflektieren Sie ggf. gemeinsam die Beobachtungen aus dem Beobachtungsbogen und/oder lassen Sie sich den ausgestalteten Ablaufplan zeigen. Machen Sie sich ggf. eine Kopie des Ablaufplans, damit Sie in den folgenden Modulen damit arbeiten können.

In der Trainingseinheit erarbeiten Sie mit dem Kind im Sinne des Selbstmanagements, wie es die THOKI-Techniken in der Warte- oder Übergangssituation anwenden kann. Beispiele für Wenn-Dann-Tricks sind:

- Wenn Mama telefoniert, dann warte ich mit meiner Frage, bis sie fertig ist!
- Wenn ich im Wartezimmer warte, dann male ich, bis ich geholt werde!

Tabelle 33 zeigt beispielhaft die Umsetzung der THOKI-Techniken für die Übergangssituation in der Sportumkleide.

Anschließend erfolgt eine erste Simulation, um die Anwendung der entwickelten THOKI-Tricks auszuprobieren und ggf. anzupassen. Strukturieren Sie das Vorgehen mithilfe der Selbstinstruktionskarten und der Verwendung des Verstärkersystems in der Sitzung. Nutzen Sie ggf. die Kopie des erstellten Ablaufplans.

„Als nächstes wollen wir uns überlegen, welche Wenn-Dann-Tricks du beim Warten anwenden kannst und welche Tricks zur Drehzahlregulierung du z. B. vor dem Umziehen in der Umkleide gut verwenden kannst."

Training zu Hause

Als Wochenaufgabe sollen Hilfsmittel, wie der Ablaufplan, zu Hause aufgehängt werden. Der Ablaufplan sollte gut sichtbar, auf Höhe des Kindes an einem zentralen Ort für diese Situation aufgehängt werden. Lassen Sie das Kind vielleicht ein Foto davon machen, um Ihnen in der nächsten Sitzung zeigen zu können, wo der Plan aufgehängt wurde. Bitten Sie ggf. das Kind, zur nächsten Sitzung Materialen wie Schulsachen oder Sportbeutel für eine Simulation mitzubringen.

3.12.3 Baustein C: Fertigkeitentraining in der simulierten Situation

Material	
Training in der Sitzung	• Kopie des Ablaufplans • ggf. Materialien für die Simulation wie Sportbeutel etc.

Tabelle 33: Beispiel für Selbstmanagement in der Sportumkleide

Selbstinstruktionskarte	Selbstmanagement
Stop! Was ist meine Aufgabe?	Ich ziehe mir zügig meine Sporthose, mein Sportshirt und meine Sportschuhe an.
Habe ich die richtige Drehzahl?	Ich brauche eine Drehzahl von 3 bis 7/im grünen Bereich.
Trick anwenden zum Hoch- oder Runterfahren	Bevor ich mit der Aufgabe beginne, mache ich einige Sprünge hin und her, um hochzufahren.
Wenn-Dann-Trick anwenden	Wenn ich die Sportumkleide betrete, dann ziehe ich mich sofort um!

Material	
Training zu Hause	• Ablaufplan • ggf. Verstärkersystem (Punkteliste und Wunschliste [A9/A10] oder Spielsteinglas)

In diesem Baustein wird das Zielverhalten in der Warte- oder Übergangssituation konkret eingeübt. Der Baustein kann im alleinigen Kontakt mit dem Kind umgesetzt werden. Der Baustein kann meist in einer Sitzung durchgeführt werden.

Training in der Sitzung

Bei der Rückmeldung der Wochenaufgabe lassen Sie sich vom Kind ggf. das Foto vom aufgehängten Ablaufplan zeigen und sich ggf. die Materialien für die Simulation geben. In der Trainingseinheit erfolgt nun die Simulation der Warte- oder Übergangssituation. Strukturieren Sie das Vorgehen mithilfe der Selbstinstruktionskarten und der Verwendung des Verstärkersystems in der Sitzung. Nutzen Sie ggf. die Kopie des erstellten Ablaufplans.

Anregungen für die Simulation von Warte- und Übergangssituationen sind:
- warten im Wartezimmer,
- Gespräch mit Bezugsperson,
- Therapeut*in führt Telefonat,
- Therapeut*in führt Gespräch mit Kolleg*innen,
- Wechsel des Arbeitsbereiches innerhalb des Therapieraums,
- Wechsel des Therapieraums und Mitnahme aller (Schul-)Materialien,
- im Nebenraum für Sportunterricht umziehen,
- sich im Therapieraum bereit machen, um die Praxis zu verlassen.
- Gänge zum Spieleschrank/Spieleraum/Außenbereich mit besonderen Wegeregeln.

Nach einer kurzen Reflektion können mehrere Runden der Simulation hintereinander erfolgen. Auch eine Bezugsperson könnte ggf. zunächst in der Beobachterrolle in die Simulation einbezogen werden. Sollte die Situation sehr problembehaftet sein, könnte auch über den Einsatz eines Verstärkersystems für zu Hause nachgedacht werden. Dies könnte direkt mit Kind und Bezugsperson entwickelt werden. Für diese zeitlich sowie inhaltlich begrenzten Situationen eignet sich meist eine kleine direkte Verstärkung, z. B. in Form einer Sammelkarte, eines Aufklebers, eines Bausteins aus einem Paket, einer Süßigkeit.

Training zu Hause

Konnte in der simulierten Situation das Zielverhalten weitestgehend gezeigt werden, kann das Kind angeleitet werden, die THOKI-Techniken auch im Alltag in der Situation einzusetzen. Gegebenenfalls kann eine Bezugsperson dies unterstützen. Falls ein Verstärkersystem entwickelt wurde, sollte dies für eine Woche ausprobiert werden.

3.12.4 Baustein D: Fertigkeitentraining in der simulierten Situation bei gesteigertem Schwierigkeitsgrad

Material	
Training in der Sitzung	• Kopie des Ablaufplans • ggf. Materialien für die Simulation wie Sportbeutel etc.
Training zu Hause	• Ablaufplan • ggf. Verstärkersystem (Punkteliste und Wunschliste [A9/A10] oder Spielsteinglas) • ggf. Videoaufnahmegerät (z. B. Smartphone)

In diesem Baustein wird erneut das Zielverhalten in der Warte- oder Übergangssituation eingeübt. Dabei wird der Schwierigkeitsgrad erhöht, und Hilfen der therapierenden Person und der Einsatz von Hilfsmitteln werden systematisch abgebaut. Der Baustein kann im alleinigen Kontakt mit dem Kind umgesetzt werden. Der Baustein kann meist in einer Sitzung durchgeführt werden.

Training in der Sitzung

Bei der Rückmeldung der Wochenaufgabe besprechen Sie, wie die Warte- oder Übergangssituation in der Woche abgelaufen ist und ob die THOKI-Techniken und andere Hilfsmittel, wie ein Verstärkersystem oder der Ablaufplan, genutzt wurden. Ist ein Verstärkersystem an die Ausführung der Wochenaufgabe gekoppelt, darf sich das Kind als Belohnung für ausgeführte Wochenaufgaben etwas aus der Schatzkiste aussuchen.

In der Trainingseinheit liegt der Schwerpunkt darauf, den Schwierigkeitsgrad für die Simulation der Situation zu erhöhen. Beispiele für Möglichkeiten, den Schwierigkeitsgrad zu erhöhen, sind:

- Das Kind führt die Aufgabe ohne Hilfestellung aus.
- Zeiten, in denen Abläufe durchgeführt werden sollen, werden verkürzt.
- Zeiten, in denen gewartet werden muss, werden verlängert.
- Störungen bei der Ausführung der Abläufe durch die therapierende Person werden gezielt eingebaut.

Training zu Hause

Als Wochenaufgabe wird das intensive Üben in der Situation vereinbart. Auch in der Freizeit können Situationen per Videokonferenz angeleitet und begleitet werden. Auch die Nutzung eines Verstärkersystems ist weiterhin denkbar.

Mögliche schwierige Therapiesituationen

Scheu vor Hilfsmitteln. Einige Bezugspersonen und Kinder scheuen sich davor, Hilfsmittel in diesem Bereich einzuführen. Sie sorgen sich vor einem Mehraufwand an Zeit und finden sie teilweise nicht altersgerecht: „Das hatte ich im Kindergarten schon“. Vermitteln Sie, dass die Hilfsmittel nur als temporäre Unterstützung gedacht sind und nicht dauerhaft eingesetzt werden sollen. Bearbeiten Sie ggf. auch nochmals die Hinweise in Kapitel 2.4.5 (Hilfestellungen und Anforderungen modulieren).

3.13 Modul 13: Individuelle Situation

Indikation
Eine spezifische Situation, die in den bisherigen Modulen nicht angesprochen wurde, wird nach der Diagnostik und Exploration von Kind, Bezugsperson und ggf. Lehrkraft von therapeutischer Seite als problembehaftet eingeschätzt. Hilfsmittel: Individuelle Problemliste.
Inhalt und Ziele
Nach einer detaillierten Analyse der Probleme in der Situation wird das Zielverhalten für diese Situationen erarbeitet. Unter Einsatz der THOKI-Techniken wird die Situation simuliert, und unter steigendem Schwierigkeitsgrad wird das Zielverhalten eingeübt.
Bausteine
A. Problemanalyse und Stimulusmanagement B. Erarbeitung von Selbstmanagementmethoden C. Fertigkeitentraining in der simulierten Situation D. Fertigkeitentraining in der simulierten Situation bei gesteigertem Schwierigkeitsgrad
Teilnehmende
• Kind • Bezugspersonen, abhängig von der jeweiligen Situation
Material
Allgemein: • Spielsteinglas mit Spielsteinen, Punkteliste für die Sitzung (A1) • Schatzkiste mit kleinen Verstärkern • Drehzahlmesser (M1) • Selbstinstruktionskarten (M2)

Für das Modul 13 *Individuelle Situation* stehen ebenfalls die Bausteine Problemanalyse und Stimulusmanagement, Erarbeitung von Selbstmanagementmethoden, Fertigkeitentraining in der simulierten Situation und Fertigkeitentraining in der simulierten Situation bei gesteigertem Schwierigkeitsgrad zu Verfügung. Die im Kapitel 2.3 eingeführten Therapiemethoden des Stimulusmanagements, des Selbstmanagements, des Fertigkeitentrainings in der simulierten Situation und des Kontingenzmanagements werden eingesetzt. Die im Einstiegsmodul erarbeiteten THOKI-Techniken bilden gemeinsam mit dem bereits erarbeiteten Ablauf einer Sitzung die Grundstruktur der Intervention. *Wichtig:* Beachten Sie für alle Sitzungen die im Einstiegsmodul erarbeitete Sitzungsroutine (vgl. Kap. 3.1.2).

Beispiele für mögliche individuelle Situationen, die mit dem THOKI bearbeitet werden können, sind:

- Autofahrt,
- Einkaufen gehen,
- Wege in der Öffentlichkeit,
- Spielplatzbesuch,
- Bezugspersonen bekommen Besuch,
- Frustration bei Verboten,
- ...

Es sind viele weitere Situationen im schulischen und häuslichen Alltag denkbar, in denen das THOKI als Interventionsmethode eingesetzt werden kann. Tabelle 34 gibt einen Überblick darüber, wie die vorgestellten Techniken und Therapiemethoden in individuellen Situationen angewendet werden können.

Tabelle 34: Therapiemethoden für Modul 13 – Individuelle Situation

Therapiemethode	Beispielhafte Anwendung in Modul 13
Problemsituation/Problemverhalten genau erfassen	• Kind stört massiv bei Autofahrten • bekommen die Eltern Besuch, kommt es häufig zum Streit • Kind quengelt beim Einkaufen
Stimulusmanagement	• Zeitpunkte für Autofahrten und Einkaufen nach dem Kind ausrichten • Beschäftigungen bereithalten • Regeln für das Verhalten bei Besuch festlegen
Selbstmanagement (mithilfe der Selbstinstruktionskarten)	• Aufgabe: Auf der Autofahrt an Autoregeln halten • Drehzahl: 0 bis 6 • Runterfahren: stiller ruhiger Ort • Wenn-Dann-Trick: Wenn mir langweilig wird, dann nehme ich etwas Neues aus meinem Autorucksack! • Regelkarten, Stoppzeichen nutzen
Fertigkeitentraining (mithilfe der Selbstinstruktionskarten)	• Situationen in der Sitzung unter verschiedenen Bedingungen (nur Therapeut*in, mit Bezugsperson, bei Störungen) simulieren • veränderten Umgang mit der Situation im Alltag einüben
Kontingenzmanagement	• Sitzung: Spielsteinglas mit Verhaltensaufgabe „mitarbeiten“ • Wochenaufgabe: Schatzkiste für „Autorucksack mitbringen“ • zu Hause: z.B. Punkte sammeln bei entspannter Autofahrt

Kapitel 4
Wirksamkeit von THOKI-ADHS

Das THOKI-ADHS wurde in einer Pilotstudie auf seine Wirksamkeit und Anwendbarkeit hin überprüft (Braun, 2018). Die Untersuchung erfolgte im Eigenkontrollgruppendesign mit vier Messzeitpunkten. Die Stichprobe umfasste 15 Kinder mit einer Aufmerksamkeitsdefizit-/Hyperaktivitätsstörung im Alter von 6 bis 12 Jahren. Es wurden Messinstrumente zur Erfassung der Kernsymptomatik, der komorbiden Auffälligkeiten und der Probleme in konkreten Situationen im Fremdurteil durch Eltern und Lehrkräfte eingesetzt. Weiter wurden Probleme bei der Bearbeitung computergestützter Reaktionsaufgaben erfasst und wöchentliche Verlaufsmessungen für Veränderungen bei individuell festgelegten Problemen durchgeführt. Die Auswertung erfolgte sowohl auf einzelfallanalytischer Ebene als auch auf inferenzstatistischer Ebene. Zur inferenzstatistischen Auswertung wurde das Multilevel-Modelling (MLM) gewählt. Tabelle 35 beschreibt die Stichprobe.

Abbildung 26 zeigt den Verlauf der ADHS-Symptomatik im Elternurteil (FBB-ADHS) auf den Skalen *Aufmerksamkeit, Hyperaktivität, Impulsivität* und *ADHS-Gesamtwert*. Für alle Skalen ist ein Anstieg der Symptomatik in der Baseline-Phase (12 Wochen), eine Reduktion der Symptomatik in der Therapiephase und eine weitere Reduktion in der 15-wöchigen Katamnesephase zu beobachten.

In der Therapiephase zeigt sich hypothesenkonform auf allen Skalen eine Symptomreduktion ($-0.111 < \beta > -0.183$), die sich durchgängig als signifikant ($p \leq .010$) erweist. Für die Skalen *Aufmerksamkeit* (d = –1.06) und *Gesamtwert* (d = –1.00) ist von einem großen Effekt zu sprechen. Die Skalen *Impulsivität* (d = –0.57) und *Hyperaktivität/Impulsivität* (d = –0.57) weisen eine Veränderung mittlerer Effektstärke und die Skala *Hyperaktivität* weist eine Veränderung kleiner Effektstärke (d = –0.49) auf. In der Katamnesephase zeigt sich hypothesenkonform keine erneute Zunahme der Symptomatik, sondern eine weitere Symptomreduktion ($-0.235 < \beta > -0.386$), die sich ebenfalls für alle Skalen als signifikant ($p \leq .019$) erweist. Bei Betrachtung des inkrementellen Effekts (Netto) im Vergleich zwischen Baseline- und Therapiephase zeigt sich auf den Skalen *Impulsivität* (p = .002), *Hyperaktivität/Impulsivität* (p = .029) und *Gesamtwert* (p = .023) im Sinne der Hypothese ein signifikanter Effekt. Die Effekte für die Skalen *Impulsivität* (d = –0.90) und den *ADHS-Gesamtwert* (d = –1.29) sind als groß zu bezeichnen

Tabelle 35: THOKI-Studie: Stichprobe und Intervention (M = Mittelwert, SD = Standardabweichung)

Stichprobengröße	N = 15 Kinder (13 männlich, 2 weiblich)
Alter	M = 8;8 Jahre, SD = 1.76
Intelligenz	Gesamt-IQ-M: 98, SD = 10.3
Schulform	Grundschule (n = 13), Realschule (n = 1), Gymnasium (n = 1)
Komorbiditäten	keine (n = 8), SSV (n = 4), LRS (n = 2), Enuresis (n = 1)
Durchgeführte Sitzungen	M = 22.5 Therapiestunden
Medikation	keine (n = 9), konstant (n = 3), Veränderung Katamnese (n = 3)

Anmerkungen: SSV = Störung des Sozialverhaltens, LRS = Lese-Rechtschreibstörung

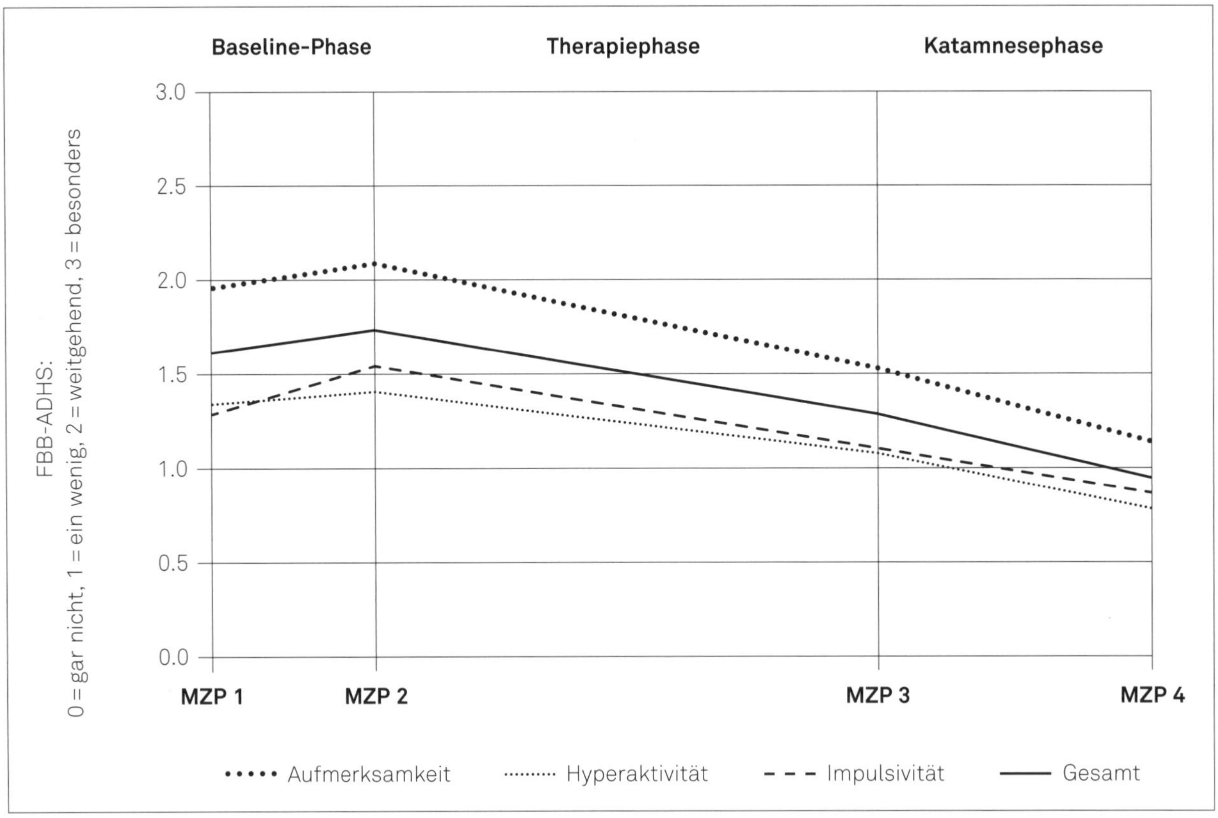

Abbildung 26: Mittelwertverläufe der ADHS-Symptomatik im Elternurteil (FBB-ADHS; MZP = Messzeitpunkt)

und für die Skala *Hyperaktivität/Impulsivität* (d = −0.78) als mittelgroß. Die Steigung für die Skalen *Aufmerksamkeit* und *Hyperaktivität* zeigt im Nettovergleich ebenfalls eine Abnahme der Symptomatik (−0.187 < β > −0.301) und auch die Effektstärken wären als mittel bis groß zu interpretieren, jedoch zeigt sich der Nettoeffekt für diese Skalen nicht als signifikant (p= <.05). Betrachtet man insgesamt den inkrementellen Effekt, kann man von einem hypothesenkonformen Ergebnis sprechen, denn als globales Maß für die ADHS-Symptomatik zeigt der *Gesamtwert* einen signifikanten inkrementellen Effekt mit einer großen Effektstärke.

Da der FBB-ADHS auch im klinischen Alltag ein Instrument mit hoher Aussagekraft und häufiger Anwendung ist, wurde auch die klinische Relevanz der Veränderungen im FBB-ADHS beleuchtet. Die Abbildung 27 zeigt die klinische Relevanz in Form von Stanine-Werten und deren Interpretation zu den Messzeitpunkten 1, 4 und 5.

Auch hinsichtlich der klinischen Relevanz kann ein deutlicher Therapieeffekt beobachtet werden. Besonders erfreulich ist, dass anhand des Elternurteils 6 Kinder nach Ende der Therapiephase und 8 Kinder nach der Katamnesephase als unauffällig (Stanine = 1 bis 6) eingestuft werden können. Die Anzahl der Kinder, die im Grenzbereich liegen, reduziert sich von 6 auf 3. Nach der Therapiephase werden 6 Kinder anhand des Elternurteils jedoch weiterhin als auffällig eingeschätzt. Nach der Katamnesephase werden noch 3 Kinder als auffällig eingeschätzt, wobei zu berücksichtigen ist, dass die Angaben für ein Kind für die Katamnese fehlen.

Den Verlauf des Ausmaßes der situationsspezifischen Probleme, erfasst mittels des Elternurteils über den *Elternfragebogen über Problemsituationen in der Familie* (EF-PF; Döpfner, Schürmann & Frölich, 2019) und des *Situationsfragebogens SIT-ADHS* (vgl. Kap. 2.2.1), zeigen Abbildung 28 und Abbildung 29.

In der Multilevel-Analyse zeigt sich auf beiden Skalen in der Baseline-Phase eine Zunahme der situationsspezifischen Probleme, was sich in der positiven Steigung (0.131 < β > 0.258) der Werte im ersten Intervall zeigt. Für den *SIT-ADHS-Eltern-Gesamtwert* erweist sich dieser Anstieg als signifikant (p = .006). In der Therapiephase zeigt sich hypothesenkonform auf beiden Skalen eine Problemabnahme (−0.134 < β > −0.322), die sich für den EF-PF und den SIT als signifikant (p = .000 –.003) erweist. Für die Skala *EF-PF Problemintensität* (d = −0.49) ist von einem kleinen Effekt zu sprechen. Für den *SIT-ADHS-Eltern-Gesamtwert* (d = −1.00) zeigt sich ein großer Effekt. In der

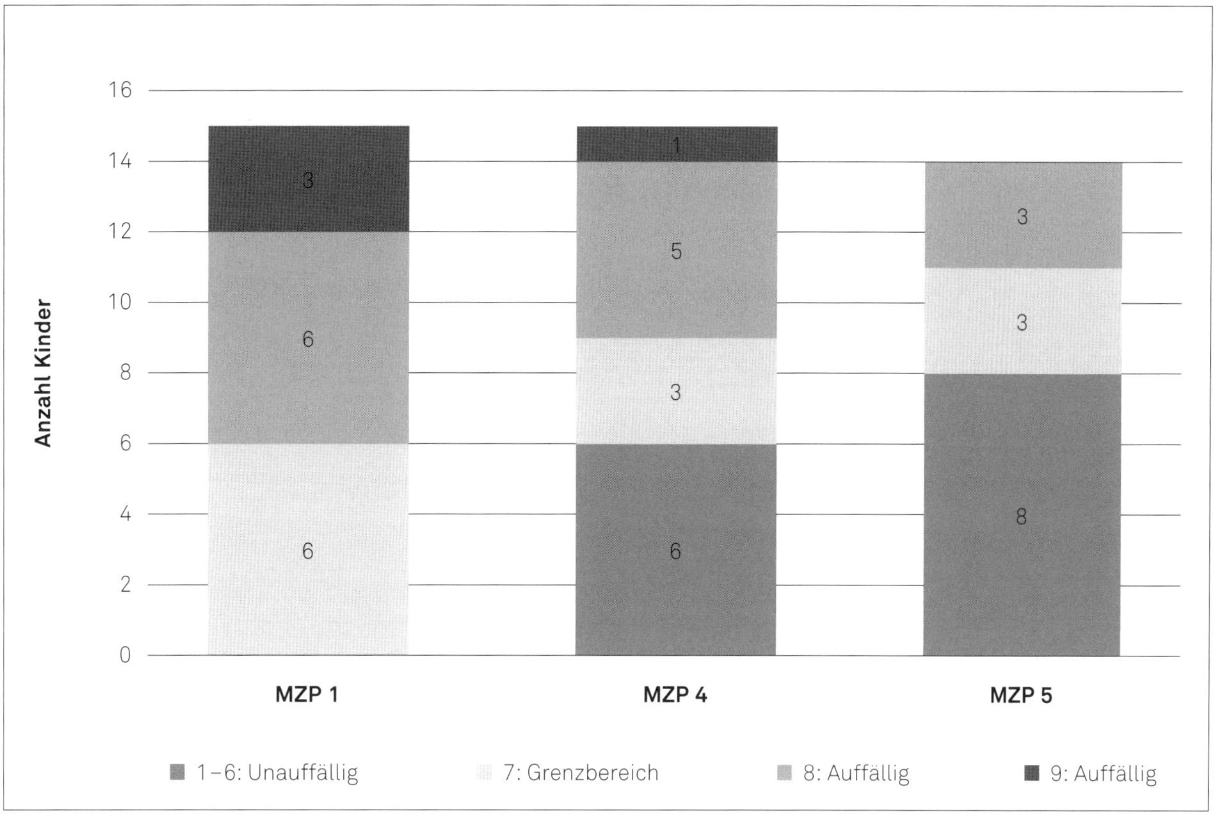

Abbildung 27: Gesamtwert im FBB-ADHS Eltern (Stanine-Werte): klinische Relevanz (MZP = Messzeitpunkt)

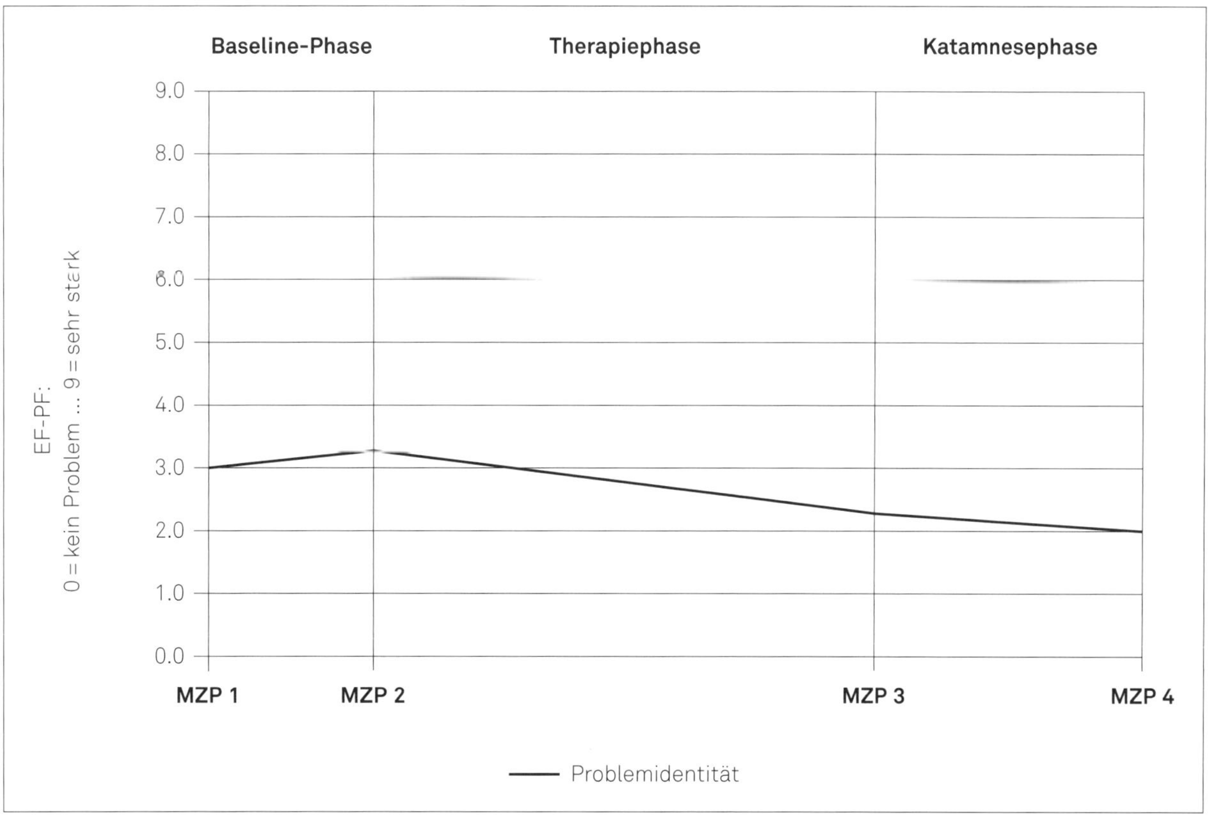

Abbildung 28: Mittelwertsverlauf des Elternurteils im EF-PF (MZP = Messzeitpunkt)

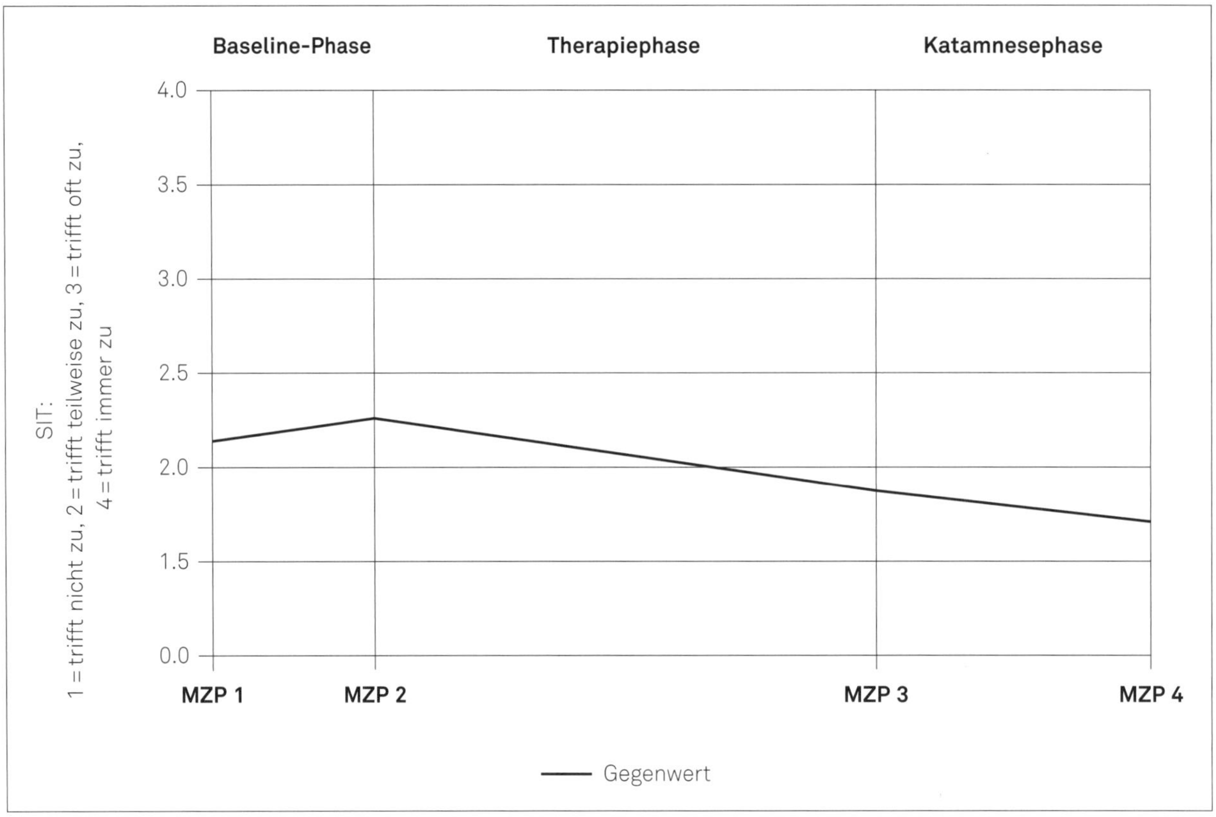

Abbildung 29: Mittelwertsverlauf des Elternurteils im SIT-ADHS-Eltern (MZP = Messzeitpunkt)

Katamnesephase zeigt sich hypothesenkonform auf beiden Skalen kein erneuter Anstieg der Symptomatik. Es zeigt sich hingegen jeweils eine weitere Symptomreduktion (−0.164 < β > −0.330), die sich für den SIT als signifikant (p=.010) mit einem kleinen Effekt (d=−0.41) erweist. Bei Betrachtung des inkrementellen Effekts (Netto) im Vergleich zwischen Baseline- und Therapiephase zeigt sich für den SIT (p=.001) ein signifikanter Effekt mit einer großen Effektstärke (d=−1.32). Die Steigung für den EF-PF zeigt im Nettovergleich ebenfalls eine Abnahme der Symptomatik (β=−0.580) die sich jedoch nicht als signifikant (p=<.05) erweist.

Insgesamt zeigen die Ergebnisse, dass sich das Ausmaß der ADHS-Symptomatik, erhoben mit dem *FBB-ADHS* im Elternurteil, im Verlauf der Behandlung mit dem THOKI-ADHS signifikant verringert und dass es nach Beendigung der Intervention nicht zu einem erneuten Anstieg der Symptomatik kommt, sich hingegen eine weitere Symptomreduktion zeigt. Weiter konnte das Ausmaß situationsspezifischer und individueller Probleme signifikant reduziert werden und somit die Funktionsfähigkeit im Alltag verbessert werden. Weitere Analysen mit anderen Messinstrumenten ergaben zusätzliche Wirksamkeitshinweise. Die Veränderungen wurden als klinisch relevant und das THOKI-ADHS als gut durchführbar eingeschätzt (vgl. Braun, 2018).

Kapitel 5
Fallbeispiele

5.1 Sebastian

5.1.1 Vorstellungsanlass und Anamnese

Der 8;9 Jahre alte Sebastian erschien gemeinsam mit seiner Mutter zum ambulanten Vorstellungstermin. Die Mutter berichtete, dass es im letzten Schuljahr zunehmend zu Schwierigkeiten in der Schule gekommen sei. Sie berichtete von einem sehr langsamen Arbeitstempo, starker Verträumtheit sowie kurzer Aufmerksamkeitsspanne bei einer hohen Ablenkbarkeit. Sebastian zeige eine große Lustlosigkeit bei schulischen Aufgaben sowie Verweigerung von Aufforderungen durch Erwachsene. Sebastian sei aufgrund dieser Probleme vor 8 Monaten auf Medikinet retard (30 mg-0-0) eingestellt worden. Die Schwierigkeiten in der Schule seien daraufhin deutlich zurückgegangen und die Schulleistungen besser geworden. Dennoch bestünden weiterhin Probleme in der Schule, bei den Hausaufgaben und auch im familiären Bereich. Sebastian komme Aufforderungen nicht nach und zeige auch im Alltag eine sehr hohe Ablenkbarkeit, er wirke oft abwesend. Die Erledigung der Hausaufgaben sei sehr problematisch und führe immer wieder zu Konflikten mit der Mutter. Auch sei Sebastian im Alltag sehr vergesslich und zerstreut und schaffe es kaum, alltägliche Abläufe wie Routinen im Badezimmer oder das Packen seiner Schultasche selbstständig durchzuführen. Hierbei käme es auch immer wieder zu Verweigerung der Aufforderung.

Die Eltern von Sebastian lebten seit 3 Jahren getrennt und Sebastian lebe zusammen mit seinem 4-jährigen Bruder bei der Mutter. Es bestünde regelmäßiger Kontakt zum Vater, der die Kinder jeden Freitag bis Samstag und manchmal auch unter der Woche sehe. Zurzeit besuche Sebastian die 3. Klasse einer Regelgrundschule. Schwangerschaft und Geburt seien ohne Komplikationen verlaufen. Sprachliche und motorische Entwicklung seien unauffällig verlaufen, die Sauberkeitsentwicklung leicht verzögert (Einnässen nachts bis zum 6. Lebensjahr). Im Kleinkindalter sei aufgefallen, dass Sebastian wenig geschlafen und immer auf alle Reize reagiert habe. Im Kindergarten habe er sich eher zurückgezogen und teilweise Aufforderungen verweigert. Aufgaben und Spiele, bei denen er sich konzentrieren musste, habe er gemieden oder verweigert. Sebastian habe im Kindergarten Kontakte zu einzelnen Kindern aufbauen können. Die Einschulung erfolgte zeitgerecht. Sebastian sei jedoch von Beginn an durch Konzentrationsprobleme und Probleme bei den Hausaufgaben aufgefallen. Die 1. Klasse habe er jedoch durch sein hohes Leistungsvermögen gut geschafft. In der 2. Klasse schaffte Sebastian es dann nicht, Aufgaben im Unterricht zu beenden, träumte sehr viel und begann, die Mitarbeit zu verweigern. Es folgte die medikamentöse Behandlung mit Methylphenidat.

5.1.2 Untersuchungsbefunde

Sebastian zeigte sich im Gespräch wach, bewusstseinsklar und allseits orientiert. Sebastian war schüchtern, redete kaum und wirkte oft abwesend. Im Einzelkontakt deutliche Hinweise auf Aufmerksamkeitsstörungen. Antrieb und Psychomotorik in der Therapiesituation unauffällig. Keine Hinweise auf Entwicklungsstörungen. Keine Hinweise auf inhaltliche oder formale Denkstörungen und Ich-Störungen. Keine Hinweise auf Bewusstseinsstörungen oder Störungen der mnestischen Funktionen. Bei ausgeglichener Stimmung affektiv schwingungsfähig.

Intelligenzdiagnostik. Im Hamburg-Wechsler-Intelligenztest für Kinder (HAWIK-IV; Petermann & Petermann, 2008) betrug der Allgemeine Fähigkeitsindex (AFI) = 113; es wurde eine signifikant schlechtere

Untertestleistung im Bereich Verarbeitungsgeschwindigkeit (Indexwert = 88) gemessen.

Fragebogendiagnostik. Verwendet wurden die Verfahren DISYPS-II (Döpfner, Görtz-Dorten & Lehmkuhl, 2008) und der *Elternfragebogen über das Verhalten von Kindern und Jugendlichen* (CBCL/6–18R; Döpfner, Plück & Kinnen, 2014). Klinisch signifikante Auffälligkeiten im Elternurteil in dem Bereich Aufmerksamkeit (FBB-ADHS *Aufmerksamkeit:* Stanine = 9). Die Hyperaktivität (FBB-ADHS *Hyperaktivität:* Stanine = 5) und Impulsivität (FBB-ADHS *Impulsivität:* Stanine = 6) wurden von der Mutter unauffällig beurteilt; im *Gesamtwert* ergab sich somit ein Stanine-Wert von 7. *Externalisierendes Verhalten* wurde im Grenzbereich angegeben (CBCL *Externalisierendes Verhalten:* T-Wert = 63; FBB-SSV: *Aggressives Verhalten:* Stanine = 7). Weiter gab die Mutter internalisierendes Verhalten (CBCL *Internalisierendes Verhalten:* T-Wert = 68, *Sozialer Rückzug* T-Wert = 80) als auffällig an. Im Urteil durch die Lehrkraft wurde ebenfalls die Aufmerksamkeit (FBB-ADHS *Aufmerksamkeit:* KW = 1.22) und das internalisierende Verhalten (CBCL *Internalisierendes Verhalten:* T-Wert = 65, *Sozialer Rückzug* T-Wert = 77) als auffällig beschrieben. Im Urteil durch die Lehrkraft ergaben sich keine Hinweise auf externalisierende Verhaltensauffälligkeiten. Abbildung 30 zeigt die individuelle Problemliste von Sebastian.

5.1.3 Verhaltensanalyse

Makroanalyse. Die Aufmerksamkeitsstörung, für die möglicherweise eine genetische Prädisposition vorliegt (Vater wurde als Kind ähnlich beschrieben), führte bereits im Kindergartenalter zu negativen Erfahrungen mit der Bearbeitung von Aufgaben, bei denen Konzentration verlangt wird. Die Anforderungen des Schulalltags überforderten Sebastian zunehmend und führten gemeinsam mit negativen Erfahrungen aus vergessenen häuslichen Anforderungen zu einem Teufelskreis negativer Interaktionen, insbesondere mit der Mutter. Die wiederkehrenden Misserfolgserlebnisse in der Schule, bei den Hausaufgaben und bei der Erledigung von Alltragroutinen hatten ein negatives Selbstbild zur Folge, welches Sebastians Widerwillen gegen Hausaufgaben und Unterricht wiederum verstärkt hat. Aufgrund der vielen negativen Erfahrungen erscheinen auch die internalisierenden Verhaltensweisen erklärbar.

Individuelle Problemliste (in Anlehnung an Döpfner et al., 2019)

Problemverhalten	Wie häufig trat es in der vergangenen Woche auf?						Wie belastend war es?									
	nie	einmal	zwei- bis dreimal	täglich	mehrmals täglich	ständig	kein Problem									es hätte nicht schlimmer sein können
1. Antwortet nicht, wenn er etwas gefragt wird	0	1	2	3	(4)	5	0	1	2	3	4	5	6	7	(8)	9
2. Arbeitet bei den Hausaufgaben unsauber und kontrolliert nicht auf Fehler	0	1	2	3	(4)	5	0	1	2	3	4	5	6	7	(8)	9
3. Schafft es nicht, etwas zu Ende aufzuräumen	0	1	2	(3)	4	5	0	1	2	3	4	(5)	6	7	8	9
4. Provoziert und streitet beim Spiel mit seinem Bruder	0	1	2	3	(4)	5	0	1	2	3	4	5	6	(7)	8	9

Abbildung 30: Individuelle Problemliste von Sebastian

Exemplarische Mikroanalyse:

- S: Im Schulunterricht reden zwei Mitschüler miteinander
- O: Starke Ablenkbarkeit durch äußere Reize
- $R_{kogn.}$: „Was reden die beiden wohl?“
- $R_{emot.}$: Neugier
- $R_{phys.}$: Unkonzentriertheit
- $R_{mot.}$: Sebastian wendet sich den Schülern zu
- $\not{C}^{-}$ kurzfristig: Pause von den Schulaufgaben
- $\not{C}^{-}$ kurzfristig: Aufforderung der Lehrkraft, weiterzuarbeiten
- langfristig: Lehrkräfte geben vermehrt negative Rückmeldung; Lücken im Lernstoff
- $\not{C}^{+}$: Einschränkung der schulischen Perspektiven, Abbau von Selbstvertrauen in die eigene Leistungsfähigkeit
- Ressourcen: Sebastian verfügt über eine gute kognitive Leistungsfähigkeit. Er hat Interessen, die gleichaltrige Kinder teilen (z. B. Gitarre spielen und Forschungsexperimente), und er hat feste Freundschaften. Die Mutter zeigt Sebastian gegenüber viel Wärme und unternimmt regelmäßig etwas Schönes mit ihm und seinem Bruder.

5.1.4 Diagnose nach ICD-10

I Aufmerksamkeitsstörung ohne Hyperaktivität (F98.8)
Störung des Sozialverhaltens mit oppositionellem, aufsässigem Verhalten (F91.3)
II keine umschriebene Entwicklungsstörung
III 3 Normvariante
IV keine
V keine
VI 3 mäßige soziale Beeinträchtigung

5.1.5 Behandlungsverlauf

Der Fokus der therapeutischen Arbeit lag zunächst beim Aufbau einer tragfähigen therapeutischen Beziehung zum Patienten und zu seiner Mutter. Es wurden gemeinsam mithilfe des SIT und der individuellen Problemliste Probleme identifiziert und ein angemessenes Problembewusstsein aufgebaut.

Es wurde das *Einstiegsmodul* des THOKI-ADHS vollständig durchgeführt. Mit Sebastian wurde in den ersten Sitzungen mit dem Drehzahlmesser ein System der Selbsteinschätzung über das eigene Aktivitätsniveau erarbeitet. Sebastian wurde zur Selbstbeobachtung angeleitet, wobei die Mutter ihn zu Hause unterstützte, und er lernte, sein Aktivitätsniveau auf einer Skala einzuschätzen. Er verstand schnell, dass für verschiedene Tätigkeiten ein unterschiedliches Aktivitätsniveau gebraucht wird. Da sich Sebastian vermehrt unteraktiviert zeigte, wurden einige körperliche Übungen erlernt, um das Aktivitätsniveau zu steigern. Zudem wurde in Form von *Wenn-Dann-Plänen* eine kognitive Strategie zur Handlungsplanung und Impulskontrolle erlernt. Diese Strategien wurden als Selbstinstruktionskarten zur Aufgabenstrukturierung zusammengeführt.

Anschließen wurde das Modul *Hausaufgaben* bearbeitet. Probleme bei den Hausaufgaben wurden genau exploriert und individuelle Probleme wurden identifiziert. Die Selbstinstruktionskarten wurden zur Strukturierung der Hausaufgabensituation eingeführt und sowohl in der Hausaufgabenbetreuung als auch zu Hause von Sebastian eingesetzt. In kindzentrierten Sitzungen wurde Sebastian zur Selbstinstruktion angeleitet, und ein angemessenes Arbeitsverhalten wurde aufgebaut. Zur Unterstützung wurde in Absprache mit der Mutter und Sebastian ein Belohnungssystem für die Hausaufgaben entwickelt. Mit Sebastian wurden in der Sitzung anhand seiner Hausaufgaben die Problembereiche Arbeitstempo, Aufgabenstrukturierung und Fehlerkorrektur bearbeitet. Zudem fiel Sebastian in der Schule sowie im häuslichen Umfeld durch sein mangelndes, stark verzögertes und zu leises Antwortverhalten auf. Zügiges und lautes Antworten wurde mit Sebastian gezielt in spielerischen Situationen eingeübt und von der Mutter zu Hause verstärkt. Zudem wurde eine verbale Rückmeldung („Ich überlege noch“) erarbeitet, die Sebastian nutzt, wenn er länger für eine Antwort benötigt. Im häuslichen Umfeld wurden nach der Hausaufgabensituation besonders die Streitigkeiten mit dem jüngeren Bruder bearbeitet.

Das Modul *Ärger in Spielsituationen* wurde bearbeitet. In der Therapiesituation wurden zunächst Fair-Play-Regeln erarbeitet, diese wurden mit der Therapeutin im Spiel erprobt und später im Spiel mit dem kleinen Bruder unter Anleitung der Therapeutin umgesetzt. Folgend wurden die Fair-Play-Regeln auch beim Spielen zu Hause eingesetzt. Es wurden ebenso Verhaltensweisen für Konfliktsituationen zunächst im Rollenspiel mit der Therapeutin und dann im Rollenspiel mit dem kleinen Bruder eingeübt. Auch hier wurde der Drehzahlmesser zur Einschätzung des Erregungsniveaus in diesen Situationen genutzt.

Anschließend wurde das Modul *Aufräumen* durchgeführt. Mit Sebastian wurden Strategien erarbeitet, um sein Zimmer aufzuräumen und ordentlich zu halten. Anhand von Fotos seines Zimmers wurde gemeinsam ein Aufräumplan erstellt. Sebastian wurde beim ersten Aufräumen und Umräumen des Zimmers von seiner Mutter unterstützt. Anschließend wurde ihm die Aufgabe übertragen, anhand der erstellten Aufräumliste sein Zimmer aufzuräumen. Therapieaufgaben wurden mit Fotos dokumentiert. Die abschließende der insgesamt 24 Sitzungen wurde zum Auffrischen der erlernten Strategien und zur Reflektion des Gelernten genutzt. Insgesamt konnten bei Sebastian große Therapieerfolge in den verschiedenen Behandlungsbereichen erzielt werden. Sebastian zeigte sich auch im schulischen Rahmen so motiviert, dass im Austausch mit dem behandelnden Facharzt und auf Wunsch der Mutter die Medikation mit Methylphenidat beendet wurde. Diese wurde auch drei Monate später zum Zeitpunkt der Nachuntersuchung nicht erneut aufgenommen.

Abbildungen 31, 32 und 33 zeigen die grafische Darstellung der individuellen Verlaufsdiagnostik (FBB-ADHS-Eltern, EF-PF, SIT-ADHS-Eltern) von Sebastian.

5.2 Max

5.2.1 Vorstellungsanlass und Anamnese

Der 12-jährige Max erschien mit seiner Mutter zum ambulanten Vorstellungstermin. Max habe Schwierigkeiten, sich zu konzentrieren, reagiere impulsiv und störe den Unterricht. Die Mutter berichtete von einer drohenden Klassenkonferenz wegen provokativen Verhaltens gegenüber der Lehrkraft und Hänselei von Mitschüler*innen. Max zeige ein unkonzentriertes und impulsives Verhalten im Unterricht, kommentiere das Verhalten von Mitschüler*innen und quatsche mit dem Nachbarn. Bei den Hausaufgaben komme es täglich zum Streit. Max schreibe sich die Aufgaben nicht auf, wisse manchmal nicht, was Hausaufgabe sei, und leugne zeitweise auch überhaupt, Hausaufgaben aufzuhaben. Max vergesse regelmäßig Schulmaterial zu Hause und sei auch im nicht schulischen Kontext vergesslich. Zudem komme es zu Streitigkeiten mit seinen Geschwistern.

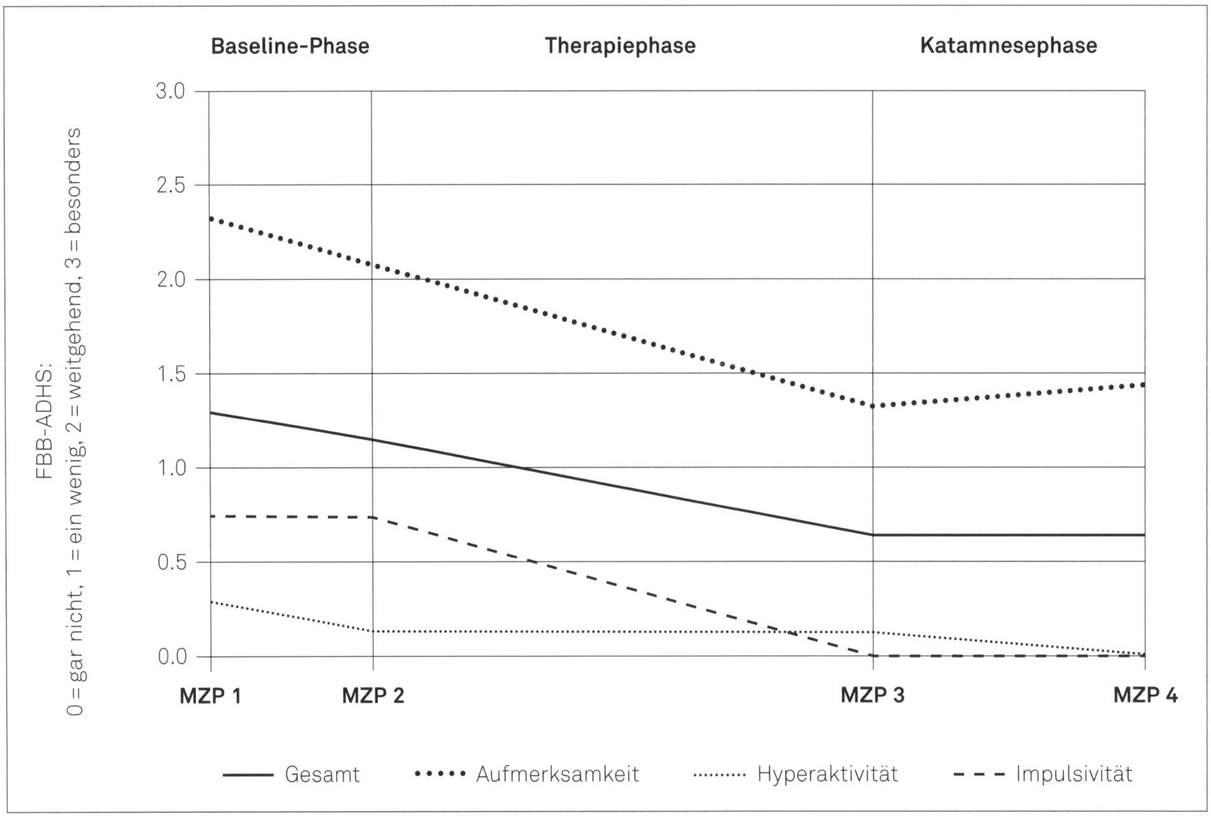

Abbildung 31: Verlaufsdiagnostik bei Sebastian mit dem FBB-ADHS-Elternurteil (MZP = Messzeitpunkt)

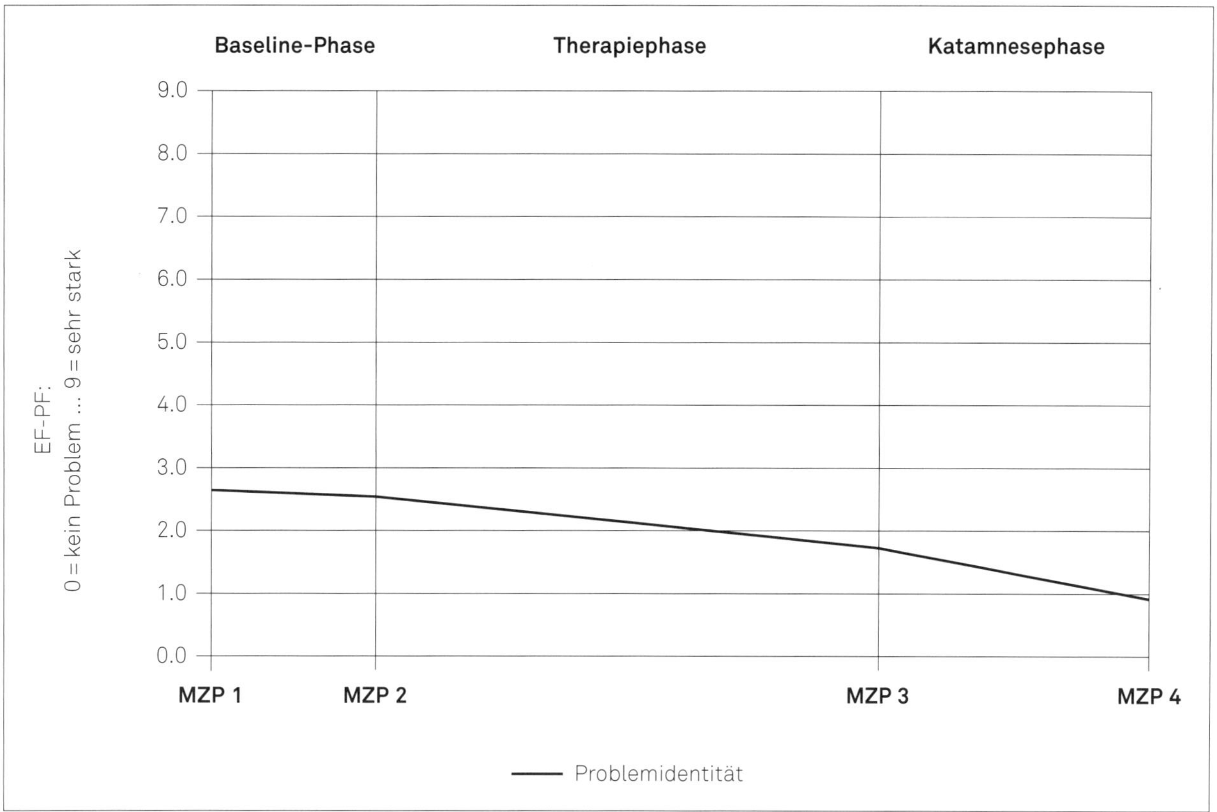

Abbildung 32: Verlaufsdiagnostik bei Sebastian mit dem EF-PF (MZP = Messzeitpunkt)

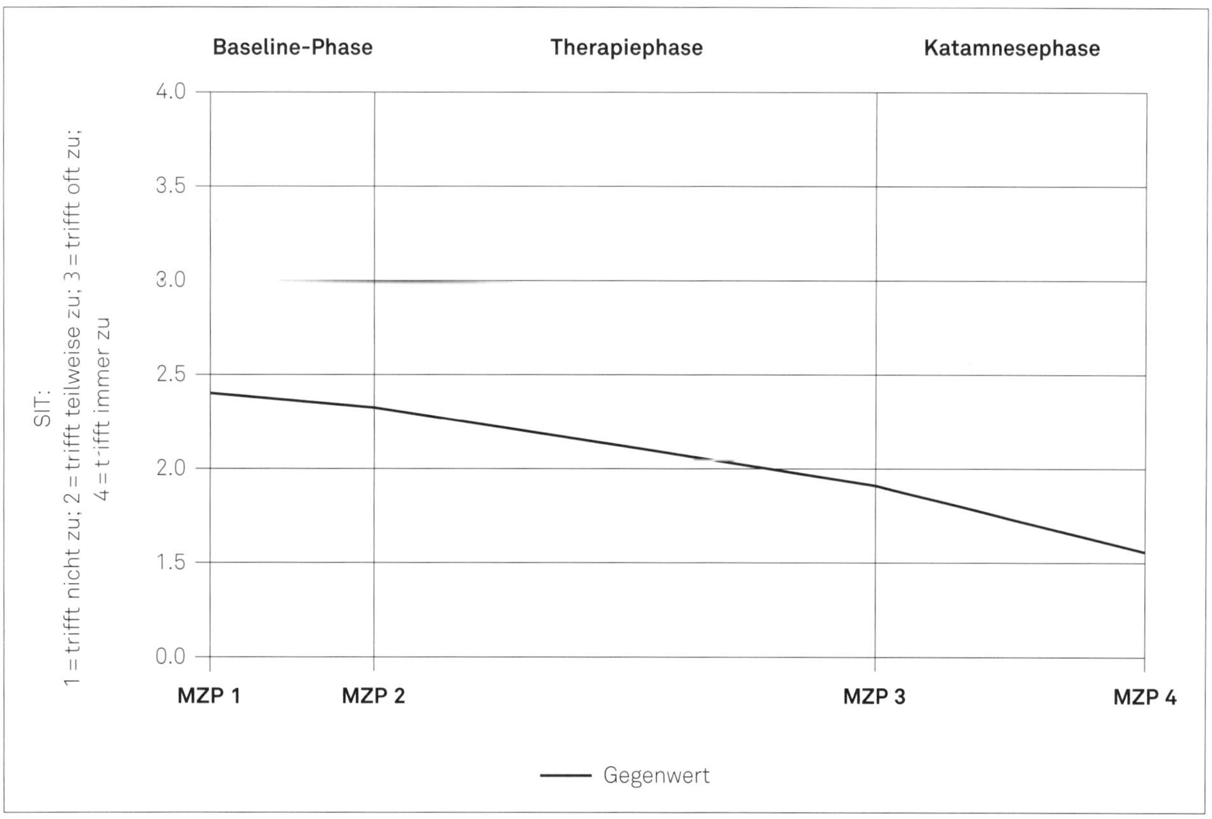

Abbildung 33: Verlaufsdiagnostik bei Sebastian mit dem SIT-ADHS-Eltern (MZP = Messzeitpunkt)

Max sei eins von vier Kindern, er habe zwei jüngere Geschwister (8 und 10 Jahre) und eine ältere Schwester (13 Jahre). Die Familie lebe gemeinsam in einem Einfamilienhaus, in dem Max ein eigenes Zimmer habe. Aktuell sei Max in der 5. Klasse einer Realschule.

Schwangerschaft und Geburt seien nach Angaben der Mutter ohne Komplikationen verlaufen. Die Meilensteine der Entwicklung habe Max zeitgerecht erreicht. Im Kindergarten sei Max die Trennung von der Mutter schwergefallen. Er habe sich im Kindergarten schlecht allein beschäftigen können, sei verträumt gewesen und motorisch eher unbeholfen. Mit 6 Jahren sei er regelgerecht eingeschult worden. Aufgrund von vermehrten Krankheiten von Lehrpersonal habe es einen durch die Eltern initiierten Schulwechsel gegeben. Max' Noten seien immer in Ordnung gewesen, er sei aber im Tempo immer zu langsam gewesen. Max habe Ergotherapie erhalten und sei in einer Lese-Rechtschreibförderung gewesen. Zur weiterführenden Schule sei er zunächst auf ein Gymnasium eingeschult worden. Im Verlauf der 5. Klasse wurde jedoch deutlich, dass Max mit dem Arbeitstempo nicht mithalten und im Unterricht den Stoff nicht aufnehmen konnte. Es folgte ein Wechsel auf eine Realschule und die Wiederholung der 5. Klasse. Max interessiere sich sehr für Fußball, spiele gerne mit computergestützten Medien und treffe sich mit Freunden aus der Schule und der Nachbarschaft.

5.2.2 Untersuchungsbefunde

Max zeigte sich im Kontakt offen; er war wach, bewusstseinsklar und zu allen Qualitäten orientiert. Max konnte Blickkontakt aufnehmen und halten. In der Sitzung erhöhte Ablenkbarkeit und Impulsivität beobachtbar. Keine Hinweise auf Entwicklungsstörungen, Bewusstseinsstörungen, Störungen der mnestischen Funktionen, inhaltliche oder formale Denkstörungen. Bei ausgeglichener Stimmung affektiv schwingungsfähig.

Intelligenzdiagnostik. Bei der Überprüfung der intellektuellen Fähigkeiten anhand des HAWIK-IV erzielte Max ein durchschnittliches Gesamtergebnis (Gesamt-IQ: SW=95). Alle Indexbereiche waren durchschnittlich ausgeprägt (Sprachverständnis: Indexwert=93, Wahrnehmungsgebundenes Logisches Denken: Indexwert=96, Arbeitsgedächtnis: Indexwert=105, Verarbeitungsgeschwindigkeit: Indexwert=91).

Fragebogendiagnostik. Anhand des DISYPS-II (Döpfner, Görtz-Dorten & Lehmkuhl, 2008) sowie der CBCL/6-18R und des *Fragebogens für Jugendliche* (YSR/11-18R; Döpfner, Plück & Kinnen, 2014). Im Rahmen der standardisierten Fragebogendiagnostik ergaben sich sowohl im Eltern- als auch im Urteil durch die Lehrkraft klinisch bedeutsame Auffälligkeiten. Die Eltern beurteilten im CBCL die Skalen *Internalisierendes Verhalten* (T=76), *Externalisierendes Verhalten* (T=65) und *Gesamtwert* (T=72) als auffällig. Die Eltern beschrieben die Skalen *Sozialer Rückzug* (T=75), *Angst/Depressivität* (T=80), sowie *Aufmerksamkeitsprobleme* (T=76) als auffällig. Die Skala *Aggressives Verhalten* lag im Grenzbereich. Im FBB-ADHS wurden die Skalen *Aufmerksamkeit* (SN=7) und der *Gesamtwert* (SN=7) im Grenzbereich der Auffälligkeit beschrieben. Die Lehrkräfte beschrieben in der TRF die externalen Probleme (*Externalisierendes Verhalten:* T=66) als auffällig. Die Gesamtprobleme lagen im Grenzbereich. Einzelne Skalen wurden nicht als auffällig beschrieben. Max beschrieb selber im YSR internale Probleme (*Internalisierendes Verhalten:* T=64). Die Gesamtprobleme beschrieb er im Grenzbereich. Einzelne Skalen wurden von ihm nicht als auffällig beschrieben.

5.2.3 Verhaltensanalyse

Makroanalyse. Die Aufmerksamkeitsproblematik bei Max zeigte sich früh durch ein verträumtes Auftreten und sein langsames Tempo. Hinweise auf eine genetische Disposition ergeben sich durch parallele Symptomatik der Schwester und über Beschreibungen über den Vater in seiner Schullaufbahn. Es ist wahrscheinlich, dass Max Defizite in der Grundschule nicht maßgeblich auffielen, da er zunächst wechselnde Klassenlehrkräfte hatte und dann einen Schulwechsel vollzog. Zudem wurden Zeitgrenzen bei der Bearbeitung von Aufgaben in der Grundschule nicht so streng eingehalten und Defizite im Arbeitstempo wogen nicht so schwer. Die Anforderungen der weiterführenden Schule überforderten Max dann zunehmend und führten zu einem Teufelskreis negativer Interaktionen. Wiederkehrende Misserfolgserlebnisse in der Schule aufgrund der Symptomatik haben Max' Widerwillen gegen Hausaufgaben und Unterricht wiederum verstärkt. Sein impulsives Temperament und die hohe Ablenkbarkeit führten zu störendem Verhalten im Unterricht, und Max entwickelte sich aufgrund von positiver Verstärkung durch Mitschüler*innen mehr und mehr zum „Klassenclown".

Exemplarische Mikroanalyse:

- S: Im Schulunterricht reden zwei Mitschüler miteinander
- O: Starke Ablenkbarkeit durch äußere Reize, Impulsivität

- $R_{kogn.}$: „Da fällt mir ein guter Spruch zu ein“
- $R_{emot.}$: Neugier, Anspannung
- $R_{phys.}$: Unkonzentriertheit, Drang, Impuls nachzugeben
- $R_{mot.}$: Max macht einen „witzigen“ Spruch, unterbricht seine Arbeit
- $₵^{-}$ kurzfristig: Pause von den Schulaufgaben
- $₵^{-}$ kurzfristig: Ermahnung durch Lehrkraft
- langfristig: Lehrkräfte geben vermehrt negative Rückmeldung, Lücken im Lernstoff entstehen
- $₵^{+}$: Schlechtere Schulnoten, Abbau von Selbstvertrauen in eigene Leistungsfähigkeit
- Ressourcen: Max verfügt über ein gutes kognitives Leistungspotenzial. Er hat Interessen, die gleichaltrige Kinder teilen (z. B. Fußball, Computer) und hat Freundschaften. Mutter und Vater zeigen sich motiviert, ihren Sohn im Rahmen der Therapie zu unterstützen.

5.2.4 Diagnose nach ICD-10

I	einfache Aktivitäts- und Aufmerksamkeitsstörung (F.90.0G)
II	keine Entwicklungsstörungen
III	durchschnittliche Intelligenz
IV	keine
V	keine
VI	3 mäßige soziale Beeinträchtigung

5.2.5 Behandlungsverlauf

Der Fokus der therapeutischen Arbeit lag zunächst beim Aufbau einer tragfähigen therapeutischen Beziehung zum Patienten und zu seinen Eltern, der Erarbeitung einer Therapiemotivation und eines angemessenen Problembewusstseins. Zu Max konnte über das Medium Spiel schnell eine gute Beziehung aufgebaut werden. Max fiel es leicht, sich mit seinen Stärken und Interessen vorzustellen. Probleme wurden gemeinsam erarbeitet und mithilfe einer individuellen Problemliste operationalisiert (Problem 1: Weiß nicht, welche Hausaufgaben auf sind; Problem 2: Macht seine Hausaufgaben nicht vollständig; Problem 3: Provoziert seine Geschwister; Problem 4: Putzt sich nicht ausreichend die Zähne).

Mit Max wurde das THOKI-ADHS-Einstiegsmodul vollständig durchgeführt. In den ersten Sitzungen wurde das System zur Selbsteinschätzung über das eigene Aktivitätsniveau erarbeitet. Max wurde zur Selbstbeobachtung angeleitet und lernte, sein Aktivitätsniveau mithilfe des Drehzahlmessers auf einer Skala von 0 bis 10 einzuschätzen. Zudem wurde in Form von *Wenn-Dann-Plänen* eine kognitive Strategie zur Handlungsplanung und Impulskontrolle erlernt. Es wurde ein System zur Bewältigung unterschiedlichster Anforderungen entwickelt und in Form von Selbstinstruktionskarten veranschaulicht (Stop! Was ist meine Aufgabe?; Habe ich die richtige Drehzahl?; Trick anwenden zum Hoch- oder Runterfahren; Wenn-Dann Trick anwenden; Drehzahl überprüfen; Super, geschafft!).

In einem zweiten Schritt wurden die schulischen Schwierigkeiten genau exploriert und individuelle Probleme identifiziert. Das Modul *Arbeiten im Klassenraum* wurde durchgeführt. Das störende Verhalten im Unterricht (quatschen, dazwischenreden) und das unsoziale Verhalten (Beleidigungen) gegenüber seinen Mitschüler*innen standen zunächst im Vordergrund. Es erfolgte ein Telefonat mit dem Klassenlehrer, in dem der Verhaltensrahmen für eine Klassenkonferenz und einen Schulverweis besprochen wurde. Weiter konnte mit dem Klassenlehrer ein Sitzplatzwechsel vereinbart werden, da deutlich wurde, dass Max sich besonders von einem Schüler in der Klasse provoziert fühlte und sich ablenken ließ. Zudem wurde Max mithilfe von *Wenn-Dann-Plänen* dazu angeleitet, den Impuls von Zwischenbemerkungen im Unterricht zu unterdrücken. Max konnte in diesem Rahmen schnell eine Verhaltensänderung zeigen und das Sozialverhalten gegenüber Mitschüler*innen besserte sich deutlich.

Max fiel durch sein langsames Arbeitstempo, unstrukturiertes Bearbeiten von Aufgabenzetteln, vermehrte Flüchtigkeitsfehler und Vermeiden der Bearbeitung auf. Diese Schwierigkeiten waren sowohl bei den Hausaufgaben, Aufgaben im Unterricht und Klassenarbeiten zu beobachten. So wurde auch das Modul *Hausaufgaben* in die Intervention einbezogen. Um Vermeidungsmöglichkeiten zu reduzieren, wurde mit Max vereinbart, dass er die aufgeschriebenen Hausaufgaben jeweils von der Lehrkraft abzeichnen lässt. Die Selbstinstruktionskarten wurden zur Strukturierung der Hausaufgabensituation eingeführt und Max wurde zur Umsetzung angeleitet. So konnten durch den Einsatz der Karte „Stopp! Was ist meine Aufgabe?“ viele Flüchtigkeitsfehler aufgrund einer nicht vollständig erfassten Aufgabenstellung deutlich reduziert werden. Das langsame Arbeitstempo konnte mit dem Einsatz einer Stoppuhr und dem spielerischen Ehrgeiz, es in einer vorgegebenen Zeit zu beenden, gesteigert werden. Zudem wurde die Bearbeitung der Hausaufgaben mit der Belohnung, Fußballspiele im Fernsehen anzusehen, gekoppelt. Die Mutter setzte diese Regel konsequent um, und Max zeigte eine hohe Motivation, die Spiele der Bundesliga zu verfolgen. Max wurde erfolgreich in die 6. Klasse versetzt.

Im neuen Schuljahr wurde der Fokus vor allem auf die Vermittlung von Arbeitsstrukturierung gelegt. Das Modul *Klassenarbeiten* wurde bearbeitet. So lernte Max z.B. mithilfe eines Kalenders, seine Klassenarbeiten selbstständig im Blick zu behalten. Das Lernen für Klassenarbeiten wurde ebenfalls thematisiert, und vor einer Klassenarbeitsphase wurde zunächst gemeinsam, im Verlauf dann eigenständig, ein Plan erstellt, wie oft und welche Inhalte für welche Klassenarbeit gelernt werden mussten. In ähnlicher Weise wurde mit Max eine Strategie zum Vokabellernen für die Fächer Englisch und Französisch erarbeitet, und verschiedene Methoden des Vokabellernens wurden ausprobiert. Auch hier wurden die Selbstinstruktionskarten eingesetzt.

Abschließend wurden mit Max Elemente aus dem Modul *Morgenroutine* bearbeitet, um sein Verhalten beim Zähneputzen und Einsetzen der Zahnspange zu verändern. Unter anderem wurde ein Merkschild (Stopp! Zahnspange!) an der Badezimmertür aufgehängt. Im Verlauf der Therapie reduzierten sich Provokationen von Max gegenüber seinen Geschwistern ohne gezielte Intervention zu diesem Thema. Zum Abschluss der Therapie zeigte sich insgesamt eine deutliche Symptomreduktion, und Patient wie Eltern zeigten sich zufrieden mit den Veränderungen.

Abbildungen 34, 35 und 36 zeigen die grafische Darstellung der individuellen Verlaufsdiagnostik (FBB-ADHS Eltern, EF-PF, SIT-ADHS-Eltern) von Max.

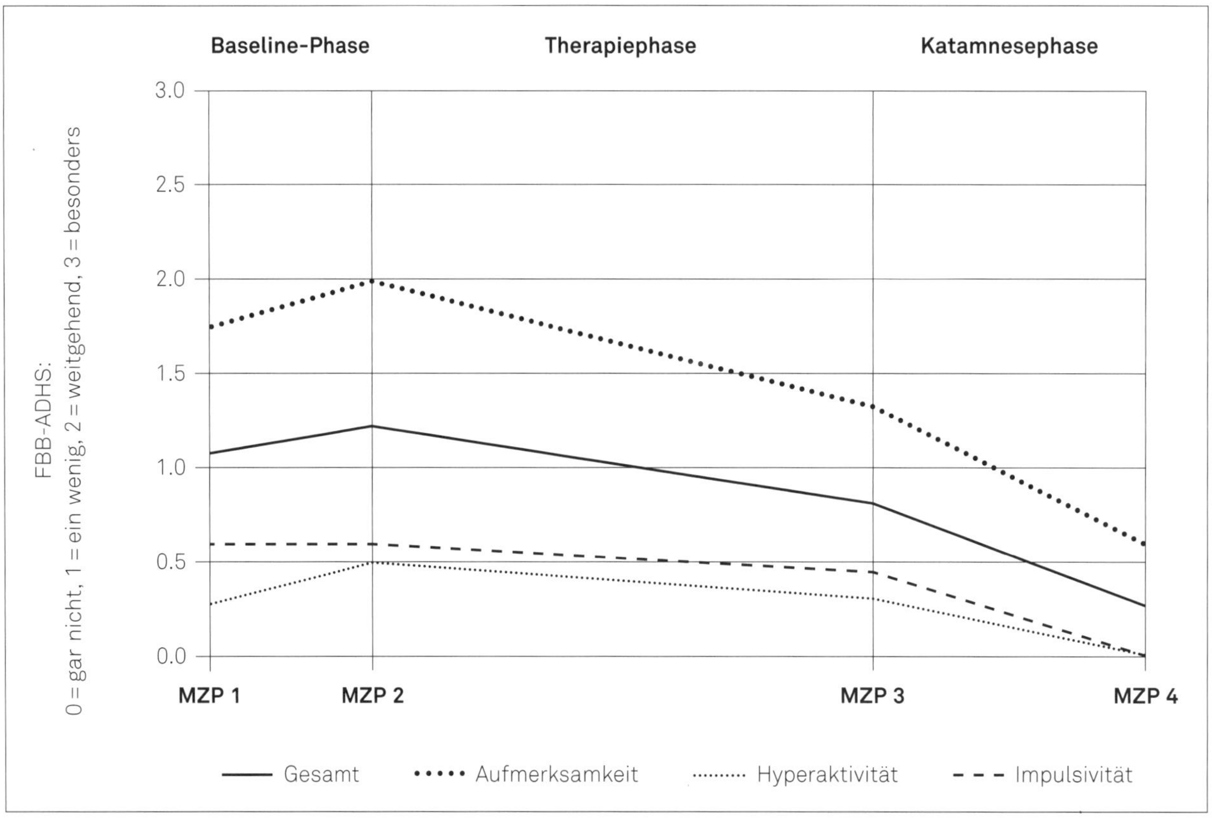

Abbildung 34: Verlaufsdiagnostik bei Max mit dem FBB-ADHS-Elternurteil (MZP = Messzeitpunkt)

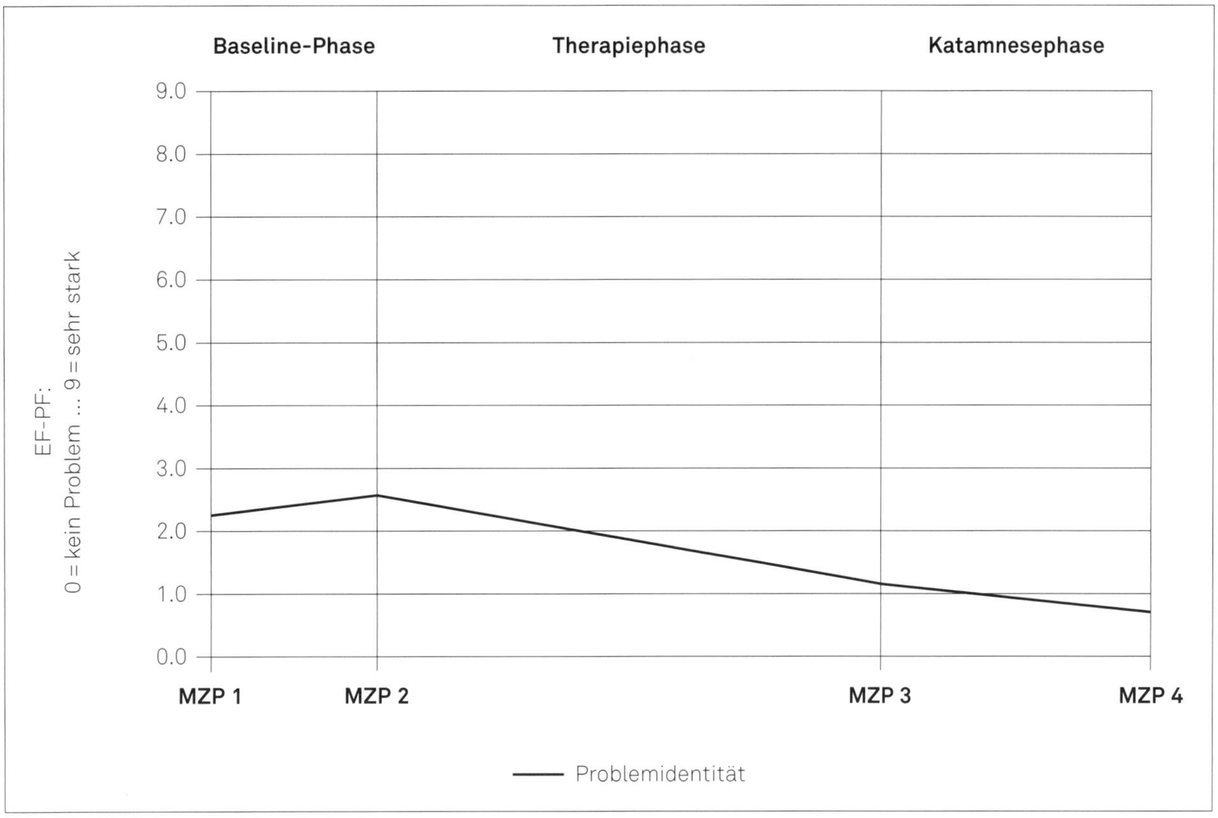

Abbildung 35: Verlaufsdiagnostik bei Max mit dem EF-PF (MZP = Messzeitpunkt)

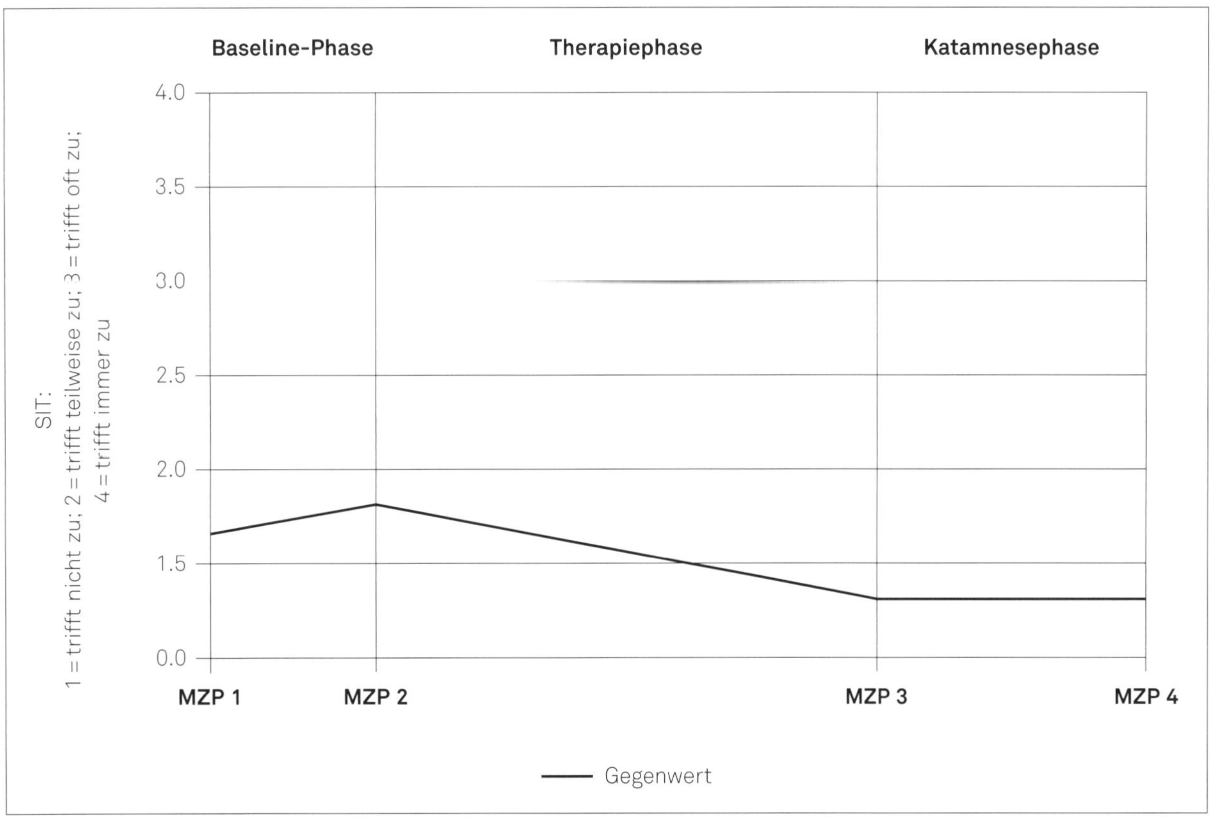

Abbildung 36: Verlaufsdiagnostik bei Max mit dem SIT-ADHS-Eltern (MZP = Messzeitpunkt)

Kapitel 6

Klinische Erfahrungen mit dem THOKI-ADHS

In den klinischen Durchführungserfahrungen zeigt sich das THOKI-ADHS als ein gut durchführbares Behandlungsprogramm mit klinischer Relevanz. Die Durchführung ist im ambulanten Einzelsetting sowie für einige Module im Gruppensetting erprobt worden. Die Umsetzung im stationären sowie teilstationären Setting ist aus den Erfahrungen jedoch ebenfalls gut vorstellbar. Es ist gut möglich, alltagsrelevante Situationen in den Kontext der Therapiesitzung zu transportieren und so unter alltagsnahen Bedingungen Fertigkeiten zu entwickeln, auszuprobieren und zu trainieren. Das Behandlungsprogramm wird dabei sowohl von den Kindern als auch von den Eltern positiv angenommen.

Das THOKI-ADHS lässt sich sowohl bei Jungen als auch bei Mädchen gut anwenden. Das THOKI-ADHS lässt sich zudem im gesamten Altersbereich von 6 bis 12 Jahren gut einsetzen. Die jüngeren Kinder reagieren besonders positiv auf die Arbeit mit den bildlichen Darstellungen und den Autometaphern. Die körperlichen Übungen werden in der gesamten Altersgruppe sehr gut angenommen. Für die Wenn-Dann-Tricks kann keine altersspezifische Präferenz gegeben werden. Vielmehr zeigen einzelne Kinder eine Vorliebe für diese Art von kognitiver Strukturierung. Die THOKI-Techniken können im Einstiegsmodul kompakt vermittelt werden und lassen sich anschließend in den unterschiedlichen konkreten Situationen gut einsetzen. Der SIT-ADHS erweist sich als wertvolles Instrument zur Erfassung spezifischer Probleme und trägt viel zum Gelingen der Therapieplanung bei.

Das Modul *Hausaufgaben* stellt häufig einen zentralen Bestandteil des THOKI-ADHS dar. Sowohl Eltern als auch Kinder wünschen sich oft Hilfestellung bei der Bearbeitung der Hausaufgaben, sodass dieses Modul in den meisten Fällen angewendet wird und häufig über mehrere Sitzungen zum Einsatz kommt. Durch die direkte Bearbeitung von Hausaufgaben oder Schulaufgaben des Kindes kann sehr individuell auf die Probleme eingegangen werden, und gezielte Tipps und Tricks zur Bearbeitung der Hausaufgaben können vermittelt und eingeübt werden. Bei älteren Kindern entsteht aus dem Modul *Hausaufgaben* häufig ein Übergang zum Modul *Klassenarbeiten,* dessen Einsatz sich besonders bei Kindern, die die weiterführende Schule besuchen, als sehr wichtiges Interventionsmodul zeigt. Insgesamt sind die Erfahrungen aus der therapeutischen Praxis als sehr positiv zu bewerten.

Literatur

Abikoff, H. & Gallagher, R. (2009). *The Children's Organizational Skills Scales: Technical manual.* North Tonawanda, NY: Multi-Health Systems.

Abikoff, H., Gallagher, R., Wells, K.C., Murray, D.W., Huang, L., Lu, F. & Petkova, E. (2013). Remediating organizational functioning in children with ADHD: Immediate and long-term effects from a randomized controlled trial. *Journal of Consulting and Clinical Psychology, 81*(1), 113–128. https://doi.org/10.1037/a0029648

Abikoff, H., Nissley-Tsiopinis, J., Gallagher, R., Zambenedetti, M., Seyffert, M., Boorady, R. & McCarthy, O. (2009). Effects of MPH-OROS on the organizational, time management, and planning behaviors of children with ADHD. *Journal of the American Academy of Child & Adolescent Psychiatry, 48*(2), 166–175. https://doi.org/10.1097/CHI.0b013e3181930626

American Psychiatric Association. (2018). *Diagnostisches und Statistisches Manual Psychischer Störungen – DSM-5®* (2., korr. Aufl., Deutsche Ausgabe herausgegeben von P. Falkai und H.-U. Wittchen, mitherausgegeben von M. Döpfner, W. Gaebel, W. Maier, W. Rief, H. Saß und M. Zaudig). Göttingen: Hogrefe.

Assouline, S.G. & Whiteman, C.S. (2011). Twice Exceptionality: Implications for School Psychologists in the Post-IDEA 2004 Era. *Journal of Applied School Psychology, 27*(4), 380–402. https://doi.org/10.1080/15377903.2011.616576

Barkley, R.A. & Fischer, M. (2011). Predicting impairment in major life activities and occupational functioning in hyperactive children as adults: Self-reported executive function (EF) deficits versus EF tests. *Developmental Neuropsychology, 36* (September 2014), 137–161. https://doi.org/10.1080/87565641.2010.549877

Barkley, R.A., Fischer, M., Smallish, L. & Fletcher, K. (2006). Young adult outcome of hyperactive children: adaptive functioning in major life activities. *Journal of the American Academy of Child and Adolescent Psychiatry, 45*(2), 192–202. https://doi.org/10.1097/01.chi.0000189134.97436.e2

Bernardi, S., Faraone, S. V, Cortese, S., Kerridge, B.T., Pallanti, S., Wang, S. & Blanco, C. (2012). The lifetime impact of attention deficit hyperactivity disorder: Results from the National Epidemiologic Survey on Alcohol and Related Conditions (NESARC). *Psychological Medicine, 42*(4), 875–87. https://doi.org/10.1017/S003329171100153X

Boyer, B.E., Geurts, H.M., Prins, P.J.M. & Van der Oord, S. (2015). Two novel CBTs for adolescents with ADHD: The value of planning skills. *European Child and Adolescent Psychiatry, 24*(9), 1075–1090. https://doi.org/10.1007/s00787-014-0661-5

Braun, S. (2018). *Entwicklung und Evaluation des Therapieprogramms zur Steigerung von Organisationsfähigkeit, Konzentration und Impulskontrolle bei Kindern mit ADHS: THOKI-ADHS.* Dissertation, Universität zu Köln.

Chan, E., Fogler, J.M. & Hammerness, P.G. (2016). Treatment of attention-deficit/hyperactivity disorder in adolescents: A systematic review. *Journal of the American Medical Association, 315,* 1997–2008. https://doi.org/10.1001/jama.2016.5453

Charach, A., Carson, P., Fox, S., Ali, M.U., Beckett, J. & Lim, C.G. (2013). Interventions for preschool children at high risk for ADHD: A comparative effectiveness review. *Pediatrics, 131,* 1–21. https://doi.org/10.1542/peds.2012-0974

Cortese, S., Ferrin, M., Brandeis, D., Buitelaar, J., Daley, D., Dittmann, R.W. et al., on behalf of the European ADHD Guidelines Group (2015). Cognitive training for Attention-Deficit/Hyperactivity Disorder: A meta-analysis of clinical and neuropsychological outcomes from randomized controlled trials. *Journal of the American Academy of Child and Adolescent Psychiatry, 54,* 164–167. https://doi.org/10.1016/j.jaac.2014.12.010

Clemons, T.L. (2008). *Underachieving gifted students: A social cognitive model* (RM08234). Storrs, CT: University of Connecticut, The National Research Center on the Gifted and Talented.

Corcoran, J. & Dattalo, P. (2006). Parent involvement in treatment for ADHD: A meta-analysis of the published studies. *Research on Social Work Practice, 16,* 561–570. https://doi.org/10.1177/1049731506289127

Danckaerts, M., Sonuga-Barke, E.J.S., Banaschewski, T., Buitelaar, J., Döpfner, M., Hollis, C. et al. (2010) The quality of life of children with attention deficit/hyperactivity disorder and related disorders: A systematic review. *European Child and Adolescent Psychiatry, 19,* 83–105. https://doi.org/10.1007/s00787-009-0046-3

Daley, D., van der Oord, S., Ferrin, M., Cortese, S., Danckaerts, M., Doepfner, M. et al. (2018). Practitioner Review: Current best practice in the use of parent training and other behaviourlal interventions in the treatment of children and adolescents with attention deficit hyperactivity disorder. *Journal of Child Psychology and Psychiatry, 59,* 932–947.

Deutsche Gesellschaft für Kinder- und Jugendpsychiatrie, Psychosomatik und Psychotherapie (DGKJP), Deutsche Gesellschaft für Psychiatrie und Psychotherapie, Psychosomatik und Nervenheilkunde (DGPPN) & Deutsche Gesellschaft für Sozialpädiatrie und Jugendmedizin (DGPSJ). (Hrsg). (2018). *Langfassung der interdisziplinären evidenz- und konsensbasierten (S3) Leitlinie „Aufmerksamkeitsdefizit-/Hyperaktivitätsstörung (ADHS) im Kindes-, Jugend- und Erwachsenenalter“* (AWMF-Registernummer 028-045). Verfügbar unter: https://register.awmf.org/de/leitlinien/detail/028-045

Döpfner, M. & Banaschewski, T. (2022). Aufmerksamkeitsdefizit-/Hyperaktivitätsstörungen. In J. M. Fegert, F. Resch, P. Plener, M. Kaess, M. Döpfner, K. Konrad & T. Legenbauer (Hrsg.), *Psychiatrie und Psychotherapie des Kindes- und Jugendalters* [Living reference work]. Berlin: Springer.

Döpfner, M., Breuer, D., Schurmann, S., Wolff Metternich, T., Rademacher, C. & Lehmkuhl, G. (2004). Effectiveness of an adaptive multimodal treatment in children with Attention-Deficit Hyperactivity Disorder – global outcome. *European Child and Adolescent Psychiatry, 13* (Suppl. 1), I117–129. https://doi.org/10.1007/s00787-004-1011-9

Döpfner, M., Dose, C., Katzmann, J., Mokros, L., Scholz, K., Schürmann, S. & Wolff Metternich-Kaizman, T. (2021). *Den Alltag meistern mit ADHS. Das Arbeitsbuch für Eltern von Schulkindern.* Göttingen: Hogrefe. https://doi.org/10.1026/03048-000

Döpfner, M., Eichelberger, I., Dose, C., Hanisch, C., Schürmann, S. & Wolff Metternich-Kaizman, T. (2021). *Den Alltag meistern mit ADHS. Das Arbeitsbuch für Lehrkräfte von Kindern im Alter von 6–12 Jahren.* Göttingen: Hogrefe. https://doi.org/10.1026/03048-000

Döpfner, M., Frölich, J. & Lehmkuhl, G. (2013). *Aufmerksamkeitsdefizit-/Hyperaktivitätsstörungen (ADHS)* (Leitfaden Kinder- und Jugendpsychotherapie, Bd. 1., 2., überarb. Aufl.). Göttingen: Hogrefe.

Döpfner, M. & Görtz-Dorten, A. (2019). *Diagnostik-System für psychische Störungen nach ICD-10 und DSM-5 für Kinder- und Jugendliche – III (DISYPS-III)* (2., erweiterter Nachdruck der 1. Aufl. 2017). Bern: Hogrefe.

Döpfner, M., Görtz-Dorten, A. & Lehmkuhl, G. (2008). *Diagnostik-System für psychische Störungen nach ICD-10 und DSM-IV für Kinder und Jugendliche – II (DISYPS-II).* Bern: Huber.

Döpfner, M., Görtz-Dorten, A. & Steinhausen, H.-C. (in Vorb.). *KIDS 1 – Aufmerksamkeitsdefizit-/Hyperaktivitätsstörung (ADHS).* Göttingen: Hogrefe.

Döpfner, M., Hautmann, C., Görtz-Dorten, A., Klasen, F., Ravens-Sieberer, U. & The BELLA Study Group (2015). Long-term course of ADHD symptoms from childhood to early adulthood in a community sample. *European Child & Adolescent Psychiatry*, 24, 665–673. https://doi.org/10.1007/s00787-014-0634-8

Döpfner, M., Ise, E., Breuer, D., Rademacher, C., Wolff Metternich-Kaizman, T. & Schürmann, S. (2020). Long-term course after adaptive multimodal treatment for children with ADHD: An 8-year follow-up. *Journal of Attention Disorders, 24,* 145–162. https://doi.org/10.1177/1087054716659138

Döpfner, M., Ise, E., Wolff Metternich-Kaizman, T., Schürmann, S., Rademacher, C. & Breuer, D. (2014). Adaptive multimodal treatment for children with Attention-Deficit-/Hyperactivity Disorder: An 18 month follow-up. *Child Psychiatry & Human Development, 46,* 44–56. https://doi.org/10.1007/s10578-014-0452-8

Döpfner, M., Kinnen, C. & Halder, J. (2016). *THOP-Elternprogramm – Manual für Gruppenleiter. Gruppenprogramm für Eltern von Kindern mit ADHS-Symptomen und expansivem Problemverhalten.* Weinheim: Beltz.

Döpfner, M., Lehmkuhl, G. & Steinhausen, H. C. (2006). *Aufmerksamkeitsdefizit- und Hyperaktivitätsstörung (ADHS)* (Kinder-Diagnostik-System KIDS, Bd. 1). Göttingen: Hogrefe.

Döpfner, M., Liebermann-Jordanidis, H., Kinnen, C., Hallberg, N., Mokros, L., Benien, N. et al. (2021). Long-term effectiveness of guided self-help for parents of children with ADHD in routine care – an observational study. *Journal of Attention Disorders, 25,* 265–274.

Döpfner, M., Mandler, J., Breuer, D., Schürmann, S., Dose, C., Walter, D. & Wirth, E. von (2021). Children with Attention-Deficit/Hyperactivity Disorder grown up: An 18-year follow-up after multimodal treatment. *Journal of Attention Disorders, 25,* 1801–1817. https://doi.org/10.1177/1087054720948133

Döpfner, M., Plück, J., Dose, C., Eichelberger, I., Schürmann, S. & Wolff Metternich-Kaizman, T. (2021). *Den Alltag meistern mit ADHS. Das Arbeitsbuch für pädagogische Fachkräfte für Kinder im Alter von 3–6 Jahren.* Göttingen: Hogrefe. https://doi.org/10.1026/03048-000

Döpfner, M., Plück, J. & Kinnen, C. für die Arbeitsgruppe Deutsche Child Behavior Checklist. (2014). *Deutsche Schulalter-Formen der Child Behavior Checklist von Thomas M. Achenbach. Elternfragebogen über das Verhalten von Kindern und Jugendlichen, (CBCL/6–18R), Lehrerfragebogen über das Verhalten von Kindern und Jugendlichen (TRF/6–18R), Fragebogen für Jugendliche (YSR/11–18R).* Göttingen: Hogrefe.

Döpfner, M. & Schürmann, S. (2017). *ADHS-Elterntrainer.* Verfügbar unter: https://adhs.aok.de/

Döpfner, M. & Schürmann, S. (2023). *Wackelpeter und Trotzkopf. Hilfen für Eltern bei ADHS-Symptomen, hyperkinetischem und oppositionellem Verhalten* (6., überarb. Aufl.). Weinheim: Beltz.

Döpfner, M., Schürmann, S. & Frölich, J. (1997). *Therapieprogramm für Kinder mit hyperkinetischem und oppositionellem Problemverhalten THOP* (1. Aufl.). Weinheim: Psychologie Verlags Union.

Döpfner, M., Schürmann, S. & Frölich, J. (2007). *Therapieprogramm für Kinder mit hyperkinetischem und oppositionellem Problemverhalten THOP* (4., vollständig überarb. Aufl.). Weinheim: Beltz.

Döpfner, M., Schürmann, S. & Frölich, J. (2019). *Therapieprogramm für Kinder mit hyperkinetischem und oppositionellem Problemverhalten THOP* (6., erweiterte Aufl.). Weinheim: Beltz.

Döpfner, M., Wolff Metternich-Kaizman, T., Dose, C., Katzmann, J., Mokros, L., Scholz, K. & Schürmann, S. (2022). *Den Alltag meistern mit ADHS. Das Arbeitsbuch für Eltern von Kindergartenkindern.* Göttingen: Hogrefe.

Dose, C., Hautmann, C., Buerger, M., Schuermann, S., Woitecki, K. & Doepfner, M. (2017). Telephone-assisted self-help for parents of children with attention-deficit/hyperactivity disorder who have residual functional impairment despite methylphenidate treatment: A randomized controlled trial. *Journal of Child Psychology and Psychiatry, 58,* 682–690. https://doi.org/10.1111/jcpp.12661

Doshi, J.A., Hodgkins, P., Kahle, J., Sikirica, V., Cangelosi, M.J., Setyawan, J. et al. (2012). Economic impact of childhood and adult attention-deficit/hyperactivity disorder in the United States. *Journal of the American Academy of Child and Adolescent Psychiatry, 51,* 990–1002 . https://doi.org/10.1016/j.jaac.2012.07.008

DuPaul, G.J. (2006). Academic Achievement in Children With Adhd. *Journal of the American Academy of Child & Adolescent Psychiatry, 45*(7), 766. https://doi.org/10.1097/01.chi.0000219828.70483.c5

DuPaul, G.J., Eckert, T.L. & Vilardo, B. (2012). The effects of school-based interventions for attention deficit hyperactivity disorder: A meta-analysis 1996–2010. *School Psychology Review, 41,* 387–412. https://doi.org/10.1080/02796015.2012.12087496

DuPaul, G.J. & Stoner, G. (2014). *ADHD in the schools: Assessment and intervention strategies* (3rd ed.). New York: Guilford.

Evans, S.W., Langberg, J.M., Raggi, V., Allen, J. & Buvinger, E.C. (2005). Development of a school-based treatment program for middle school youth with ADHD. *Journal of Attention Disorders, 9*(1), 343–353. https://doi.org/10.1177/1087054705279305

Evans, S.W., Langberg, J.M., Schultz, B.K., Vaughn, A., Altaye, M., Marshall, S.A. & Zoromski, A.K. (2016). Evaluation of a school-based treatment program for young adolescents with ADHD. *Journal of Consulting and Clinical Psychology, 84,* 15–30. https://doi.org/10.1037/ccp0000057

Evans, S.W., Schultz, B.K., Demars, C.E. & Davis, H. (2011). Effectiveness of the Challenging Horizons After-School Program for young adolescents with ADHD. *Behavior Therapy, 42*(3), 462–474. https://doi.org/10.1016/j.beth.2010.11.008

Fabiano, G.A., Pelham, W.E., Coles, E.K., Gnagy, E.M., Chronis, A.M. & O'Connor, B.C. (2009). A meta-analysis of behavioral treatments for attention-deficit/hyperactivity disorder. *Clinical Psychology Review, 29,* 129–140. https://doi.org/10.1016/j.cpr.2008.11.001

Fabiano, G.A., Schatz, N.K. & Pelham, W.E. (2014). Summer treatment programs for youth with ADHD. *Child and Adolescent Psychiatric Clinics of North America, 23*(4), 757–773. https://doi.org/10.1016/j.chc.2014.05.012

Faraone, S., Banaschewski, T., Coghill, D., Zheng, Y., Biederman, J., Bellgrove, M.A. et al. (2021). The World Federation of ADHD International Consensus Statement: 208 Evidenced-based conclusions about the disorder. *Neuroscience and Biobehavioral Reviews, 128,* 789–818. https://doi.org/10.1016/j.neubiorev.2021.01.022

Faude-Koivisto, T. & Gollwitzer, P. (2009). Wenn-Dann Pläne : Eine effektive Planungsstrategie aus der Motivationspsychologie. In B. Birgmeier (Hrsg.), *Coachingwissen: Denn sie wissen nicht, was sie tun?* (S. 207–225). Wiesbaden: VS Verlag für Sozialwissenschaften. https://doi.org/10.1007/978-3-531-91766-5_13

Frazier, T.W., Youngstrom, E.A., Glutting, J.J. & Watkins, M.W. (2007). ADHD and achievement: Meta-analysis of the child, adolescent, and adult literatures and a concomitant study with college students. *Journal of Learning Disabilities, 40*(1), 49–65. https://doi.org/10.1177/00222194070400010401

Frölich, J. & Döpfner, M. (1997). Individualisierte Diagnostik bei Kindern mit hyperkinetischen Störungen. *Praxis der Kinderpsychologie und Kinderpsychiatrie, 46*(8), 597–609.

Gallagher, R., Abikoff, H.B. & Spira, E. (2014). *Organizational skills training for children with ADHD.* New York: Guilford.

Gawrilow, C. & Gollwitzer, P.M. (2008). Implementation intentions facilitate response inhibition in children with ADHD. *Cognitive Therapy and Research, 32*(2), 261–280. https://doi.org/10.1007/s10608-007-9150-1

Gawrilow, C., Gollwitzer, P.M. & Oettingen, G. (2011a). If-then plans benefit delay of gratification performance in children with and without ADHD. *Cognitive Therapy and Research, 35*(5), 442–455. https://doi.org/10.1007/s10608-010-9309-z

Gawrilow, C., Gollwitzer, P.M. & Oettingen, G. (2011b). If-then plans benefit executive functions in children with ADHD. *Journal of Social and Clinical Psychology, 30*(6), 616–646. https://doi.org/10.1521/jscp.2011.30.6.616

Görtz-Dorten, A. & Döpfner, M. (2016). *Soziales computerunterstütztes Training für Kinder mit aggressivem Verhalten (ScouT).* Göttingen: Hogrefe. https://doi.org/10.1026/02574-000

Görtz-Dorten, A. & Döpfner, M. (2019). *Therapieprogramm für Kinder mit aggressivem Verhalten (THAV)* (2., erweiterte Aufl.). Göttingen: Hogrefe. https://doi.org/10.1026/02891-000

Görtz-Dorten, A. & Döpfner, M. (2020). *App-unterstützte Therapie-Arbeit für Kinder (AUTHARK). Manual* (Version 2.0). Verfügbar unter: https://authark-app.de/

Görtz-Dorten, A., Thöne, A.-K. & Döpfner, M. (2022). *Interviewleitfäden zum Diagnostik-System für psychische Störungen für Kinder- und Jugendliche (DISYPS-ILF).* Bern: Hogrefe.

Hanisch, C., Eichelberger, I., Richard, S. & Döpfner, M. (2020). Effects of a modular teacher coaching program on child attention problems and disruptive behavior and on teachers' self-efficacy and stress. *School Psychology International, 41,* 543–568. https://doi.org/10.1177/0143034320958743

Hanisch, C., Hautmann, C., Plück, J., Eichelberger, I. & Döpfner, M. (2014). The prevention program for externalizing problem behavior (PEP) improves child behaviour by reducing negative parenting: Analysis of mediating processes in a randomized controlled trial. *Journal of Child Psychology and Psychiatry, 55,* 473–484. https://doi.org/10.1111/jcpp.12177

Hanisch, C., Richard, S., Eichelberger, I., Greimel, L. & Döpfner, M. (2018). *Schulbasiertes Coaching bei Kindern mit expansivem Problemverhalten (SCEP)*. Göttingen: Hogrefe. https://doi.org/10.1026/02813-000

Hautmann, C., Döpfner, M., Katzmann, J., Schürmann, S., Wolff Metternich-Kaizman, T., Jaite, C. et al. (2018). Sequential treatment of ADHD in mother and child (AIMAC study): Importance of the treatment phases for intervention success in a randomized trial. *BMC Psychiatry, 18,* 388. https://doi.org/10.1186/s12888-018-1963-9

Ise, E., Schröder, S., Breuer, D. & Döpfner, M. (2015). Parent-child inpatient treatment for children with behavioural and emotional disorders: A multilevel analysis of within-subjects effects. *BMC Psychiatry, 15,* 288. https://doi.org/10.1186/s12888-015-0675-7

Jans, T., Jacob, C., Warnke, A., Zwanzger, U., Groß-Lesch, S., Matthies, S. et al. (2015). Does intensive multimodal treatment for maternal ADHD improve the efficacy of parent training for children with ADHD? A randomized controlled multicenter trial. *Journal of Child Psychology and Psychiatry, 56,* 1298–1313. https://doi.org/10.1111/jcpp.12443

Kinnen, C., Halder, J. & Döpfner, M. (2016). *THOP-Elternprogramm – Arbeitsbuch für Eltern. Gruppenprogramm für Eltern von Kindern mit ADHS-Symptomen und expansivem Problemverhalten*. Weinheim: Beltz.

Langberg, J.M., Evans, S.W., Schultz, B.K., Becker, S.P., Altaye, M. & Girio-Herrera, E. (2016). Trajectories and predictors of response to the challenging horizons program for adolescents with ADHD. *Behavior Therapy, 47,* 339–354. https://doi.org/10.1016/j.beth.2016.01.001

Langberg, J.M., Epstein, J.N., Becker, S.P., Girio-Herrera, E. & Vaughn, A.J. (2012). Evaluation of the homework, organization, and planning skills (HOPS) intervention for middle school students with ADHD as implemented by school mental health providers. *School Psychology Review, 41*(3), 342–364. https://doi.org/10.1080/02796015.2012.12087514

Langberg, J.M., Epstein, J.N., Girio-Herrera, E., Becker, S.P., Vaughn, A.J. & Altaye, M. (2011). Materials organization, planning, and homework completion in middle-school students with ADHD: Impact on academic performance. *School Mental Health, 3*(2), 93–101. https://doi.org/10.1007/s12310-011-9052-y

Langberg, J.M., Molina, B.S.G., Arnold, L.E., Epstein, J.N., Altaye, M., Hinshaw, S.P. et al. (2011). Patterns and predictors of adolescent academic achievement and performance in a sample of children with attention-deficit/hyperactivity disorder. *Journal of Clinical Child and Adolescent Psychology, 40* (September 2012), 519–531. https://doi.org/10.1080/15374416.2011.581620

Lauth, G.W. & Schlottke, P.F. (2009). *Training mit aufmerksamkeitsgestörten Kindern* (6., vollst. überarb. Aufl.). Beltz: Weinheim.

Lee, P., Niew, W., Yang, H., Chen, V. & Lin, K. (2012). A meta-analysis of behavioral parent training for children with attention deficit hyperactivity disorder. *Research in Developmental Disabilities, 33,* 2040–2049. https://doi.org/10.1016/j.ridd.2012.05.011

Linderkamp, F., Hennig, T. & Schramm, S.A. (2011). *ADHS bei Jugendlichen: Das Lerntraining LeJA*. Weinheim: Beltz.

Mikami, A.Y., Griggs, M.S., Lerner, M.D., Emeh, C.C., Reuland, M.M., Jack, A. & Anthony, M.R. (2012). A randomized trial of a classroom intervention to increase peers' social inclusion of children with attention-deficit-hyperactivity disorder. *Journal of Consulting and Clinical Psychology, 81,* 100–112. https://doi.org/10.1037/a0029654

Molina, B.S., Hinshaw, S.P., Swanson, J.M., Arnold, L.E., Vitiello, B., Jensen, P.S. et al. (2009). MTA at 8 years: Prospective follow-up of children treated for combined-type ADHD in a multisite study. *Journal of the American Academy of Child and Adolescent Psychiatry, 48,* 484–500. https://doi.org/10.1097/CHI.0b013e31819c23d0

MTA-Cooperative-Group. (1999). A 14-month randomized clinical trial of treatment strategies for attention-deficit/hyperactivity disorder. The MTA Cooperative Group. Multimodal Treatment Study of Children with ADHD. *Archives of General Psychiatry, 56*(12), 1073-1086.

Pelham, W.E. & Fabiano, G.A. (2008). Evidence-based psychosocial treatments for attention-deficit/hyperactivity disorder. *Journal of Clinical Child and Adolescent Psychology, 37,* 184–214. https://doi.org/10.1080/15374410701818681

Pelham, W.E., Fabiano, G.A., Waxmonsky, J.G., Greiner, A.R., Gnagy, E.M., Pelham, W.E. et al. (2016). Treatment sequencing for childhood ADHD: A multiple-randomization study of adaptive medication and behavioral interventions. *Journal of Clinical Child and Adolescent Psychology, 16,* 1–20. https://doi.org/10.1080/15374416.2015.1105138

Petermann, F. & Petermann, U. (2008). *Hamburg-Wechsler-Intelligenztest für Kinder (HAWIK-IV)* (2., erg. Aufl.). Bern: Huber.

Plück, J., Wieczorrek, E., Wolff Metternich, T. & Döpfner, M. (2006). *Präventionsprogramm für Expansives Problemverhalten (PEP). Ein Manual für Eltern- und Erziehergruppen*. Göttingen: Hogrefe.

Reck, S.G., Hund, A.M. & Landau, S. (2010). Memory for object locations in boys with and without ADHD. *Journal of attention disorders, 13*(5), 505–515. https://doi.org/10.1177/1087054708329970

Sibley, M.H., Graziano, P.A., Kuriyan, A.B., Coxe, S., Pelham, W.E., Rodriguez, L. & Ward, A. (2016). Parent–teen behavior therapy + motivational interviewing for adolescents with ADHD. *Journal of Consulting and Clinical Psychology, 84,* 699–712. https://doi.org/10.1037/ccp0000106

Solanto, M.V., Marks, D.J., Wasserstein, J., Mitchell, K., Abikoff, H., Alvir, J.M.J. & Kofman, M.D. (2010). Efficacy of meta-cognitive therapy for adult ADHD. *American Journal of Psychiatry, 167*(8), 958–968. https://doi.org/10.1176/appi.ajp.2009.09081123

Sonuga-Barke, E., Bitsakou, P. & Thompson, M. (2010). Beyond the dual pathway model: Evidence for the dissociation of timing, inhibitory, and delay-related impairments in attention-deficit/hyperactivity disorder. *Journal of the American Academy of Child and Adolescent Psychiatry, 49*(4), 345–355. https://doi.org/10.1097/00004583-201004000-00009

Taylor, E., Döpfner, M., Sergeant, J., Asherson, P., Banaschewski, T., Buitelaar, J. et al. (2004). European clinical guidelines for hyperkinetic disorder - first upgrade. *European Child and Adolescent Psychiatry, 13*(Suppl. 1): I7-30.

Thompson, M.J., Laver-Bradbury, C., Ayres, M., Le Poidevin, E., Mead, S., Dodds, C. et al. (2009). A small-scale randomized controlled trial of the revised new forest parenting programme for preschoolers with attention deficit hyperactivity disorder. *European Child and Adolescent Psychiatry, 18,* 605-616. https://doi.org/10.1007/s00787-009-0020-0

Van den Hoofdakker, B.J., van der Veen-Mulders, L., Sytema, S., Emmelkamp, P.M., Minderaa, R.B. & Nauta, M.H. (2007). Effectiveness of behavioral parent training for children with ADHD in routine clinical practice: A randomized controlled study. *Journal of the American Academy of Child and Adolescent Psychiatry, 46,* 1263-1271. https://doi.org/10.1097/chi.0b013e3181354bc2

Walter, D. & Döpfner, M. (2009). *Leistungsprobleme im Jugendalter. SELBST - Therapieprogramm für Jugendliche mit Selbstwert-, Leistungs- und Beziehungsstörungen, Band 2.* Göttingen: Hogrefe.

Walter, D., Rademacher, C., Schürmann, S. & Döpfner, M. (2007). *Grundlagen der Selbstmanagementtherapie bei Jugend lichen. SELBST - Therapieprogramm für Jugendliche mit Selbstwert-, Leistungs- und Beziehungsstörungen, Band 1.* Göttingen: Hogrefe.

Winter, B. (2010). *„Komm das schaffst Du!" Aufmerksamkeitsprobleme und ADHS.* Stuttgart: Trias Verlag in MVZ Medizinverlage.

Wirth, E. von, Breuer, D., Mandler, J., Schürmann, S. & Döpfner, M. (2022). Prediction of educational and occupational attainments in young adults with a childhood diagnosis of ADHD: Results from the Cologne Adaptive Multimodal Treatment (CAMT) study. *Journal of Attention Disorders, 26*(7), 1018-1032.

World Health Organization/Dilling, H., Mombour, W. & Schmidt, M.H. (Hrsg.). (2015). *Internationale Klassifikation psychischer Störungen. ICD 10 Kapitel V (F). Klinisch-diagnostische Leitlinien* (10., überarb. Aufl.) Bern: Hogrefe.

World Health Organization/Dilling, H., Mombour, W., Schmidt, M.H. & Schulte-Markwort, E. (2016). *Internationale Klassifikation psychischer Störungen. ICD-10 Kapitel V (F). Diagnostische Kriterien für Forschung und Praxis* (6., überarb. Aufl.). Bern: Hogrefe.

World Health Organization. (2023). *ICD-11 for Mortality and Morbidity Statistics* (Version: 01/2023). Verfügbar unter: https://icd.who.int/browse11/l-m/en

Anhang

(Seite 1/3)

Situationsfragebogen ADHS – Eltern (SIT-ADHS-Eltern)

Name des Kindes: ____________________ Alter des Kindes: ____________________

Datum: ____________________ Ausgefüllt durch: ☐ Mutter ☐ Vater

		Trifft nicht zu	Trifft teilweise zu	Trifft oft zu	Trifft immer zu
Morgenritual					
1	Steht nicht nach dem ersten Wecken auf	1	2	3	4
2	Schafft es oft nicht, sich alleine vollständig anzuziehen	1	2	3	4
3	Benötigt unnötig viel Zeit zum Anziehen	1	2	3	4
4	Erledigt nicht alle Aufgaben, die zur morgendlichen Badroutine gehören	1	2	3	4
5	Putzt sich nicht ausreichend die Zähne oder wäscht sich nicht gründlich	1	2	3	4
6	Häufig kann das Haus nicht rechtzeitig verlassen werden	1	2	3	4
Essen					
7	Kommt nach Aufforderung nicht zum Esstisch	1	2	3	4
8	Ist während des Essens unruhig auf dem Stuhl	1	2	3	4
9	Steht beim Essen vom Platz auf	1	2	3	4
10	Ist sehr wählerisch beim Essen	1	2	3	4
11	Möchte immer als Erstes Essen bekommen oder nimmt sich zuviel	1	2	3	4
12	Redet sehr viel beim Essen	1	2	3	4
13	Muss zum Weiteressen ermahnt werden	1	2	3	4
14	Benötigt unnötig viel Zeit zum Essen	1	2	3	4
15	Vergisst Dinge beim Tischdecken oder räumt die eigenen Sachen nicht ab	1	2	3	4
16	Kleckert oder verschüttet Essen, isst unappetitlich	1	2	3	4
Warten und Übergänge					
17	Kann sich von der vorherigen Aktivität nicht trennen	1	2	3	4
18	Trödelt massiv bei Übergängen, z. B. Verlassen des Hauses	1	2	3	4
19	Stört bei Telefonaten	1	2	3	4
20	Hat Schwierigkeiten, wenige Minuten alleine zu warten	1	2	3	4
21	Ist beim Wechsel von einer Aktivität zur nächsten besonders unruhig	1	2	3	4
22	Vergisst Material für die nächste Aktivität	1	2	3	4
23	Schafft es nicht, sich zügig für den Sportunterricht umzuziehen	1	2	3	4
24	Quengelt, wenn sich zwei Erwachsene unterhalten	1	2	3	4

(Seite 2/3)

Situationsfragebogen ADHS – Eltern (SIT-ADHS-Eltern)

		Trifft nicht zu	Trifft teilweise zu	Trifft oft zu	Trifft immer zu
Hausaufgaben					
25	Weiß nicht, welche Aufgaben es aufhat oder leugnet, Hausaufgaben aufzuhaben	1	2	3	4
26	Beginnt nicht mit den Hausaufgaben, wenn es soll	1	2	3	4
27	Schafft es nicht, Hausaufgaben vollständig zu bearbeiten	1	2	3	4
28	Häufig fehlen Schreibmaterial, Arbeitsblätter usw., die für die Hausaufgaben benötigt werden	1	2	3	4
29	Macht Hausaufgaben nicht	1	2	3	4
30	Führt Hausaufgaben unsauber aus und überprüft nicht auf Fehler	1	2	3	4
31	Ist bei den Hausaufgaben leicht durch Geräusche oder Veränderungen in unmittelbarer Nähe abgelenkt	1	2	3	4
32	Träumt bei den Hausaufgaben vor sich hin und braucht Hilfe von Erwachsenen, um nicht abzuschweifen	1	2	3	4
33	Vergisst erledigte Hausaufgaben oder verliert diese, bevor sie von der Lehrkraft kontrolliert werden	1	2	3	4
34	Bei den Hausaufgaben gibt es häufig Streit und regelrechte Wutausbrüche	1	2	3	4
35	Benötigt sehr viel Zeit für Hausaufgaben, um diese ordentlich zu machen	1	2	3	4
Schultasche					
36	Die Schultasche ist oft nicht vollständig	1	2	3	4
37	Schafft es nicht, die Schultasche selbstständig zu packen	1	2	3	4
38	Die Schultasche ist immer so unordentlich, dass sie regelmäßig aufgeräumt und gesäubert werden muss	1	2	3	4
39	Schulmaterialien wie Hefte und Ordner sind häufig beschädigt	1	2	3	4
Eigene Sachen in Ordnung halten und Kinderzimmer aufräumen					
40	Das Kinderzimmer ist sehr unordentlich	1	2	3	4
41	Kann schlecht alleine aufräumen	1	2	3	4
42	Verstreut die eigenen Spielsachen in der Wohnung	1	2	3	4
43	Räumt Sachen nicht weg, nachdem sie benutzt wurden	1	2	3	4
44	Hinterlässt ein Durcheinander im Bad	1	2	3	4
45	Zerbricht oder beschädigt häufig Dinge wie Kleidung/Spielsachen unabsichtlich	1	2	3	4

(Seite 3/3)

Situationsfragebogen ADHS – Eltern (SIT-ADHS-Eltern)

		Trifft nicht zu	Trifft teilweise zu	Trifft oft zu	Trifft immer zu
Freizeitaktivitäten zu Hause					
46	Ist oft ideenlos bei der Freizeitbeschäftigung bzw. will nur „Elektronisches“ spielen oder fernsehen	1	2	3	4
47	Kann sich nur schlecht alleine beschäftigen	1	2	3	4
48	Schaltet Spielekonsolen oder den Fernseher bei Aufforderung nicht aus	1	2	3	4
49	Hält sich nicht an Zeitabsprachen zur Nutzung von Spielekonsolen und Fernsehen	1	2	3	4
50	Kann schlecht verlieren	1	2	3	4
51	Hält sich beim Spiel nicht an Regeln	1	2	3	4
52	Will immer der bzw. die Erste und Beste sein	1	2	3	4
53	Beim Spiel mit Geschwistern kommt es häufig zu Streit	1	2	3	4
Abendritual					
54	Schafft es nicht, sich selbstständig bettfertig zu machen	1	2	3	4
55	Muss mehrfach aufgefordert werden, sich weiter bettfertig zu machen	1	2	3	4
56	Waschen und Zähneputzen werden häufig nachlässig ausgeführt	1	2	3	4
57	Geht nicht zur verabredeten Zeit ins Bett	1	2	3	4
58	Steht nach dem Zubettgehen häufig wieder auf	1	2	3	4
Öffentlichkeit					
59	Verhält sich unvorsichtig im Straßenverkehr	1	2	3	4
60	Trödelt auf Wegen	1	2	3	4
61	Beim Einkaufen kommt es häufig zu Streit und Wutausbrüchen	1	2	3	4
62	Ist im Lokal besonders unruhig oder ungeschickt	1	2	3	4
63	Hält sich beim Bus- und Bahnfahren nicht an Regeln	1	2	3	4
64	Läuft voraus und reagiert nicht auf Stopps	1	2	3	4
65	Spielt wilder auf dem Spielplatz als andere Kinder und gerät in Konflikte	1	2	3	4
Autofahrt					
66	Kann sich bei der Autofahrt schlecht beschäftigen	1	2	3	4
67	Ist ungeduldig und fragt immer wieder nach der Ankunft	1	2	3	4

(Seite 1/2)

Situationsfragebogen ADHS – Lehrkraft (SIT-ADHS-Lehrkraft)

Name des Kindes: ______________ Alter des Kindes: ______________

Datum: ______________ Ausgefüllt durch: ☐ Klassenlehrer:in ☐ Fachlehrer:in

		Trifft nicht zu	Trifft teilweise zu	Trifft oft zu	Trifft immer zu
Arbeiten im Klassenraum					
1	Platzt mit Antworten in die Klasse	1	2	3	4
2	Braucht Hilfe von der Lehrkraft, um während des Unterrichts bei der Sache zu bleiben	1	2	3	4
3	Kann die eigenen Arbeitsmaterialien schlecht organisieren, verliert diese oder findet diese nicht	1	2	3	4
4	Wackelt im Unterricht auf dem Stuhl hin und her oder steht vom Sitz auf	1	2	3	4
5	Stört oder ärgert andere Kinder im Unterricht	1	2	3	4
6	Hat Schwierigkeiten beim Wechsel von Lehrmethoden und Aufgaben				
7	Muss aufgefordert werden, um mit einer Aufgabe zu beginnen	1	2	3	4
8	Arbeitet ungenau und überprüft die eigenen Aufgaben nicht	1	2	3	4
9	Hat Mühe, Aufgaben im Unterricht zu beenden	1	2	3	4
10	Schriftliche Arbeiten sind häufig unordentlich	1	2	3	4
11	Gibt bei umfangreichen Aufgaben schnell auf	1	2	3	4
12	Träumt sich im Unterricht weg, ist mit den eigenen Gedanken woanders	1	2	3	4
Warten und Übergänge					
13	Kann sich von der vorherigen Aktivität nicht trennen	1	2	3	4
14	Trödelt massiv bei Übergängen, z. B. Rückkehr aus der Pause	1	2	3	4
15	Hat Schwierigkeiten, wenige Minuten alleine zu warten				
16	Ist beim Wechsel von einer Aktivität zur nächsten besonders unruhig	1	2	3	4
17	Vergisst Material für die nächste Aktivität	1	2	3	4
18	Schafft es nicht, sich zügig für den Sportunterricht umzuziehen	1	2	3	4
Hausaufgaben					
19	Vergisst Hausaufgaben oft	1	2	3	4
20	Bearbeitet Hausaufgaben unvollständig	1	2	3	4
21	Führt Hausaufgaben unsauber aus und überprüft nicht auf Fehler	1	2	3	4

(Seite 2/2)

Situationsfragebogen ADHS – Lehrkraft (SIT-ADHS-Lehrkraft)

		Trifft nicht zu	Trifft teilweise zu	Trifft oft zu	Trifft immer zu
Schultasche					
22	Die Schultasche ist oft nicht vollständig	1	2	3	4
23	Braucht sehr lange, um Material aus der Schultasche zu holen, oder findet es nicht	1	2	3	4
24	Schulmaterialien wie Hefte und Ordner sind häufig beschädigt	1	2	3	4

Hinweise zu den Online-Materialien

Sie können die in diesem Buch erwähnten Arbeitsmaterialien über unsere Internetseite abrufen und ausdrucken. Nutzen Sie dazu bitte den Link www.hgf.io/download und melden Sie sich nach den dort beschriebenen Schritten an. Wenn Sie nach der Registrierung den Code **B-K4KUJL** unter „Mein Konto → Zusatzmaterialien" im Eingabefeld einfügen, werden Sie automatisch in den Downloadbereich weitergeleitet und können die Online-Materialien zum Buch ausdrucken bzw. herunterladen. Um die Materialien dauerhaft im direkten Zugriff zu haben, empfehlen wir Ihnen, sich die gesamten Materialien herunterzuladen und auf dem eigenen Rechner zu speichern.

Folgende Materialien stehen zum Download bereit:

Diagnostik

- Situationsfragebogen ADHS – Eltern (SIT-ADHS-Eltern)
- Situationsfragebogen ADHS – Lehrkraft (SIT-ADHS-Lehrkraft)
- Individuelle Problemliste

Arbeitsblätter

- A1: Punkteliste für die Sitzung
- A2: Drehzahl-Messung
- A3: Beobachtungsbogen Drehzahl
- A4: Trick-Bewertung
- A5: Mein Wenn-Dann-Trick
- A6: Einsatz der Selbstinstruktionskarten beim Spiel
- A7: Ablaufplan Morgenroutine
- A8: Erinnerungskarte
- A9: Punkteliste für zu Hause
- A10: Wunschliste
- A11: Regeln rund ums Essen
- A12: Ablaufplan Abendroutine
- A13: Liste meiner Schulmaterialien
- A14: Beobachtungsbogen
- A15: Regelkarte Hausaufgaben
- A16: Zeitschätzliste
- A17: Bewertungsbogen Hausaufgaben
- A18: Beobachtungsbogen: Arbeiten im Klassenraum
- A19: Wochenübersicht: Verplante und freie Zeiten
- A20: Regelkarte Fair Play
- A21: Regelkarte Ordnung
- A22: Regelkarte Medien
- A23: Ablaufplan
- A24: Beobachtungsbogen Warten und Übergänge

Materialien

- M1: Drehzahlmesser
- M2: Selbstinstruktionskarten
- M3: Rahmen geben
- M4: Bildmaterial Autometapher
- M5: Übungen zum Hoch- und Runterfahren
- M6: Beispiele für Wenn-Dann-Tricks
- M7: Ablaufplan Morgenroutine – Beispiel
- M8: Ablaufplan Badezimmer – Beispiel
- M9: Bildmaterial Morgenroutine
- M10: Erinnerungskarte: Wirkungsvolle Aufforderungen stellen

- M11: Regelkarte Esstisch - Beispiel
- M12: Bildmaterial Esstisch
- M13: Ablaufplan Abendroutine - Beispiel
- M14: Bildmaterial Abendroutine
- M15: Stimulusmanagement Hausaufgaben
- M16: Regelkarte Hausaufgaben - Beispiel
- M17: Tipps und Tricks bei den Hausaufgaben
- M18: Arbeitsregeln im Klassenraum - Beispiel
- M19: Tipps und Tricks beim Arbeiten im Klassenraum
- M20: Selbstinstruktionskarten für die Federmappe
- M21: Regelkarte Fair Play - Beispiel
- M22: Bildmaterial Fair Play
- M23: Regelkarte Zimmer aufräumen - Beispiel
- M24: Regelkarte Ordnung zu Hause - Beispiel
- M25: Regelkarte Ordnung in der Sitzung - Beispiel
- M26: Bildmaterial Ordnung
- M27: Ideensammlung Freizeit - Beispiel
- M28: Regelkarte Medien - Beispiel
- M29: Bildmaterial Medien

Unsere Literaturtipps

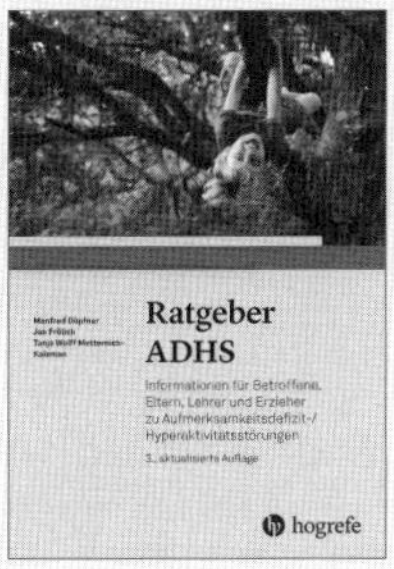

M. Döpfner / J. Frölich / T. W. Metternich-Kaizman

Ratgeber ADHS

Informationen für Betroffene, Eltern, Lehrer und Erzieher zu Aufmerksamkeitsdefizit-/ Hyperaktivitätsstörungen

Reihe: Ratgeber Kinder- und Jugendpsychotherapie, Band 1

*3., aktual. Auflage 2019, 56 Seiten, Kleinformat, € 7,95 (DE) / € 8,20 (AT) / CHF 11.90, ISBN 978-3-8017-3015-4**

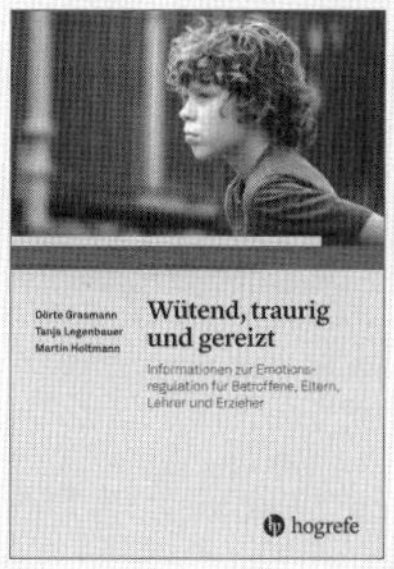

D. Grasmann / T. Legenbauer / M. Holtmann

Wütend, traurig und gereizt

Informationen zur Emotionsregulation für Betroffene, Eltern, Lehrer und Erzieher

Reihe: Ratgeber Kinder- und Jugendpsychotherapie, Band 22

*2018, 53 Seiten, Kleinformat, € 8,95 (DE) / € 9,20 (AT) / CHF 12.90, ISBN 978-3-8017-2511-2**

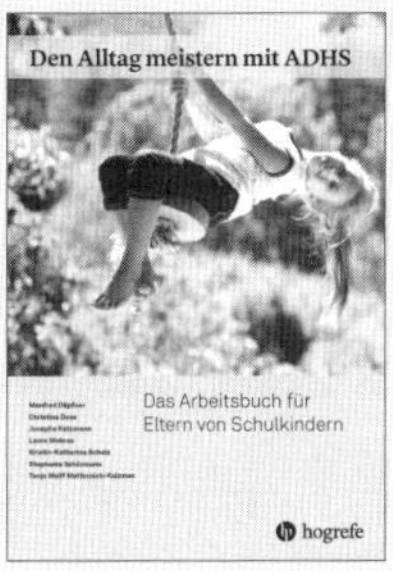

M. Döpfner / C. Dose / J. Katzmann / L. Mokros / K.-K. Scholz / S. Schürmann / T. W. Metternich-Kaizman

Den Alltag meistern mit ADHS

Das Arbeitsbuch für Eltern von Schulkindern

2021, 168 Seiten, Großformat, inkl. Online-Materialien, € 24,95 (DE) / € 25,70 (AT) / CHF 34.50, ISBN 978-3-8017-3049-9

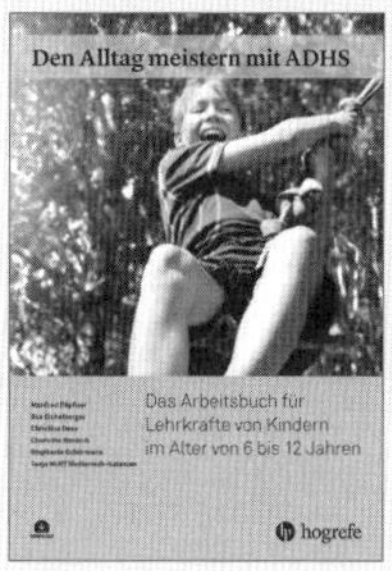

M. Döpfner / I. Eichelberger / C. Dose / C. Hanisch / S. Schürmann / T. W. Metternich-Kaizman

Den Alltag meistern mit ADHS

Das Arbeitsbuch für Lehrkräfte von Kindern im Alter von 6 bis 12 Jahren

2021, 153 Seiten, Großformat, inkl. Online-Materialien, € 24,95 (DE) / € 25,70 (AT) / CHF 34.50, ISBN 978-3-8017-3048-2

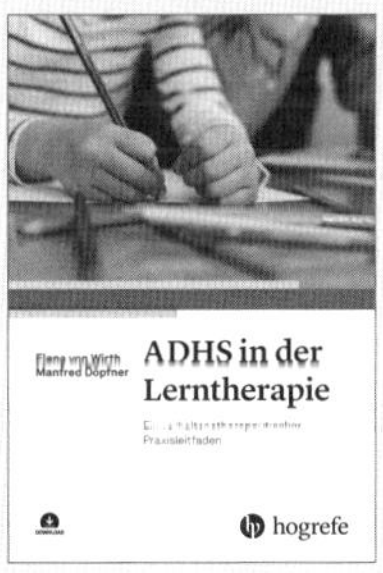

E. von Wirth / M. Döpfner

ADHS in der Lerntherapie

Ein verhaltenstherapeutischer Praxisleitfaden

*2023, 211 Seiten, inkl. Online-Materialien, € 34,95 (DE) / € 36,00 (AT) / CHF 46.50, ISBN 978-3-8017-3111-3**

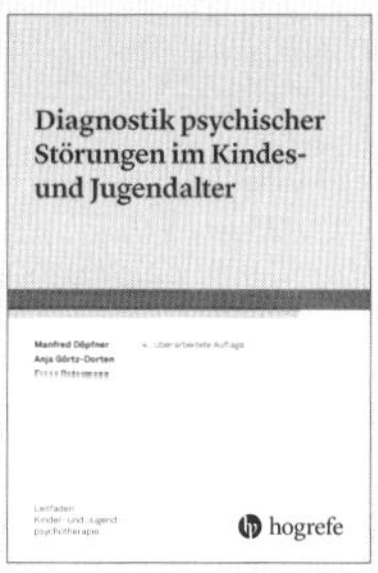

M. Döpfner / A. Görtz-Dorten / F. Petermann

Diagnostik psychischer Störungen im Kindes- und Jugendalter

Reihe: Leitfaden Kinder- und Jugendpsychotherapie, Band 2

*4., überarb. Auflage 2024, X/191 Seiten, € 26,95 (DE) / € 27,80 (AT) / CHF 36.90, im Reihenabo: € 19,95 (DE) / € 20,60 (AT) / CHF 27.90, ISBN 978-3-8017-3094-9**

** Dieser Titel ist auch als eBook erhältlich.*

www.hogrefe.com

hogrefe

Unsere Literaturtipps

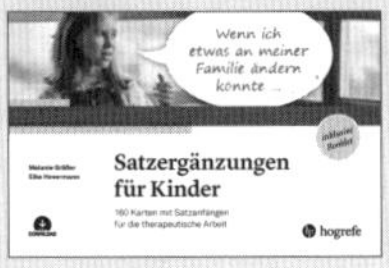

M. Gräßer / E. Hovermann

Satzergänzungen für Kinder

160 Karten mit Satzanfängen für die therapeutische Arbeit

2024, Kartenbox mit 160 Karten und 44-seitigem Booklet, inkl. Online-Materialien, € 36,95 (DE) / € 38,00 (AT) / CHF 48.90, ISBN 978-3-8017-3274-5

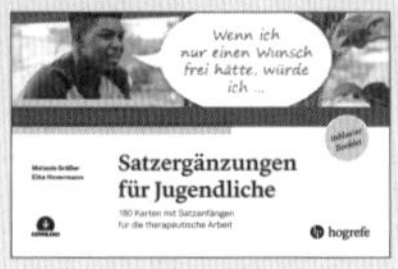

M. Gräßer / E. Hovermann

Satzergänzungen für Jugendliche

180 Karten mit Satzanfängen für die therapeutische Arbeit

2024, Kartenbox mit 180 Karten und 44-seitigem Booklet, inkl. Online-Materialien, € 39,95 (DE) / € 41,10 (AT) / CHF 52.50, ISBN 978-3-8017-3275-2

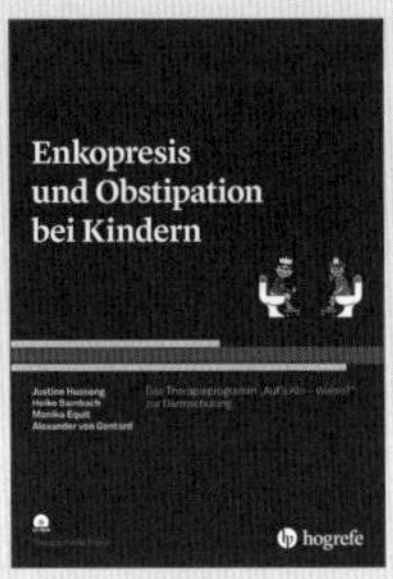

J. Hussong / H. Sambach / M. Equit / A. von Gontard

Enkopresis und Obstipation bei Kindern

Das Therapieprogramm „Auf's Klo – Wieso?" zur Darmschulung

Reihe: Therapeutische Praxis

*2020, 84 Seiten, Großformat, inkl. CD-ROM, € 39,95 (DE) / € 41,10 (AT) / CHF 52.50, ISBN 978-3-8017-2983-7**

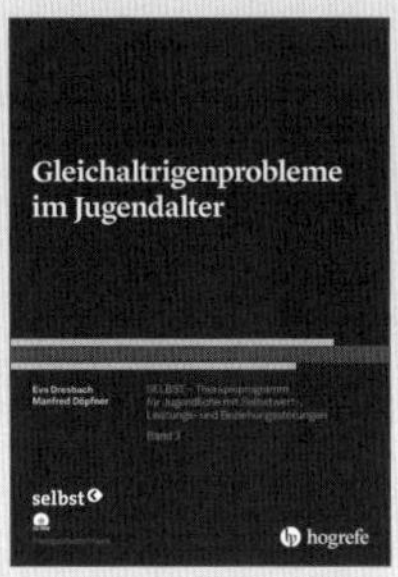

E. Dresbach / M. Döpfner

Gleichaltrigenprobleme im Jugendalter

SELBST – Therapieprogramm für Jugendliche mit Selbstwert-, Leistungs- und Beziehungsstörungen, Band 3

Reihe: Therapeutische Praxis

*2020, 222 Seiten, Großformat, inkl. CD-ROM, € 59,95 (DE) / € 61,70 (AT) / CHF 77.00, ISBN 978-3-8017-2234-0**

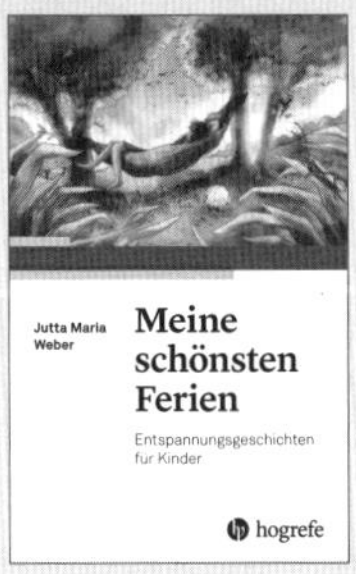

J. M. Weber

Meine schönsten Ferien

Entspannungsgeschichten für Kinder

*2023, 118 Seiten, Kleinformat, € 14,95 (DE) / € 15,40 (AT) / CHF 20.90, ISBN 978-3-8017-3226-4**

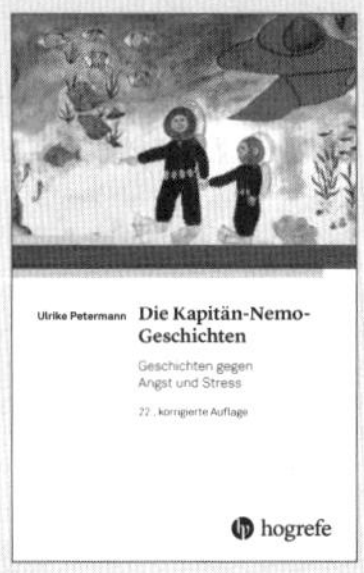

U. Petermann

Die Kapitän-Nemo-Geschichten

Geschichten gegen Angst und Stress

*22., korr. Auflage 2024, 133 Seiten, Kleinformat, € 12,95 (DE) / € 13,40 (AT) / CHF 18.50, ISBN 978-3-8017-3286-8**

** Dieser Titel ist auch als eBook erhältlich.*

www.hogrefe.com

hogrefe